中华医学会医师培训工程（基层系列）
国家级继续医学教育项目教材

中国基层医生双心医学诊疗实用手册

主　审　胡大一
主　编　刘梅颜　陆　林
副主编　史大卓　屠　洪
编　委（按姓氏笔画排序）
王　军　王茜婷　邓　兵
白春林　任延平　刘先霞
孙洪强　李　伟　杨　娅
余国龙　张　晶　张权宇
陈漠水　姜荣环　郭小梅
郭延松　黄抒伟　彭民安
斯琴高娃　谢　强　熊　鹏
参编专家（按姓氏笔画排序）
王热华　王梦雨　李周浩
张福伟　陈　磊　陈艺飞
要海玲　谌晶晶　屠亦文
虞雷民　潘　雯

中華醫學電子音像出版社
CHINESE MEDICAL MULTIMEDIA PRESS
北　京

图书在版编目（CIP）数据

中国基层医生双心医学诊疗实用手册/刘梅颜主编. —北京：中华医学电子音像出版社，2019. 9
ISBN 978-7-83005-202-7

Ⅰ. ①中… Ⅱ. ①刘… Ⅲ. ①精神障碍-诊疗-手册 ②心脏血管疾病-诊疗-手册 Ⅳ. ①R749-62 ②R54-62

中国版本图书馆 CIP 数据核字（2019）第 205137 号

网址：www.cma-cmc.com.cn（出版物查询、网上书店）

中国基层医生双心医学诊疗实用手册
ZHONG GUO JI CENG YI SHENG SHUANG XIN YI XUE ZHEN LIAO SHI YONG SHOU CE

主　　编：刘梅颜
策划编辑：史仲静　崔竹青青
责任编辑：崔竹青青
校　　对：马思志
责任印刷：李振坤
出版发行：中华医学电子音像出版社
通信地址：北京市西城区东河沿街 69 号中华医学会 610 室
邮　　编：100752
E-mail：cma-cmc@cma.org.cn
购书热线：010-51322675
经　　销：新华书店
印　　刷：北京虎彩文化传播有限公司
开　　本：889mm×1194mm　1/32
印　　张：9. 75
字　　数：300 千字
版　　次：2019 年 9 月第 1 版　　2019 年 9 月第 1 次印刷
定　　价：50. 00 元

内容提要

本书为“中华医学会医师培训工程（基层系列）”丛书之一，本套丛书以提高基层医务工作者医疗活动的规范化为目标，突出科学性和实用性，旨在加强基层医务工作者对相关专业新技术、新进展的了解。双心医学包括心血管疾病和心理疾病两个方面，是一门由心血管与心理医学交叉综合而成的学科。本书共分为九章，详细阐述了双心医学的诊断与识别、指南与共识、临床常见双心疾病、双心疾病的治疗、特殊人群的双心疾病、双心疾病患者的转诊、康复与随访、临床常用量表及医患沟通与医学人文的内容。本书可作为双心医学及相关专业基层医务工作者的临床和科研指导用书。

目　录

第一章　概　　论

第一节　心血管疾病与心理健康管理

首都医科大学附属北京安贞医院　刘梅颜

一、重新认识健康

现代人必须有现代的健康观，健康已不再仅仅是指四肢健全或没有躯体疾病，还需要有良好的精神状态。深层次的健康观还应包括人的心理、行为的正常和社会道德规范。健康的含义是多元的，受理化因素、环境因素、生物遗传因素及医疗卫生条件等多因素制约。

世界卫生组织关于健康的定义："健康是一种在身体上、精神上的完满状态，以及良好的适应力，而不仅仅是没有疾病和衰弱的状态。"这就是人们所指的身心健康。躯体健康是指生理的健康；心理健康是指具备健康的心理、完整的人格、稳定的情绪和较好的自控能力，同时社会适应良好，能保持正常的人际关系和心理上的平衡。

古人云，人有"喜怒哀思悲恐惊"七情，也就是说抑郁悲伤是人之常情。在人的一生中，没有人能一帆风顺，万事如意，每个人都要承受压力和挫折，面对痛苦和困惑。当遇到突发事件或身患躯体疾病，抑郁或焦虑是人情感的正常反应，它的特点往往是事出有因，时限较短，通过自我调适，发挥内在的心理防御机制能很快地从抑郁或焦虑状态中摆脱出来。然而，经常情绪低落，事出无因，自寻烦恼，或者事出有因，但小题大做，并且这种状态持续存在超过 1 个月以上，则提示有"病理性抑郁或焦虑"。当心血管疾病患者经过系统规范的治疗后，临床客观检查结果显示各项指标趋于正常，但患者处于抑郁或焦虑状态时，提示出现了心血管疾病和心理问题的共病，应高度警惕。

二、心血管疾病合并心理疾患的原因及临床表现

目前，在临床心血管疾病合并心理疾患是常见的。最新资料表明，在心内科门诊患者中心理问题发生率为15%~30%，住院患者的发生率进一步升高，尤其是对于因心脏急症住院的患者，共病的发生率可达60%~75%。在心理异常的患者中，初发和再发心血管事件的相对危险度明显升高，与已经明确的冠心病危险因素相当。除临床常见的典型抑郁症和焦虑症外，很多心内科患者心理疾患的相关症状并不典型，这些共病患者治疗效果较差，心血管事件的发生率明显增高。其机制可能与自主神经活性改变使血液处于高凝状态、炎性反应增强有关。同时，此类患者更容易具有不良医学行为，如依从性更差，更难戒烟和更难坚持锻炼等。因此，对于这一类患者，单纯治疗心血管疾病很难奏效，需要进行心理方面的干预。

（一）导致心理疾患的可能原因

为什么有些人会抑郁或焦虑，有些人却不会？这个问题的答案也许不止一个。专家认为导致这些心理疾患的可能原因有以下方面。

（1）遗传基因：跟家族病史有密切的关系。研究显示，父母其中一人得抑郁症，子女得病率为25%；若双亲都是抑郁症患者，子女患病率提高至50%~75%。

（2）环境诱因：令人感到有压力的生活事件及失落感也可能诱发情感障碍，如丧偶、离婚、失业、贫困、身患重病等。

（3）药物因素：对一些人而言，长期使用某些药物（如某些高血压药、治疗关节炎或帕金森症的药）会造成抑郁或是焦虑症状。

（4）疾病：罹患慢性疾病如心脏病、卒中、糖尿病、癌症与阿尔茨海默病的患者，共患抑郁或是焦虑的概率较高。

（5）性格因素：自卑、自责、悲观等，都较易患上情感障碍。

（6）抽烟、酗酒与滥用药物：过去，研究人员认为抑郁症患者

借助酒精、尼古丁与药物来舒缓抑郁症情绪。但新的研究结果显示，使用这些东西实际上会引发抑郁症及焦虑症。

（7）饮食因素：缺乏叶酸与维生素 B_{12}可能引起抑郁症状。

研究表明，抑郁症与大脑中5-羟色胺的神经递质缺乏相关。上述因素均可降低脑内5-羟色胺的浓度，从而诱发情感障碍。而随着工业文明的发展，生活节奏的加快，个人越来越依赖于社会环境，而工业危机、生产竞争、失业、污染、公害及战争，所有这些给人类的心灵都带来了严重的伤害，使其产生孤独、恐惧、冷漠甚至是持续紧张、焦虑、抑郁。

存在心理疾患的心血管疾病患者多见于：

①因躯体化症状反复就诊，来往于各个医院之间，重复检查无器质性心脏病证据。

②患者有心脏病，心电图、心脏超声显示轻度异常，但精神压力很重，感觉自己患有不治之症，惶惶不可终日。

③有创检查和手术后并发精神心理障碍，患者的心血管疾病诊断明确，经冠状动脉介入治疗或搭桥血运重建，客观证据显示患者躯体功能恢复良好，但临床症状频繁发作，患者处于惊恐焦虑状态，或怀疑自己的疾病没有得到妥善治疗。

④医源性的焦虑或抑郁，由于经济方面的压力，临床过度检查，使患者思想负担过重，又缺乏合理的疏导，导致旧病未去，又添新病。

（二）心理疾患的临床表现

1. 情绪障碍 患者心境不良，情绪消沉，或焦虑、烦躁、坐立不安；对日常活动丧失兴趣，丧失愉快感，整日愁眉苦脸，忧心忡忡；精力减退，常常感到持续性疲乏；认为活着没有意思，严重者感到绝望无助，生不如死，度日如年，大部分患者有结束自己生命的意念，有的曾说过“要不是因为父母、妻儿，早已了却此生”。其中也确有付诸行动，造成不良后果的。

2. 思维缓慢及自我评价降低 表现为思考能力下降，患者常常感到思维变慢了，脑子不好使了，各方面能力都下降了，常常自疚自责，自我评价过低，明明学习、工作很好，却对自己事事不满意，将自己过去的一些小错误、小毛病都说成是滔天大罪，甚至认为自己罪该万死，是导致自杀、自残的主要因素。

3. 精神运动迟缓 患者精神运动明显抑制，联想困难，言语减少，语音低沉，行动缓慢。有时闭门独处，淡漠亲情，无力学习、工作，不能料理家务，严重者不语、不动、不吃、不喝。

4. 其他症状 患者常常出现食欲、性欲明显减退，明显消瘦，体重减轻；失眠严重，多数入睡困难，噩梦、易醒、早醒，醒后无法入睡，抑郁症常表现晨重夜轻的规律。

5. 伴随症状 情绪反应不仅表现在心境上，而且总是伴有机体的某些变化，如口干、便秘、消化不良、胃肠功能减弱，或全身不定部位的疼痛，有时因躯体症状突出而掩盖了抑郁症状，造成一时误诊。

抑郁或焦虑的症状因人而异，根据临床严重程度可有轻度、中度、重度不等。在我国，许多患者讳疾忌医，出现了症状而不到专科医院就诊，以致贻误了治疗，酿成苦果。因此，出现上述症状持续不能缓解的人，应立即到专科医院就诊，明确诊断及时治疗，早日康复，重归社会。

三、心血管疾病与心理疾患的关系

心理问题和心血管疾病之间有病理生理的密切联系，包括抑郁和焦虑状态在内的心理障碍作为心血管疾病的伴随疾病，不仅会降低患者的生活质量，加重原有疾病的病情，还会带来自杀风险。目前在心血管科，抑郁症还是处于低识别、低治疗的状态。情绪应激是导致心理障碍的常见原因。抑郁症是在不断产生的压力之下获得的，可伴随血小板功能异常、自主神经功能受损、炎性介质不断释放和内皮功能紊乱等。这些病理生理反应导致心血管疾病的发生发展，使患者原有疾病恶化的风险大大增加。此外，抑郁症患者的行为学改变也是加重心血管疾病病情的重要因素。这部分患者更难坚持治疗、维持良好的生活方式，很容易因抑郁症状放弃治疗。及时地识别和治疗会帮助患者改善症状和预后，有助于患者行为改善，认知改善，更容易自我控制，使治疗方案更容易奏效。

（一）心血管疾病可以导致抑郁和焦虑

抑郁或焦虑和心脏病有着密切的关系。心脏病可以引起抑郁或焦虑，即心血管疾病可以引起或加重抑郁。为什么心脏病可以导致抑郁或焦虑呢？以以下疾病为例。

急性心肌梗死是突然发病，也是一种死亡率很高的疾病。患者以持续胸痛、呼吸困难的症状来到急诊，一旦诊断为急性心肌梗死，急诊医生必然精神高度紧张，首先对患者采取一系列无创或有创的血压、心电监护措施，然后向患者及家属交代病情，往往向他们谈到“心脏破裂”“猝死”等字眼，交代各种可能发生的危险情况。医生严肃认真的工作态度及紧张的工作气氛，必要的监护、各种导管的连接和亲友的紧张、焦虑甚至哭泣，无疑会在患者本人的心里留下巨大阴影。而目前一些媒体对急性心肌梗死一些不适当的宣传教育，使有的急性心肌梗死患者对该病一知半解，更加重了恐惧感。而年轻的急性心肌梗死患者，平时身体健康，缺乏对疾病的警惕性。由于发病突然，病情危重，对突如其来的疾病缺乏足够的心理准备，而情绪紧张，并因没有安排好家庭和工作，甚至为医疗费用而烦躁焦虑。患者随后住进心脏监护病房，在病房内有可能遇到病友猝死、心肌梗死后诱发心室颤动而行电击除颤、严重心力衰竭患者痛苦呻吟等情况；同时患者本人笼罩在随时可能死亡的巨大阴影中。上述情况无疑对患者心理上是巨大的打击，因此，极易导致抑郁或焦虑，而产生不同程度的心理问题。曾经有人对 100 例男性心肌梗死患者进行调查，发现约 1/3 患者在发病后产生短暂的抑郁反应，1 年后随访，发现这100例患者中有19例患重度抑郁。Schleifer等调查了283例因急性心肌梗死而住进心脏监护病房的患者，发病8~10天后，45%的患者符合抑郁、18%的患者符合重度抑郁的诊断。3~4个月后复查171例患者，仍有33%符合轻度或中度抑郁的诊断，15%确诊为重度抑郁。多数首诊为重度抑郁的患者在发病后3个月时仍处于抑郁状态，不能恢复工作。心脏病往往会导致患者的活动能力或潜力的下降，此时，患者若不调整好自己的心态，积极适应现有状态，就极易被抑郁或焦虑所困扰。

当然，还有一种情况，就是患者得心脏病后，疾病本身可能对患者影响并不大，但由于患者对自身健康状况过于关注，过于担心，而患上了抑郁或焦虑，导致社会活动能力的减弱。

（二）貌似“心脏病”的抑郁或焦虑

有些患者没有心脏病，仅凭一些“蛛丝马迹”就断定自己有心脏病，反复检查找不到证据，仍终日奔波于各大医院之间，很有可能是抑郁或焦虑在作怪。另外一方面，医源性因素所致心理问题越来越多，如对患者病情不加以细致系统地分析，片面根据心电图的一些似是而非的表现和临床非特异性症状，诊断“冠心病”“心肌炎后遗症”，扩大诊断范围，不仅造成患者沉重的经济负担，而且让患者背上了沉重的思想包袱，导致部分患者抑郁或焦虑的产生。

（三）抑郁或焦虑可导致心脏病

长期处于抑郁或焦虑状态下，可以引起或加重冠心病患者的心肌缺血。Barefoot等曾经做过一项试验，经过长达数年的随访，发现抑郁可以诱发心肌梗死，伴发抑郁的冠心病患者比没有抑郁的冠心病患者长期死亡率增加84%。美国波士顿学者通过抑郁评分表研究了症状性抑郁和冠心病危险性的关系，他们的研究共入选了1305例患者，经过长达7年的随访后，发现重度抑郁患者发生冠心病事件的危险性增加。研究还发现，抑郁的评分值与心绞痛和冠心病事件的发生呈现出明显的相关性。

另外，抑郁患者往往自我夸大病情及其预后，认为自己得的是不治之症，尤其是重度抑郁患者，往往对一切事物提不起兴趣，配合治疗的主动性、康复治疗的顺应性大为下降，这自然会加重疾病的进程。比如心肌梗死患者通过正规治疗，完全可以很好地再活二三十年；可有些伴有抑郁症的心肌梗死患者自暴自弃，过分夸大自己的病情，认为自己不久于人世，该大吃大喝的照样大吃大喝、该抽烟的照样抽烟，药也不按时吃，什么血糖、血压也不管。结果呢，病情自然是越来越重。而患者还意识不到病情的加重与自己的行为有关，结果可想而知。因此，要想战胜心脏病，其战胜自身的抑郁或焦虑是前提条件之一。

四、抑郁或焦虑的识别

非精神科医生及时准确地识别伴发情感障碍的患者，无论在国外还是在国内都是较为困难的问题，在国外非专科医生的识别率为15%~25%，而曾有报道在国内为15.9%。在综合医院的心血管内科，大量有心理问题的患者被漏诊、误诊，导致临床过度检查，治疗费效比增加，影响心血管疾病的预后。在这些患者中，就诊的理由不是以心理障碍作为主诉，90%以上是各种躯体症状，其中有80%以上被诊断为内科疾病。

导致如此现状的主要原因首先来自医生。由于传统的医学教育模式，导致医生忽视患者心理状况，未经专业的心理训练，使临床医生缺乏识别心理问题的基本技能；由于患者受东方文化的影响，往往否认心理问题，拒绝接触精神心理医生。另外，由于受过去传统医学模式——单纯生物学模式的影响，治疗模式是以疾病为中心，而不是以患者为中心，治疗围绕不同的病痛分系统进行。过分强调专业/学科划分，割裂了医学的整体性，从而造成了“头痛医头，脚痛医脚”“铁路警察各管一段”的现状。使大量有心理疾患的患者因躯体化症状分散于综合医院的各个科室之间，不能被及时地识别和获得有效的治疗。

如何判断患者是否患有抑郁或焦虑而不是心脏病或是其他疾病呢？当然，去权威的医疗机构就诊，尤其是出现相应症状，经专科医生排除躯体性疾病后，去精神病专科或精神病专科医院就诊，是鉴别与排除抑郁或焦虑的最佳方法。这一类患者一般不会主动就诊，因此，有很大的隐匿性。患者可能因对家庭生活缺乏兴趣而导致家庭的破裂；对工作注意力不集中而经常出错；一些所谓世俗标准下的成功者，也会因心理问题长期得不到诊治而走上自杀的道路。因此，当我们周围有人出现表情呆滞、愁眉苦脸、懒言少动、情绪低落、对周围事物没有兴趣等表现达 2 周以上，就应考虑是否患有心理问题，应劝其及早求医，以便早期发现，及时治疗，避免发生意外。

最常见的临床症状有以下几种：

①抑郁、悲伤、精神状态差。

②疲乏、精力不足、无精打采。

③易醒、睡眠时间较正常少。

④情绪不稳、经常哭泣、想哭泣。

⑤焦虑、神经质、恐惧。

患者往往一天到晚闷闷不乐、愁眉苦脸、唉声叹气、暗自或谈话时落泪。同时给人懒洋洋的感觉，对工作有负担感，懒做家务，坐在电视机前心不在焉，未真正投入，性欲减退，面部缺少笑容，在活跃场面笑不出来或显得勉强。难以入睡，常常是上床半个小时也不能入睡；同时容易惊醒，稍有响动马上醒来，同时早上醒来时间较往常要早半小时以上。患者常常贬低自己的社会价值，认为自己是个无用的人、废人，碰见一点小事就自责不已。另外，患者常常流露出想死的念头，觉得活着真累，真辛苦，活着没有意思，不如死了算了，甚至想过自杀。

另外，抑郁症患者还往往会伴有一些身体不适的主诉，常见的包括记忆力差，注意力集中困难，食欲下降，感觉心跳加速、心悸，背痛、偏头痛、胸痛等，而上述症状又通过各项实验室检查排除了器质性疾病，但患者仍反复陈述身体的一些不适症状，不断要求给予医学检查。他们往往就认定自己患有一种或多种严重的躯体疾病，甚至一些在旁人看来是正常或普通的感觉和外观，常被患者视为是异常和令人苦恼的。患者面对阴性结果时，往往拒绝医生的解释和保证，即使有短期的动摇，一旦所谓的症状再次被感觉到，又会认为疾病的存在。甚至有的患者声称“能把我的病检查出来的仪器还没有生产出来，我的病肯定是有的”。医生的检查和解释，以及种种医学检查的正常结果不足以使患者消除固有成见。

抑郁症目前常用的、简单的临床诊断标准是：以情绪低落为主要特征，表现为闷闷不乐或悲伤欲绝，且持续 2 周以上，另外伴有下列症状中的 4 项：

①对日常生活失去兴趣，无愉快感。

②精力明显减退，无原因的持续疲乏感。

③精神运动性迟滞或激越。

④自我评价过低，或自责，或有内疚感。

⑤联想困难，自觉思考能力显著下降。

⑥失眠、早醒或睡眠过多。

⑦食欲减退，体重明显减轻。

⑧性欲明显减退。

⑨反复出现想死念头、自杀。

焦虑症目前常用的、简单的临床诊断标准是：

（1）至少在 6 个月以上的时间里，对于不少事件和活动（例如工作或学习），呈现过分的焦虑和担心（忧虑的期望）。

（2）患者发现难以控制自己不去担心。这种焦虑和担心都伴有下列 6 种症状之 3 项以上（在 6 个月中，多数时间里至少有几种症状）。

①坐立不安或感到紧张。

②容易疲倦。

③思想难以集中或头脑一下子变得空白。

④激惹。

⑤肌肉紧张。

⑥睡眠障碍（难以入睡或常转醒，或辗转不安地令人不满意的睡眠）。

另外值得注意的是，抑郁或焦虑的诊断在专科医院有一套严格的诊断、量化标准，而普通读者的专业知识是有限的，决不能自己给自己下诊断，否则导致不是“偏左”就是“偏右”的结果，而耽误了疾病的正规诊治。所以，当出现前文所说的一些症状时，一定要去正规医院就医，决不能自己乱下诊断。

五、抑郁或焦虑的防治

（一）预防抑郁或焦虑的方法

培养豁达的人生观是预防抑郁或焦虑、避免抑郁症发生发展最有效的方法。学会控制情绪，对生活充满信心和希望，保持心情愉快，勇敢面对自己、面对困难、面对失败。人的一生不会一帆风顺，“风水轮流转”“三十年河东、三十年河西”“月有阴晴圆缺，人有悲欢离合”说的都是这个道理。如果没有乐观平和的心态，面对疾病、困难、挫折的时候，心里就会失去平衡，总认为上天不公，一天到晚唉声叹气，疑神疑鬼，最终陷入抑郁的困境。无论患有何种疾病，一定要以积极的态度去面对，积极配合医生治疗，这样不仅能战胜疾病，也不易陷入抑郁或焦虑。

（二）抑郁或焦虑的治疗

治疗原则包括系统治疗和综合干预。系统治疗是指在医生指导下使用综合干预方法为患者进行治疗；综合干预的理念是共同使用生物学（药物）、心理学（心理治疗）、物理学（磁疗、电疗、光疗）等方法和手段，尽快缓解情绪障碍。抑郁和焦虑的治疗主要包括心理和药物治疗，在整个心理治疗过程中多同时配合药物治疗。

（三）对抑郁症或怀疑抑郁症的患者的建议

应及时去正规医院就诊，作为独立的疾病予以治疗或预防。由于正规医院的相关医生受过专门的心理教育，能对抑郁症准确地把握，有针对性地对疾病进行个体化治疗，从而能极大改善患者的预后并改善生活质量。

（四）抗抑郁、焦虑药物疗效及治疗原则

抗抑郁、焦虑药物治疗可以消除患者症状，大大缩短病程，改善患者的社会功能状况，减少抑郁症的致死与致残率。药物治疗的特点是起效相对较快，疗效比较确定，适合于中度、重度抑郁症患者。抗抑郁药是当前治疗各种抑郁障碍的主要药物，能有效解除抑郁心境及伴随的焦虑、紧张和躯体症状，有效率为60%~80%。理想的药物应同时具有抗焦虑和抗抑郁作用，药物的系统治疗、足够的剂量、充分的疗程是保证达到疗效的基础。对治疗心血管患者抑郁焦虑的药物有更高的要求，希望在有效消除焦虑或抑郁的同时不引起镇静作用，不影响认知和记忆功能，不影响心、肝、肾功能，不成瘾，耐受性好，适合长期使用。

药物治疗多种多样，医生可根据患者个人的病情决定取舍。药物治疗有5个原则，一是对症下药，根据不同病情选择不同的药物。二是剂量适当。三是充分的维持治疗和适时终止治疗。经过3个月的急性治疗，一般抗抑郁药可使60%~70%的发作症状缓解。对于首次发病的抑郁，维持用药到病愈后4~5个月，逐渐减量，再治疗2~4个月后终止治疗，不能突然停药。对于反复发作的单纯抑郁，适用低剂量的抗抑郁药维持治疗，需一年或更长时间。因此，患者和家人要有长期用药的心理准备，不是说药吃进去就可以万事大吉，立竿见影。四是联合治疗，即联合心理治疗，包括一般医生与患者进行10~20分钟的支持性会谈和更专业的心理治疗。五是适当更换

治疗方案，即根据病情及疗效在适当的时候换药治疗。

（五）常用抗抑郁、焦虑药物

1. 常用的抗抑郁药包括选择性 5-羟色胺再摄取抑制剂（SSRI）类药物，如帕罗西汀、舍曲林、氟西汀、西酞普兰、艾司西酞普兰、氟伏沙明等，SSRI 类不良反应较少而轻微，尤其是抗胆碱能及心脏的不良反应少。常见的不良反应有恶心、呕吐、厌食、便秘、腹泻、口干、震颤、失眠、焦虑及性功能障碍等。

2. 5-HT 及 NE 再摄取抑制剂（SNRI 类）药物，如文拉法辛、度洛西汀，SNRI 疗效肯定，起效较快，有明显的抗抑郁及抗焦虑作用。对难治性病例亦有效。常见不良反应有恶心、口干、出汗、乏力、焦虑、震颤、阳痿和射精障碍，大剂量时部分患者血压可能轻度升高。

3. NE 和特异性 5-HT 能抗抑郁药（NaSSAs 类），如米氮平，有良好的抗抑郁、抗焦虑及改善睡眠作用，口服吸收快，起效快，抗胆碱能作用小，有镇静作用，对性功能几乎没有影响，常见不良反应为镇静、嗜睡、头晕、疲乏、食欲和体重增加。

4. 安非他酮，对去甲肾上腺素、5-羟色胺、多巴胺再摄取的弱抑制剂，对单胺氧化酶没有抑制作用，适用于抑郁症以及双相抑郁，优势为对体重以及性功能影响小。常见的不良反应有：激动、口干、失眠、头痛或偏头痛，恶心、呕吐，便秘、震颤、多汗。

5. 对于一些焦虑明显、伴有睡眠障碍的患者，可以短期使用一些苯二氮䓬类（安定类）药物或者一些新型的助眠药物，如唑吡坦、佐匹克隆。对于一些症状严重，甚至伴有精神病性症状的患者，可以合并抗精神病药物治疗。

抗抑郁药治疗时须注意如下事项：某些降压药、抗心律失常药等心血管用药，如胍乙啶、利血平、甲基多巴、可乐定、噻嗪类利尿剂、β 受体阻滞剂、钙通道阻滞剂、氨碘酮、地高辛、他汀类降脂药、血管紧张素受体阻滞剂及血管紧张素转化酶抑制剂，在常规治疗时就可以造成部分患者出现抑郁障碍；精神药物可以与心脏疾病相互影响，引起严重并发症；由于心脏病患者常同时应用其他药物，因此，在药理学上往往会相互作用，导致危险。

（六）抗抑郁、焦虑常用药物的作用特点、分类

1. 苯二氮䓬类药物 常用的有地西泮（valium），艾司唑仑（surazepam），阿普唑仑（alprazolam），氯硝西泮（clonazepam），劳拉西泮（lorazepam）等。该类药抗焦虑作用迅速可靠并能产生松弛作用，价格相对便宜，但应注意到该类药缺少抗抑郁作用，有成瘾性，长期应用影响认知和记忆。

2. 三环类药物（TCAs） 常用的有阿米替林（amitril），多塞平（doxepin），氯米帕明（clomipramine，或称安那芬尼 anafranil），马普替林（maprotiline）。循证医学资料显示这类药物对于治疗冠心病患者的抑郁状态有一定疗效。三环类抗抑郁药物被认为对心血管有不良作用，包括减慢室内传导，直立性低血压，加快心率，延长Q-T间期和增加发生室性心律失常的可能性。对于发病和死亡风险已经升高的人群来说应用这些药物没有益处，尤其对于老年、心力衰竭及存在冠心病并发症的患者。

3. 选择性5-羟色胺再摄取抑制剂（SSRIs） 常用的有氟西汀（fluoxetine），帕罗西汀（paroxetine），舍曲林（sertraline），氟伏沙明（fluvoxamine）和西酞普兰（citalopram）。目前认为这类药对于心血管系统的不良反应更小，安全性较三环类药物高。由于通过肝脏P450酶代谢，与某些药物存在相互作用。因疗效确实，耐受性好，不成瘾，在临床已经较多的用于心血管疾病患者。该药起效慢，一般2周开始有效，部分患者因服药后感到乏力、恶心、头晕而放弃治疗。

（七）心理治疗

有些心理问题单纯药物治疗的效果常不够理想，必须同时给予抗焦虑或抑郁的心理行为治疗，如心理疏导、松弛训练、行为矫正、音乐治疗及生物反馈治疗等方法，才能产生较显著的效果。

俗话说“心病还须心药医”，绝大多数的患者病前存在一定的诱因（如挫折、遭受不幸等），同时在出现情绪抑郁、低落过程中产生悲观、失望和孤独、无助感。这些情况，一般来说可以用心理治疗——即所谓的“心药”来处理。

单纯药物治疗的效果常不够理想，精神心理医生给予恰当的心理行为治疗，如心理疏导、松弛训练、行为矫正、音乐治疗及生物反馈治疗等方法，常会产生较显著的效果。对一些严重的抑郁症患者应首先进行药物治疗或物理治疗，之后再合并使用心理治疗。

心理治疗并不排斥其他治疗方法的应用，尤其是药物治疗，倘若与药物治疗结合，对抑郁症患者往往会起到事半功倍的叠加效用。

抑郁或焦虑常与躯体疾病并存，应同时治疗。一方面要治疗躯体疾病，消除抑郁或焦虑的基本诱因；此外，应综合评估患者的身心状态。注意药物对不同疾病有不同的禁忌证，如三环类药物会增加心律失常的风险，β 受体阻滞剂能诱发和加重抑郁，5-羟色胺再摄取抑制剂与某些药物联合应用会增加肝毒性。

（八）中医对心血管疾病合并精神心理问题的认识

中医认为“心为君主之官，心主血脉，心主神明”，即心脏在人体中占主导地位，且“百病始于风雨寒暑，清湿，喜怒”，即强调了情志与其他致病因素一样，在疾病的发生过程中有重要作用。

结合现代医学对双心疾病的发病机制及诊疗的认识，通过中医辨证论治、整体观的理论，运用单味中药、方剂、针灸等方式，可以对双心疾病进行治疗。

结合中药四气、五味的特点，单味中药对双心疾病治疗有一定的潜在作用价值：如薄荷、柴胡、郁金、香附等有行气解郁作用，可用于肝气郁滞型双心患者；如百合、合欢花、酸枣仁、柏子仁、珍珠、远志等具有安神定志作用，可用于合并失眠的双心疾病患者；如人参、刺五加、当归、白芍等具有益气或补血作用，可用于气血亏虚型双心疾病患者；如银杏叶、枳壳、石菖蒲等具有活血化瘀或行气作用，可用于气滞血瘀型双心疾病患者。此外，还有叶金丝桃、姜黄、巴戟天等药物。

中医方剂中常用于情志疾病治疗的名方有：逍遥丸、丹栀逍遥丸、越鞠丸、半夏厚朴汤、百合地黄汤、柴胡疏肝散、酸枣仁汤、甘麦大枣汤等。常用中成药有：人参类制剂振源胶囊；银杏内酯类药物银杏叶滴丸；活血化瘀类药物如心可舒片、心灵丸；乌灵菌粉制剂乌灵胶囊等。

针灸有许多常用穴位，进行辨证论治后，合理配穴可用于双心疾病的调节：内关、合谷、劳宫、神门、通里、太冲、三阴交、足三里、中脘、膻中、期门、百会、印堂等。

现代医学研究认为，以上中药、方剂、针灸等通过增加脑内单胺递质含量、提高去甲肾上腺素或多巴胺水平、调节脑内神经营养因子等途径发挥调节情志作用，合理辨证论治后，可用于双心疾病治疗，单味中药、方剂、针灸对双心疾病治疗有潜在作用价值，但由于中医的个体化、经验诊疗的特点较强，较难统一量化，故仍需大量临床研究以寻求中医药在双心疾病治疗的循证医学证据。

（九）抑郁、焦虑的长期预防策略

1. 合理的膳食结构 吃是防止抑郁症再发的很好选择，适当吃些甜品、喝些果汁，能使心情放轻松。甜食或酒精使神经系统暂时得到舒缓，缓解焦躁不安和沮丧无助的情绪。多糖类食品如全谷米、大麦、小麦、燕麦、瓜类和含高纤维多糖蔬菜与水果等更有利于改善精神状况。富含色氨酸食品，如香蕉、奶制品、火鸡肉等，有助于安定情绪。

酒精能使人暂时逃避问题和烦恼，由酒精激发的轻松感和自信是短暂的，问题会不断蔓延孳生，带来更深的抑郁或焦虑。长期饮酒有害无益，应限制酒精饮料摄入。

2. 注意睡眠和运动 不可忽视可能导致情绪低落的基本生理因

素。如果睡眠不佳，食欲减退，日常活动耗尽了精力，听任自己处于不良的生理状态，很容易出现情绪低落。失眠也可以是情绪低落的后果，反过来又能诱发抑郁。应该养成良好的睡眠习惯。运动可预防抑郁症的发作，在增强体力的同时迅速改善情绪状态。

3. 做自己喜欢的事情 抑郁常导致自尊心的伤害甚至自暴自弃。抑郁患者往往过低评价自己，贬低自己，拒绝应得的欢乐。即使在情绪正常的时候，也总是觉得自己没有资格享受欢乐，总是把别人的需要放在第一位，不给自己留下一点时间和空间。欢乐能预防发生心理障碍，无论工作多忙，也必须找时间来让自己轻松一下，做一点能使自己高兴的事情。眼前的欢乐能帮助你预防未来的抑郁。

4. 建立良好的人际关系 现代生活忙碌、紧张，对于心灵的关爱往往不够。心理的抑郁会带来生理的不适，良好的人际关系，有可以信赖的家人、亲戚或朋友，是防止抑郁或焦虑的最重要保证。可以依靠的人际关系，提供感情支持度过心理上的难关，在生活中非常重要。

总之，关注心血管疾病患者的心理问题，全面考虑综合治疗，建立躯体与心理的和谐状态，才能实现真正意义上的健康。

参 考 文 献

[1] Liu C, Liu M, Jiang R, et al. Prevalence and Recognition of Depressive Disorder in Three Medical Outpatient Departments of General Hospitals in Beijing, China. Journal of Nervous & Mental Disease, 2016, 204 (7): 537-541.

[2] Ren Y, Yang H, Browning C, et al. Prevalence of depression in coronary heart disease in China: a systematic review and meta-analysis. Chin Med J (Engl), 2014, 127 (16): 2991-2998.

[3] 刘梅颜. 双心医学：精神心理因素引发心脏损伤. 中华内科杂志，2017，56 (11)：857-858.

[4] 中国医师协会全科分会双心（心脏心理）学组. 心理应激导致稳定性冠心

病患者心肌缺血的诊断与治疗专家共识. 中华心血管病杂志，2016，44（1）：12-18.
[5] 李果，姜荣环，郭成军，等. 综合医院心内科门诊患者抑郁和焦虑障碍患病率调查. 中华心血管病杂志，2014，42（12）：1035-1038.
[6] Silverman AL，Herzog AA，Silverman DI. Hearts and Minds：Stress，Anxiety，and Depression. Unsung Risk Factors for Cardiovascular Disease. Cardiol Rev. 2018.
[7] Klakk H，Kristensen PL，Andersen LB，et al. Symptoms of depression in young adulthood is associated with unfavorable clinical-and behavioral cardiovascular disease risk factors. Prev Med Rep，2018，11：209-215.

第二节 双心医学发展历史及流行病学

中国人民解放军沈阳军区总医院心内科 张权宇

一、双心医学的概念及内涵

（一）双心医学的概念

“双心医学”，英文名称为 psycho-cardiology，顾名思义即为心理学与心血管病学交叉融合而成的一门学科，是心身医学的重要分支，主要研究心理及精神疾患与心脏病之间的相互作用关系，即研究情绪与心血管系统之间的深层联系，以及控制这些心理问题对心血管疾病转归的影响，也称为心理心脏病学或精神心脏病学。

（二）双心医学的历史

双心医学的发展大致经历了 3 个阶段：古代朴素中医双心理论阶段，近现代的心身医学概念阶段，基于生物-心理-社会医学的双心医学模式阶段。

1. 古代朴素中医双心理论阶段 在延续千年的中国中医学理论体系中，心理及情绪的变化对机体器官产生的影响已经在医学活动中得以实践，《黄帝内经》关于情绪对机体的影响有如下描述：“怒则气上、喜则气缓、思则气结、怒则气消”“大怒伤肝、暴喜伤心、思虑伤脾，愁忧伤肺，惊恐伤肾”等。古希腊的希波克拉底也论述过情绪和性格对疾病的重要影响。以上古籍及结论说明，心理与疾病的关系很早就被发现，并早已应用于临床实践中，但受限于古人对世界的认知、研究手段局限及生产力水平的限制，无法更好地推广及应用，随着医学的不断进步，对心理与躯体疾病的认识逐渐过渡到下一阶段。

2. 近现代的心身医学概念阶段 美国的生理学家 Cannon 在 1920 年发现外界应激可以刺激机体释放神经递质，进而使躯体产生应答。并进一步提出环境刺激应激学说，机体感受外界刺激时，可通过下丘脑-垂体-肾上腺皮质系统出现一系列反应，在一定刺激范围内，机体可做出一定反应，但超出机体耐受界限，会引发死亡。例如“心碎综合征”，是指人因经历重大外部事件打击，产生极度哀伤或愤怒的心理时，所引发的胸痛、憋气、呼吸短促等类似心脏病的症状，严重者可引起死亡。基于上述疾病及现象，美国于 20 世纪 30 年代成立了“心身医学会”，用以研究心身医学相关问题。

3. 基于生物-心理-社会医学的双心医学模式阶段 1934 年 Alexander 等提出了 7 种经典的心身疾病，即原发性高血压、支气管哮喘、溃疡性结肠炎、消化性溃疡、甲状腺功能亢进、神经性皮炎及类风湿关节炎等，被当时的医学界广泛接受。随后他提倡的生物-心理-社会医学模式指出，人必须生存于自然社会及心理平衡的状态中，需要用整体的、全面的观点来评估人的健康。不能把社会、心理及躯体健康等因素割裂开来分析。在此基础上，双心医学最早的理论创立了心理-心脏病学、心理-免疫学、心理-神经生物学的研究模式基础。

（三）双心医学对心血管疾病诊疗的现实意义

第一为对于冠脉血管正常的“神经症”患者，此类患者主要表现为胸痛、胸闷等症状，且症状与情绪及环境相关，针对此类疾病的诊疗，现有的冠心病检查手段往往无法定性，而双心医学为此类患者提供了更全面的诊疗手段；第二是对于接受了介入或者外科血运重建治疗后的患者，需要更全面的心理支持及治疗；第三为因为经济、社会压力等多种因素导致临床治愈的冠心病患者对治疗不满意，对未来有恐惧，双心治疗可以针对其多种因素进行分析及管理，以达到满意的疗效。

二、双心医学的流行病学

（一）抑郁/焦虑人群中心血管疾病发病情况

诸多研究表明，抑郁症可以同时增加冠心病一级预防及二级预防的风险。在健康人群中，抑郁增加冠心病风险（相对危险度1.5~2.0），一项针对美国健康人群的样本量为1551例的队列研究显示，其中有抑郁症与无抑郁症患者相比，发生急性心肌梗死的比值比（OR）为4.54。有烦躁焦虑症者发生急性心肌梗死的OR为2.07，因而认为抑郁症是急性心肌梗死的独立危险因素。Barefoot等的研究也明确了抑郁症人群发生急性心肌梗死的相对危险度（RR）为1.71（$P<0.05$），发生死亡的RR为1.59（$P<0.05$），但无性别差异。而在已经罹患冠心病的患者中，抑郁增加心血管事件的相对危险度为1.5~2.5。有研究对1250例冠心病患者随访19.4年后发现抑郁症患者心源性死亡风险增加69%，全因死亡增加78%。同时还有研究证实抑郁增加了心力衰竭患者的心血管事件风险。有大样本（$n=61\ 349$）队列研究显示，抑郁与所有严重疾患的死亡风险相关，同时也是心血管疾病死亡和自杀的独立危险因素。

（二）环境/人格对心血管疾病患病率的影响

目前的研究已经发现性格、环境不适及环境压力等因素均为冠心病的高危因素。

性格分型为A、B、C、D四种。其中A型性格的人争强好胜，压力大，易紧张冲动，是高血压等心血管疾病的高危人群。A型行为已被明确为罹患冠心病的独立危险因素。已有研究明确A型性格者心肌梗死风险提升 5 倍，其可能发病机制为 A 型行为具有强烈的交感神经活动，而这种高强度的交感神经活动可能会引起心肌细胞损伤加重，进而诱发更为致命的恶性心律失常等。同时，Kubzansky 等研究发现性格之外的激动、恐慌情绪也可能增加冠心病发病风险。

不同的性格及情绪对冠心病的影响已经明确，进一步的研究发现社会人文环境也对冠心病的发病存在一定的影响。Schoenbach 等于 1967—1969 年对美国 2059 名成人进行社会交往程度与心血管疾病关系的研究发现，缺乏良好的社会关系，成年男性的冠心病发病风险 RR 值为 2. 0。老年人中，社会关系及社会联系的减少会增加死亡风险。生活方式的不同亦可造成不同的冠心病罹患风险，Marmot 等对美国加州的 3809 名美籍日本人进行调查分析，根据他们保留日本传统文化习俗的程度分类，结果表明，保留原有传统者冠心病患病率与日本本土的居民一样低，而对于已经完全融入美国文化及生活方式的人群，其冠心病患病率较保持传统文化者高 3~5 倍。

环境压力及不适对于心血管疾病的发病风险也很重要。一项对 1928 名成年男性的前瞻研究表明，过高的职业压力可使心血管疾病死亡风险上升 4 倍。在 2016 年的第 6 版《欧洲心血管病预防指南》中就提出，对于已存在吸烟、肥胖、高血压等糖尿病和心血管疾病高危因素的人群，管控工作压力是降低发病风险的手段之一。近期的《柳叶刀-糖尿病与内分泌学》上，一项涉及 10 万人的队列研究显示：已患有心血管疾病和糖尿病的男性，工作压力大会导致死亡风险上升 68%，对健康的负面影响仅次于吸烟。Lynch 等对 940 名芬兰男性进行 4 年随访研究发现，职业要求高而经济报酬低者，4 年内颈动脉斑块进展最明显，提示慢性生活压力与动脉粥样硬化的发生存在因果关系。针对上述研究结果，克利夫兰医学中心的心血管疾病专家 Haitham Ahmed 表示：研究的结果可以用一句话概括——工作压力大死得早。但是医生们也不能认为，开药控制好患者的血压、血脂就万事大吉了，因为工作压力导致的死亡风险升高是长期存在的，这种时候需要通盘考量各种危险因素。

综上，心血管疾病的治疗不仅仅是躯体疾病的治愈，更多要充分考虑其社会影响因素对疾病本身的影响，通过药物治疗及环境和心理干预方可达到最佳的治疗效果。

（三）心血管疾病患者伴发心理疾病流行病学资料

1979 年，Weeke 首次报道了抑郁与心血管疾病具有相关性。大多数评估两种情感障碍标准化死亡比的研究还发现，双相情感障碍患者心血管疾病的死亡率显著高于单纯抑郁的患者。目前的研究业已证实，抑郁和冠心病的关系已经十分明确，2014 年公布于《欧洲预防心脏病学杂志》的相关数据分析显示，抑郁症状与心血管疾病之间存在剂量-效应关系，即出现抑郁症状越多的患者发生冠脉事件的风险越高。与此同时，冠心病患者伴发抑郁状态的现象也越来越多地得到关注。

心血管疾病患者人群中抑郁症的发病率高于普通人群。普通人群中抑郁症的发生率为 4%~7%，而冠心病患者中抑郁症的发生率明显高于普通人群。一项调查冠心病患者抑郁发病率的研究发现，99 例住院冠心病患者中 23%诊断为重型抑郁，且抑郁的风险随冠心病的严重程度和精神病家族史而增加。心肌梗死后患者抑郁障碍发生率 35%~45%，其中重度抑郁 15%~20%，不稳定型心绞痛患者中抑郁发生率 41%，重型抑郁占 15%。充血性心力衰竭患者中抑郁发生率 35%，重型抑郁 14%。CABG 患者术前抑郁发生率 43%。冠心病患者中惊恐障碍的共病发生率 6.5%~53.0%。在住院冠心病和急性心肌梗死患者中 69%合并各种焦虑症状。心脏监护病房住院患者 50%合并焦虑情绪。另一项研究随访了 817 例进行冠状动脉旁路移植术的患者，发现在随访的 5.2 年期间，122 例（15%）死亡，其中 38%的患者有轻度抑郁［流行病调查中心抑郁量表（CES-D）评分 16~26 分］，12%有中、重型抑郁（CES-D 评分≥27 分）。Hance 研究中，200 例冠心病患者中 17%表现为重型抑郁症发作，在冠心病发病1年后，仍有一半的重型抑郁患者尚未恢复。一项针对稳定型冠心病患者的研究发现，门诊冠心病患者中有抑郁发作的占24%，原发性失眠占15%，反复发作的重型抑郁占31%，酒精滥用占19%，创伤后应激障碍占29%，患广泛性焦虑者占24%，原发性失眠占13%。说明抑郁和焦虑（特别是广泛性焦虑和创伤后综合征后抑郁）在稳定型冠心病患者中发生率高，同时其他心理障碍在这些患者也有较高的发生率。另有研究发现，心血管疾病患者合并抑郁或焦虑障碍的比例为8%~44%，对急性心肌梗死后患者的追踪评估发现，15%的患者可能存在焦虑和抑郁，此数据与Hance研究一致。此外，有纳入101例心房颤动与97例高血压的调查发现，心房颤动患者抑郁和焦虑障碍的患病率分别是38%与28%。高血压患者抑郁和焦虑障碍的患病率分别是30%与23%。

在我国，心血管疾病合并心理疾病的研究也得出同样的结论。胡大一教授等2005年1~2月在北京十家二、三级医院的心血管专科门诊对连续就诊的患者进行调查，在3260例患者中，焦虑发生率为42.5%。抑郁发生率为7.1%，在心血管科最常见的冠心病和高血压人群中，抑郁发生率分别为9.2%和4.9%，焦虑发生率分别为45.8%和47.2%。赵小丽等对住院的2050例心血管疾病患者进行回顾性分析发现，合并有抑郁或焦虑障碍者占56%，其常表现为类似心绞痛、左心衰竭症状，可并发心律失常。周晋等对1047例心血管疾病患者回顾性分析中发现焦虑抑郁障碍的比例为13.4%；复旦大学公共卫生学院流行病学教研室在2004年4月至2005年2月期间进行了一项名为《中国城市非精神科病人抑郁、焦虑及抑郁合并焦虑症状患病率研究》表明：心血管疾病患者伴发抑郁/焦虑率高，分别为22.8%和70.9%。且女性发病率高于男性；心血管医生对抑郁/焦虑患者诊断率低，分别为3.7%和24%。对抑郁/焦虑患者治疗率更低，均为2.4%。向小平分析了300例住院患者，采用《临床综合医院焦虑/抑郁（HAD）情绪测定表》调查分析：焦虑发生141例占

47%，抑郁发生36例占12%，惊恐发作3例占1.0%。

目前针对冠心病合并抑郁症的治疗尚存在不足。自1996年至2005年，美国冠心病伴有抑郁症的患者接受抗抑郁药物治疗的比例由7%升至12%。在欧洲，2003年的调查发现，冠心病伴有抑郁症的患者接受抗抑郁药物治疗的比例不足4%。通过有效治疗冠心病患者所伴发的抑郁症可以显著降低不良心血管事件的发生率及心源性死亡率。SADHART研究入选369例心肌梗死或不稳定型心绞痛后重型抑郁的患者，平均汉密顿抑郁量表（HDRS）评分为19.6分，随机给予舍曲林和安慰剂治疗24周，主要终点为左心室射血分数，次要终点为心血管事件（包括死亡、心肌梗死、慢性心力衰竭、卒中和心绞痛），结果显示舍曲林组临床疗效总评（clinical global impression，CGI）改善，HDRS无改善，次要终点事件减少但与安慰剂组比较差异无统计学意义。此研究结果提示抗抑郁治疗的作用有效，但效果尚不尽如人意。SADHART-CHF研究是一项随机、双盲、安慰剂对照试验，发现舍曲林并不能减少慢性心力衰竭合并中度抑郁患者（HDRS评分19分）的心血管事件。进一步的ENRICHD试验入选了2481例心肌梗死后抑郁患者，分别给予认知行为疗法（CBT）和常规治疗，HDRS≥25分的患者加用舍曲林，随访29个月，结果发现CBT治疗组虽有获益，但对再发心肌梗死、死亡等主要终点事件并无显著影响。COPES等一些小型研究则得出不同结论，认为SSRI可显著改善抑郁症状并减少心血管事件的发生，尤其对药物治疗有反应者效果更为显著。尽管心血管疾病患者心理障碍的发生率高，但国内医院心血管医生普遍对抑郁或焦虑障碍识别率很低。世界卫生组织在全球五大洲14个国家15个中心，对综合性医疗机构就诊者心理障碍因素研究的结果显示，综合性医疗机构的临床医生对心理障碍的识别能力不高，识别率中位数为51.3%，我国上海市作为15个合作研究中心之一，识别率最低，仅为15.9%，且对识别的心理障碍处理能力也低于15个中心的平均水平。

参 考 文 献

[1] 胡大一. 心血管疾病和精神心理障碍的综合管理. 中国临床医生，2006，34（5）:2-3.

[2] 胡大一，刘春. 焦虑抑郁障碍与心血管疾病. 中国医刊，2006，41（3）：43-54.

[3] Pratt LA，Ford DE，Crum RM，et al. Depression，psychotropic medication，and risk of myocardial infarction：prospective data from the Baltimore ECA follow-up. Circula-tion，1996，94：3123-3129.

[4] Barefoot J，Schroll M. Symptoms of depression，acute myocardial infarctiom，and total mortality in a community sample. Circulation，1996，93：1976-1980.

[5] Barefoot JC，Helms MJ，Mark DB. Depression and long-term mortality risk in patients with coronary artery disease. Am J Cardiol，1996，78：613-617.

[6] Wasserthal-Smoller S，Applegate WB，Berge K，et al. Changes in depression as a precursor of cardiovascular events. Arch Intern Med，1996，156：553-561.

[7] Kubzansky LD，Kawachi I，Spiro A III，et al. Is worrying bad for your heart? A prospective study of worry and coronary heart disease in the normative aging study. Circulation，1997，95：818-824.

[8] Schoenbach VJ，Kaplan BH，Friedman L，et al. Social ties and mortality in Evens Country，Georgia. Am J Epidemiol，1986，123：577-591.

[9] Marmot MG，Syme SL. Acculturation and coronary heart disease in Japanese Aericans. Am J Epidemiol，1976，104：225-247.

[10] Lunch J，Krause N，Kaplan GA，et al. Work place demands，economic reward，and progression of carotid atherosclerosis. Circulation，1997，96：302-307.

[11] Bettina B，James LJ，Andrew BL. The high prevalence of multiple psychiatric disorders in stable outpatients with coronary heart disease. Psychosom Med，2004，66（5）：645-650.

[12] Cohherr-Cole SA，Kaufman KG. Major depression in physical illness：diagnosis，prevalence，and antidepressant treatment a ten year review：

1981-1992. Depression, 1992, 1 (4): 181-204.

[13] Bettinab Jameslj Andrewbl. The high prevalence of multiple psychiatric disorders in stable out-patients with coronary heart disease. J Psychosom Med, 2004, 66 (5): 645-650.

[14] Julia H, Katherine F, Mike P. Depression as a risk factor for ischaemic heart disease in men population based case-control study. Br Med J. 1998, 316 (6): 1714-1719.

[15] Richard-Anthonym Davidg Davidrt, et al. Depression and Anxiety As Predictors of Outcome After Myocardial Infarction. Psychosom Med, 2000, 62 (2): 212-219.

[16] Arnstein M, Ottar B, Michael D, et al. Anxiety, depression and cause-specific mortality: the hunt study. J Psychosom Med, 2007, 69 (5): 323-331.

[17] Buchholz K, Schort H, Turan S, et al. Emotional irritability and anxiety at risk for essential hypertension. Psychother Psychosom Med, 1999, 49 (8): 284-289.

[18] Wells KB, Golding JM, Burnam MA. Psychiatric disorders in a sample of the general population with and without chronic medical conditions. Am J Psychiatry, 1988, 145 (8): 976-981.

[19] Jiang W, Maragatha K, Michael SC, et al. Prognostic value of anxiety and depression in patients with chronic heart failure. Circulation, 2004, 110 (11): 3452-3456.

[20] Arnstein M, Ottar B, Michael D, et al. Anxiety, depression, and cause-specific mortality: the hunt study. Psychosom Med, 2007, 69 (5): 323-331.

第三节 双心医学的发展与争议

首都医科大学附属北京安贞医院 刘梅颜

心血管疾病是全球致死、致残率最高的疾病，是我国严重的健康负担。心血管疾病患者数量庞大，包括冠心病、高血压、脑血管疾病（卒中）和外周血管疾病。尽管随着医疗技术发展，其治疗方式不断更新，但发病趋势非但没有降低，反而越来越严重，已经严重影响了患者基本生活质量。

一、关于心理与心脏的联系

越来越多的证据表明精神心理因素、不良情绪及压力应激均可导致心血管疾病的发生发展。人们在生活实践中，发现心脏与心理间存在密切联系。几个世纪以来，随着科学研究的深入，对心理与心脏关系的机制认识也越来越明确。现有研究认为可能与中枢调控、神经体液调节、炎症反应、血小板活性增强、血流动力学异常、血糖、血脂紊乱等机制有关。与大部分研究一致，研究发现 5-HT 系统在心理心脏疾病的发病和诊疗中有重要作用。此外，叶酸-Hcy 代谢系统、神经营养因子、一氧化氮信号通路、NF-κB 炎症信号通路、线粒体功能、心率变异性、微循环系统等亦是目前的重要研究方向。

（一）关于双心医学的发展

20 世纪中期，Friedman 和 Rosenman 首次将 A 型行为模式——精神压力的一种表现形式，同心肌梗死联系起来。此后，出现了大量关于精神压力和冠心病的研究。双心医学（psychocardiology），又称为心理心脏病学，或精神心脏病学，主要研究心理疾患与心脏病的关联，也包括人的情绪与心血管系统之间的深层联系，并作为心血管学科体系的重要领域也逐渐受到关注，其学科体系的建设也日渐迫切。

大量研究表明，抑郁、焦虑等精神心理问题对心脏有负面的影响。一方面，心血管疾病患者由于心理应激及心理负担过重，常伴发紧张、焦虑、惊恐、悲伤和抑郁等精神心理问题；另一方面，这些精神心理问题又会进一步增加心血管事件的发病率和病死率。欧美发达国家的心脏病学会对冠心病合并抑郁的问题非常重视，总结了十余年来的科学证据，已发布相应的指南，建议心血管疾病患者（尤其冠心病患者）应常规筛查抑郁。

随着心理社会因素与心血管疾病相关联的实证性研究越来越多，心理心脏学飞速发展。其中，抑郁作为重要的精神社会风险因素，其研究最为广泛，且多集中于对抑郁与冠心病关系的研究。

然而，双心的研究数据起初颇受争议，尽管研究范围广，但数据混杂，且由于对精神心理因素和冠心病认识存在片面和偏差，学界内对双心医学一直争议不断。

随着21世纪医疗水平的逐步提升，临床双心诊疗思路亦逐渐清晰，美国国家心肺和血液研究所对于冠心病合并抑郁的研究进行评估，并制定《健康心理和科学共识宣言》，以及科研和临床筛选心脏病患者的指导原则。随之，美国心脏协会在2008年发布的共识宣言，建议对心脏病患者进行常规抑郁筛查，并对有需要者推荐治疗。

（二）双心干预研究的现状与不足

大量数据表明了心理社会因素同冠心病的联系，而与其形成鲜明对比的，是临床研究的严重缺乏。

有些干预治疗并没有明显疗效，甚至起到反作用，比如ENRICHD研究中，接受心理干预治疗的女性死亡率高于对照组。相反，近期Stockholm女性冠心病干预研究报道，对接受为期一年小组咨询的女性7年跟进后，受试者生存率显著提高，由此可见，心理干预对预后有重要作用。此外，有些研究显示双心干预能改善生活质量，但没有降低临床心血管事件和死亡率。

最近的荟萃分析包含43个临床随机试验，结果显示精神心理疗法降低了死亡率，随访时间≤2年时，风险比是0.72［95% *CI*（0.56，0.94）］；但是随访时间延长，死亡率风险比略升高至0.89［95%*CI*（0.87，1.10）］，然而这种死亡率降低的获益仅见于男性。与心血管事件发作即刻进行的精神心理治疗相比，心血管事件发作2个月后进行精神心理治疗在降低死亡率方面的获益更大，通过≥2年随访，发现精神心理治疗可使再发心血管事件降低43%。

（三）精神压力调控和性别差异受到关注

由于男性和女性先天解剖和生理条件的差异，导致男性和女性在应对精神压力时调控能力的差异。女性患心肌梗死后，容易出现各种精神心理症状，抑郁发病率为男性的 2 倍，伴发的抑郁程度较男性更严重，且持续时间更长。抑郁可作为女性冠心病发病的独立危险因素，并对其预后做出评估。与此同时，焦虑常常伴随抑郁而出现，关于焦虑的研究较抑郁少，现有研究认为焦虑对男性和女性冠心病发病的影响是一致的，亦有研究认为焦虑对冠心病事件没有影响。此外，婚姻压力对女性的影响较男性更大，Stockholm 队列研究显示，婚姻压力使女性再发冠心病及死亡风险增加 3 倍，而工作压力则对女性再发冠心病事件没有影响。

（四）健康认识和个体的真实行为模式存在巨大不一致

近几十年来，冠心病的发展涉及大量典型行为模式风险因素，这些风险因素主要与生活方式相关，如精神压力、饮食和锻炼等因素。在 20 世纪 80 年代，Dean Ornish 提出一项重大课题：可否不通过药物或手术介入，只通过生活方式转变而减少冠状动脉斑块，从而逆转冠心病呢？此项关于生活方式与冠心病的研究引起了广泛关注。该研究要求所有受试者戒烟，摄入素食且脂肪含量不到 7%，每日做 1 小时瑜伽和冥想，一周锻炼 3 次，两周参加一次互助小组，要保证一周内 14 小时的试验参与状态。通过定量数字血管造影显示，在试验开始 1 年和 4 年后，和对照组相比，冠脉粥样硬化出现明显的逆转。然而，此项目未能继续开展，几乎没有患者愿意服从项目严苛的原则：相对数小时便可完成，只需留院一晚的血管成形术，一种生活方式却需要一辈子时间去履行。面对这样的选择，几乎所有人都会选择血管成形术。

（五）不良心理因素带来的精神压力暴露

与吸烟、饮食、生活习惯一样，心理社会因素的影响与冠心病存在剂量-反应关系；也就是说，在某项危险因素下暴露越久，负面后果出现的风险就越大。

抑郁、焦虑、孤立、愤怒、敌意、攻击以及其他不良心理社会因素带来的精神压力暴露，对于冠心病的发病、治疗和改善有极其重要的作用。这些不良心理因素，通过神经内分泌调节、炎症机制、免疫调节等，导致交感与副交感神经失衡，同时损伤血管内皮，对心血管系统产生不良影响，导致心血管疾病的发生。

（六）关于中国的双心问题现状

中国也有大量的心血管疾病患者合并精神心理问题。在北京二级和三级医院的心内科门诊就诊的患者中，焦虑患病率为 42.5%，抑郁患病率为 7.1%；在中国冠心病和高血压人群中，抑郁患病率分别为 9.2%和 4.9%，焦虑患病率分别为 45.8%和 47.2%。我国双心疾病识别率和治疗率还较低，一项研究表明，心血管疾病患者中，有 22.8%和 70.9%伴发抑郁和焦虑，但心血管医生对抑郁和焦虑的诊断率仅为 3.7%和 24%。对两者的治疗率更低，均为 2.4%。其原因在于心脏科医生对疾病的认识不足，而且情绪抑郁与心肌梗死所致的躯体症状之间存在着某种程度的相似性，不易分辨。

比如，置入型体内自动除颤器（ICD）是治疗心律失常的重大进步，目前已在临床普及应用。几乎所有安装除颤器患者都有突发心源性猝死的风险，且大部分是“突发死亡的幸存者”，故这部分患者多经受心脏心理双重影响。在临床上常见患者起搏器置入术后，出现担心、害怕、惶恐不安的情绪，甚至质疑手术医生及手术过程，给临床医疗造成困扰。

但目前为止，尚缺乏对于心脏心理共病方面的系统调查和研究，对临床诊疗尚未形成规范指导意见。

（七）我国双心医学发展现状

2008 年北京大学人民医院启动“心内科治疗心血管疾病患者轻、中度心理障碍的可行性分析”研究，初步结果显示，通过培养心内科医生掌握精神心理卫生知识，定期与精神科医生联合会诊，识别就诊患者的心理障碍，并对轻、中度患者对症治疗，症状缓解有效率高达 75%，证实心内科医生处理轻中度精神障碍可行。

由于心血管疾病和精神心理障碍共病率较高，精神心理障碍，尤其焦虑和抑郁常见躯体症状为胸痛和心悸，3/4 患者因躯体症状于专科首诊，84%患者未被心内科医生诊断和治疗，因此，心血管医生是“双心医学”的最佳启动者。2011 年 8 月，中国医师协会全科医师分会“双心医学”学科组成立，学会的宗旨是双心关爱全程关注。2014 年发布《在心血管科就诊患者的心理处方——中国专家共识》，希望借助专家共识的推广，进一步改善心血管疾病患者的生活质量及预后，实现心血管和精神心理的“双心”康复。2016 年我国发表《心理应激导致稳定型冠心病患者心肌缺血的诊断与治疗专家共识》，对心理应激导致稳定型冠心病患者心肌缺血的发病机制、临床表现、诊断方法、治疗方式进行了阐述，对临床双心疾病的诊疗有一定的指导作用。2018 年 5 月 25 日北京医学会心脏心理医学分会成立，2018 年 6 月 26 日中国医师协会心血管内科医师分会双心医学专业委员会成立，该专业委员会有助于双心医学的继续教育、国内及国际交流、科研及临床研究。

二、有关双心疾病认识、筛查及治疗的争议

抑郁是患者性格问题还是疾病。抑郁的终生患病率为 16.2%，有躯体疾病的患者并发抑郁症的比例更高，为 20%~50%，而轻度抑郁状态就更为普遍。抑郁症极易被漏诊，尤其是轻度抑郁，很多人认为，抑郁与性格有关，而非一种疾病形式。

心脏事件合并抑郁是否需要治疗。有些医生不关注抑郁问题，认为心脏事件后，一定程度的抑郁也可以接受，抑郁会随着时间而消失。认为应该对抑郁患者进行治疗的理由则是，抑郁有可能在心脏病事件发生之前，或在心脏病事件后持续存在，可恶化患者的病情。而且，存在抑郁的患者依从性差，生活质量差。

心内科医生处理精神心理问题是否存在超范围执业，这是一个有争议的问题。

但现实的情况是，有精神心理问题的患者中有90%首诊于综合医院和社区医院。综合医院的专科医生和社区的全科医生应当了解并掌握精神心理问题识别和处理的基本技能，这不仅符合国家的精神卫生服务需要，也有助于促进各学科发展需要。

心内科医生应能够做出症状学的诊断，如失眠、焦虑状态、抑郁状态等，或是含义广泛的症状学诊断，如情绪障碍。应能够识别重性精神病，包括具有明显幻觉、妄想、严重兴奋或抑制等，精神活动和社会功能严重受损者，并应及时转诊到精神专科。

心内科医生能够处理的精神障碍应从法律法规和专业能力两方面考虑，包括各类焦虑症和不伴有幻觉、妄想的轻、中度抑郁症；躯体形式障碍，癔症；生理心理障碍如神经性厌食、性功能障碍；各种躯体疾病原因引起的谵妄状态。上述问题在综合医院多见，必要时建议各科医生和精神专科医生共同处理。注意主动防范抑郁或焦虑等精神障碍自杀倾向。建议对有抑郁症状的患者应常规评价自杀风险，中度以上自杀风险应和家属沟通并请精神专科医生会诊或转诊。

总之，心内科医生应在筛查精神心理问题、提供适宜行为方式建议，以及通过健康教育和行为指导治疗轻度精神心理障碍方面发挥关键作用，改变我国双心疾病低识别、低治疗的现状，让更多的双心疾病患者受益。

参　考　文　献

[1] Liu MY, Ren YP, Zhang LJ, et al. Pretreatment with Ginseng Fruit Saponins Affects Serotonin Expression in an Experimental Comorbidity Model of Myocardial Infarction and Depression. Aging Dis, 2016, 7 (6): 680-686.

[2] Liu MY, Wei WL, Stone CR, et al. Beneficial Effect of Trimetazidine on Expression of Serotonin and Serotonin Transporter In Rats with Myocardial Infarction and Depression. Neuropsychiatr Dis Treat, 2018, 14: 787-797.

[3] Friedman M, Rosenman RH. Association of specific overt behavior pattern with blood and cardiovascular findings; blood cholesterol level, blood clotting time, incidence of arcus senilis, and clinical coronary artery disease. J Am Med Assoc, 1959, 169 (12): 1286-1296.

[4] Davidson KW, Kupfer DJ, Bigger JT, et al. Assessment and treatment of depression in patients with cardiovascular disease: National Heart, Lung, and Blood Institute Working Group Report. Psychosom Med, 2006, 68 (5): 645-650.

[5] Davidson KW, Kupfer DJ, Bigger JT, et al. Assessment and treatment of depression in patients with cardiovascular disease: National Heart, Lung, and Blood Institute working group report. Ann Behav Med, 2006, 32 (2): 121-126.

[6] Berkman LF, Blumenthal J, Burg M, et al. Effects of treating depression and low social support on clinical events after myocardial infarction: The Enhancing Recovery in Coronary Heart Disease Patients (ENRICHD) Randomized Trial. JAMA, 2003, 289: 3106-3116.

[7] Orth-Gomer K, Schneiderman N, Eang HX, et al. Stress reduction prolongs life in women with coronary disease: The Stockholm Women's Intervention Trial for Coronary Heart Disease (SWITCHD). Circulation: Cardiovascular Quality Outcomes, 2009, 2: 25-32.

[8] Linden W, Phillips MJ, Leclerc J. Psychological treatment of cardiac patients: A meta-analysis. European Heart Journal, 2007, 28: 2871-2984.

[9] Watkins LL, Blumenthal JA, Davidson JR, et al. Phobic anxiety, depression, and risk of ventricular arrhythmias in patients with coronary heart disease. Psychosom Med, 2006, 68 (5): 651-656.

[10] Suls J, Bunde J. Anger, anxiety, and depression as risk factors for cardiovascular disease: the problems and implications of overlapping affective dispositions. Psychol Bull, 2005, 131: 260-300.

[11] Ornish D, Brown SE, Scherwitz LW, et al. Can lifestyle changes reverse coronary heart disease? The Lifestyle Heart Trial. Lancet, 1990, 336 (8708): 129-133.

[12] 中国医师协会全科分会双心（心脏心理）学组. 心理应激导致稳定性冠心病患者心肌缺血的诊断与治疗专家共识. 中华心血管病杂志, 2016, 44 (1):12-18.

第二章　双心医学的诊断与识别

第一节　心脏内科常见心理障碍的识别与治疗

昆明医科大学第一附属医院　熊　鹏

一、概述

随着现代社会的发展，各级综合医院心内科就诊时发现合并心理障碍的患者越来越多，过去20年心血管疾病中的心理社会问题和行为问题得到了广泛的关注，由胡大一教授提出的“双心”医学理念开拓了研究心脏疾病与心理疾病相关性的学科，也可以理解为心血管科和精神科交叉、综合而构筑的平台，在此基础上寻求对身体疾病的科学理解和对个体人文关怀的融合。其中提到心理防线是继冠心病五条防线之后的又一大防线，在心内科临床工作中，以“双心观念”对待每一位病患，才能为患者提供更人性化、理性化的服务，一站式地解决患者的躯体、心理问题。作为心内科医生应该明确，在反复以胸闷、胸痛等症状就诊的患者中，早期诊断和治疗心理精神障碍的重要性。目前国内基层心内科医生对心理障碍的识别率不高，往往造成对此类患者的误诊和漏诊。因此，早期准确鉴别此类患者心理障碍就显得十分必要。

心血管疾病中常见的精神障碍分为抑郁障碍、焦虑障碍和混合性抑郁焦虑障碍。心血管疾病可以引起抑郁发作，在常见的心血管疾病中，症状和预后与抑郁发作关系最为密切的疾病如冠心病。国外大量的调查发现，在冠心病、急性心肌梗死、不稳定型心绞痛的患者中，抑郁患病率一般在15%~20%之间，是普通人群抑郁发病率的5倍。冠心病、心绞痛等心血管疾病急性发作时症状剧烈且严重，患者遭受巨大痛苦，对其心理造成负面影响，产生严重的应激反应，且普通患者对冠心病的了解甚少，加之医源性的解释与沟通不够，久而久之可以带来抑郁情绪，如高兴不起来、兴趣丧失、疲乏、无助、无望、思维能力减退、易激惹、有自杀倾向、睡眠障碍及性功能减退等，而抑郁的发作又成为诱发加重心血管疾病的重要因素：抑郁可引起体内交感神经活性增强，引发一系列心理生理改变，如儿茶酚胺的过量分泌、脂质代谢紊乱、多种促凝物质和引起血管收缩作用的血栓素 A_2 释放、心率加快、血压上升等，导致心肌供血、供氧减少，心肌耗氧增多，进而促发或加重心绞痛、心律失常、心肌梗死及心力衰竭，对疾病的预后有显著的影响。近年来研究已经发现抑郁症与心血管疾病的发病率、死亡率和预后都有关。同时，患者容易出现的另一种情绪是对症状发生及“死亡”的恐惧，亦会引起患者担心、紧张、易激惹等焦虑情绪，同时焦虑障碍也与包括冠心病、心力衰竭、心血管死亡率及卒中等心血管事件风险升高相关，其中急性焦虑发作（惊恐障碍）与此的关联尤为显著。虽然目前国内外关于焦虑引起胸闷胸痛的机制尚不明确，可能与过分的焦虑容易引起自主神经功能失调及内分泌系统紊乱有关。焦虑同抑郁障碍一样可引起心律失常、高血压、血液快速凝固以及高水平的胰岛素和胆固醇等改变。神经生化和病理方面：既往一般认为抑郁和焦虑障碍的发生主要与中枢单胺类如5-羟色胺（5-HT）、去甲肾上腺素（NE）及多巴胺等神经递质不足有关。近来也有观点认为抑郁焦虑涉及大脑杏仁核与蓝斑、杏仁核与下丘脑、杏仁核与壁旁核神经回路被激活，导致下游的下丘脑-垂体-肾上腺皮质轴活跃，以及与中枢免疫系统紊乱等有关，二者相互影响和作用共同构成复杂的神经-内分泌-免疫网络，进而引起一系列病理生理改变，对心血管疾病发生发展、预后等产生重要影响。其次，慢性抑郁/焦虑会引发“战斗或逃跑”的本能反应，能够迅速动员消耗大量的能量，以应对生存威胁，释放高于平常数倍的应激激素，从而升高血压和血糖，加快心率，增加心脏负担，阻碍机体对心脏损伤组织的修复作用。

二、流行病学

近些年来，随着人们对心身医学的重视，“双心医学”也成为当今的热门话题，心血管疾病尤其冠心病是威胁人类生命和健康的主要疾病，目前在我国其发病率和死亡率已位居第一，心血管疾病并发症严重且多样，而焦虑、抑郁障碍亦是心血管疾病常见的两个临床并发症。国内调查的 14 家大型综合性医院的 2123 例心内科门诊患者中，抑郁和（或）焦虑障碍的现患病率和终生患病率达 14.37% 和 17.00%，抑郁的现患病率和终生患病率达 10.55%和 13.75%，焦虑障碍的现患病率和终生患病率达 7.77%和 8.53%。有资料表明，心内科住院患者合并精神障碍者发生率更高，尤其是因心脏急症住院的患者，发生率可达 60.0%~75.0%。关于综合医院全科门诊中心理精神障碍的患病率及诊疗情况的调查结果显示：心理精神障碍患者的前 10 位就诊原因依次为：乏力（9.4%）、睡眠障碍（9.0%）、腹痛（5.6%）、胸闷（4.7%）、头晕（4.3%）、胸痛（3.8%）、头痛（3.4%）、感觉焦虑（3.0%）、感觉抑郁（3.0%）、咳嗽（2.6%），其中胸闷、胸痛、乏力等都是心内科疾病常见症状。

三、临床表现及鉴别诊断

目前躯体疾病合并情绪障碍发病率如此之高，然而我国非精神科医生对抑郁障碍的识别率仅为 21.0%，神经科医生的识别率 40.4%，明显高于心内科的 22.4%。造成识别率高低不一的原因之一是由于心内科与精神科的疾病症状既有特异性又有重叠，比如心血管疾病相关症状有发绀、晕厥、心律失常，焦虑/抑郁障碍相关症状有过度担心、悲观厌世、睡眠障碍。心血管疾病与抑郁焦虑存在共有症状如胸闷、胸痛、气急、气短、呼吸困难、头晕、头痛等。可见，在处理心血管疾病时，除了关注心血管疾病的症状、体格检查及各项指标以外，了解患者的精神状态、性格特点、生活环境，评判其心理状态，及早鉴别单纯的精神障碍及躯体疾病合并情绪障碍造成症状，对于心血管疾病患者的诊断及治疗有很大的帮助。抑郁障碍患者除少部分因情绪低落而至精神科就诊外，大部分患者往往会以躯体不适至内科就诊，最常见的主诉为胸闷、胸痛、心慌等心内科疾病症状。焦虑障碍中的一个亚型惊恐发作会伴有严重的自主神经功能失调，症状主要表现为以下 3 个方面：①心脏症状：胸痛、心动过速、心跳不规则；②呼吸系统症状：呼吸困难，严重时可有窒息感；③神经系统症状：头痛、头晕、感觉异常。躯体化障碍在心内科通常表现为不明原因的胸闷胸痛，此类患者常误诊为躯体疾病。此外，临床上有一种称为功能性胸痛即无心、肺器质性疾患基础而临床有胸痛症状，如心血管神经症或自主神经功能失调症状，国外关于述情障碍与焦虑敏感对非心源性胸痛患者（功能性胸痛）（non-cardiac chest pain，NCCP）的研究显示述情障碍和焦虑敏感的程度越重，非心源性胸痛患者的症状也就越重，这两个因素对 NCCP 的影响既相互独立又相互作用。对于以心血管症状为主诉的患者，在排除心血管疾病后，宜优先考虑是由焦虑和抑郁引起的躯体化症状，功能性胸痛患者就是目前比较容易被忽视的人群，在完善相关检查后心内科医生发现患者无任何器质性问题后，就不再进一步予以处理，患者得不到合理的治疗，病情反复迁延从而造成不良后果。而其实在功能性胸痛患者中，14%是可以诊断为惊恐障碍，14%为躯体化障碍，5%为重度抑郁，这些都是精神科常见心理障碍。一般单纯心理障碍的患者虽有明显的胸闷、胸痛、心悸等各种心血管疾病样的不适或症状，但做各种相应的检查会发现均无与症状相符的相关心血管疾病，而心血管疾病合并心理障碍患者，则会发现有相关心血管疾病，但其临床症状却会与疾病严重程度不符。典型病例：患者男，45 岁，企业主，近半年无规律反复发作胸闷，胸痛，失眠，呼吸困难，害怕一个人独处，曾 5 次到急诊科就诊，各项常规检查正常，既往身体健康，每年体检除血脂稍高于正常，其余指标均在正常范围。后又2次心内科专家门诊就诊，心电图，心肌酶学数次检查正常，活动平板检查阴性，心脏彩超检查指标亦在正常范围。经转诊到双心门诊就诊，询问近半年有无应激事件时，患者诉说生意伙伴撤资，员工辞职，老人生病等，整天都坐立不安、烦躁、容易发火又害怕一个人独处。经过心理评估结合病史做出惊恐发作诊断，综合治疗（详见后述）3个月后自觉症状好转90%，改为自行调整恢复。所以，在诊断和鉴别诊断方面，除非有明确检查能够排除心血管疾病的证据，比如反复细致的心脏专科检查或做过冠脉造影，方可诊断焦虑抑郁障碍，否则应该考虑心血管疾病合并焦虑抑郁障碍为妥。

四、心理评估

随着心血管疾病合并心理障碍发病率的逐渐上升，2008年后美国、欧洲及加拿大等国家的心脏病学会发布临床指南处理建议，指出对于心血管疾病患者应该常规进行抑郁筛查，及早进行抗抑郁治疗。关于评价心理障碍的相关筛查量表较多，包括常用的焦虑自评量表（SAS）、抑郁自评量表（SDS）、医院焦虑抑郁量表（HAD）、抑郁体验问卷（DEQ），症状自量表（Symptom Check List-90，SCL-90）、综合性医院焦虑抑郁常用量表（Hospital Anxietyand Depression Scale，HADS）、汉密尔顿焦虑/抑郁量表（Hamilton Anxiety Scale，HAMA/Hamilton Depression Scale，HAMD）等。这些量表使用复杂，耗时较长，且诊断敏感性和特异性也各有不同，如果由心内科医生对每一位患者进行量表的评估后再行诊断，会极大浪费医患精力，浪费医疗资源。在国外有人建议由护士在就诊前为每一位心血管疾病患者安排调查（患者健康情况问卷PHQ-9），对患者做初步的筛查，引起医生对有心理疾病患者的重视，以便及早进行有效干预和治疗，当然为了更高效、及时、准确地发现心内科患者的精神心理问题，对于心内科医生进行专业精神科基础知识的培训是必要的。如果患者心理精神障碍的症状较重，伴有冲动和自伤、自杀观念时需及时转诊精神科治疗或请精神科医生参与共同治疗。

五、治疗

药物治疗可以改善心血管疾病患者的焦虑和抑郁症状，提高患者依从性，从而使心内科疾病的症状得到控制，降低复发率，继而减少不良心脑血管事件发生。在精神科临床工作中抗抑郁焦虑的药物较多，而对于心血管疾病合并抑郁焦虑患者的治疗，首先应避免使用对心脏有影响的药物：如三环类抗抑郁药，可导致直立性低血压、心脏传导阻滞，过量时还可导致室性心律失常；选择性5-羟色胺及去甲肾上腺素再摄取抑制剂SNRI（文拉法辛和度洛西汀）因其有明显的升高血压的副作用也不建议使用。除外因心血管疾病患者服用心内科药物较多，故在选择药物时还需要考虑药物的相互作用，比如药物抑制肝细胞色素CYP同工酶，使通过该酶代谢的药物血浆浓度升高，其中就包括抗心律失常药物（如普罗帕酮），其可阻滞去甲肾上腺素再摄取，使心肌耗氧增加，出现窦性心动过速。因此目前心内科中抗抑郁药物使用较广泛的是选择性5-羟色胺再摄取抑制剂（SSRI，氟西汀、帕罗西汀、舍曲林、西酞普兰和氟伏沙明等）。Mazza等的1项Meta分析显示在急性冠状动脉综合征之后使用SSRI药物可减少再住院率。SSRI药物中舍曲林是一种理想的可以用于治疗心血管疾病患者的抗抑郁药物，其对心脏、肝细胞色素酶基本无影响，且各方面不良反应少，能显著改善冠心病后抑郁焦虑症状，更适用于年老体弱的心血管疾病患者。常用抗焦虑药物：选择性5-羟色胺（5-HT）受体1A激动剂丁螺环酮、坦度螺酮在临床上疗效和安全性也有长期的使用经验和良好效果。苯二氮䓬类药物，具有明确的抗焦虑作用，但因其药理作用是通过加强γ-氨基丁酸（gamma amino butyric acid，GABA），这是一种与抑制功能有关的神经递质，广泛分布于脑内，故临床应用时要考虑避免成瘾性和呼吸抑制的问题。代表药物为：氯硝西泮、地西泮、阿普唑仑、劳拉西泮等。β受体阻滞剂：β受体阻滞剂除了能够在心内科作为降压药和降低心率的药物外，也能缓解焦虑障碍引起的各种躯体性症状，如心悸、震颤等。代表药物为普萘洛尔、比索洛尔。目前，循证医学的证据表明中成药物亦能够治疗轻中度的抑郁焦虑障碍而写进了精神科、神经内科等的治疗指南中，例如舒肝解郁胶囊，乌灵胶囊等，此类药物在确保对心脏没有影响下也可尝试在心内科疾病患者中应用。除药物治疗外，我们也可以采取无不良反应的其他治疗方法。心理精神障碍的非药物治疗包括物理治疗如生物反馈治疗，重复刺激的经颅磁刺激治疗（rTMS）等也对抑郁焦虑的症状有缓解作用。另外，心理干预及认知行为治疗（CBT）等，也是最常用的治疗方法。虽然目前还没有经典的心理治疗临床操作路径，因为心理治疗首先就是建立在个性化的基础之上，但原则上我们可以按照以下步骤进行：第一步是评估，包括心理测验与患者沟通，了解患者近期的社会环境，家庭环境问题，感情问题及经济问题等等，分析患者的心理压力来源于哪个方面，并为治疗目标确定做准备。第二步，应用认知重建技术帮助患者对目前的应激源给予重新定义或者做出轻重缓急的分类，确立治疗目标及方向，约定治疗次数。第三步，给予行为治疗，包括作业布置、放松训练、系统脱敏疗法、冲击疗法、厌恶疗法、阳性强化法；最后，家庭治疗也起到不可忽视的作用，家庭治疗包括：体验式家庭治疗、结构式家庭治疗、系统式家庭治疗等。心理治疗对心血管疾病患者的安全性高，对此类疾病的焦虑抑郁症状亦有较好疗效。

六、预后及展望

尽管多年来双心医学的发展让人们开始更好地了解心理障碍与心脏疾病之间的相互影响，人们在这一领域的理论知识上也获得了很大的进步，但是在临床工作中，医生在早期识别与处理患者的心理精神障碍方面仍差强人意，故我们应注重培养内科医生对于心理精神障碍的诊断思维，以便及时察觉出现在心血管疾病患者身上的焦虑抑郁情绪障碍，从而制定有针对性的、全面的治疗方案，缓解患者的焦虑和抑郁症状，提高患者依从性，从而改善心内科疾病的预后，降低复发率。抗抑郁和焦虑治疗可以改善患者的心理状态，通过改善患者的心理状态可以达到调节内分泌和免疫功能的作用，调节患者自主神经，减少心肌缺血和心律失常的发生，继而减少不良心脑血管事件发生。

参 考 文 献

[1] Durmaz T, Keles T, Erdogan KE, et al. Coronary slow flow is associated with depression and anxiety. Acta Cardiologica Sinica, 2014, 30 (3): 197-203.

[2] Gold PW, Wong ML, Goldstein DS, et al. Cardiacimplications of increased arterial entry and reversible 24-hcentral and peripheral norepinephrine levels in melancholia. Proc Natl Acad Sci USA, 2005, 102 (23): 8303-8308.

[3] Lichtman JH, Froelicher ES, Blumenthal JA, et al. Depression as a risk factor for poor prognosis among patients with acute coronary syndrome: systematic review and recommendations: a scientific statement from the American Heart Association. Circulation, 2014, 129 (12): 1350-1369.

[4] Wulsin LR, Singal BM. Do depressive symptoms increase the risk for the onset of coronary disease? A systematic quantitative review. Psychosom Med, 2003, 65 (2): 201-210.

[5] Rutledge T, Reis SE, Olson M, et al. Depression is associated with cardiac symptoms, mortality risk, and hospitalization among women with suspected coronary disease: the NHLBI-sponsored WISE study. Psychosom Med, 2006, 68 (2): 217-223.

[6] Emdin CA. Meta-Analysis of Anxiety as a Risk for Cardiovascular Disease. The American Journal of Cardiology, 2016.

[7] 范晋奇，杜华安. 冠心病合并抑郁症的诊治进展. 心血管病学进展，2009，

30（6）：1015-1016.
[8] 李果，姜荣环，郭成军，等. 综合医院心内科门诊患者抑郁和焦虑障碍患病率调查. 中华心血管病杂志，2014，42（12）：1035-1038.
[9] 刘梅颜，胡大一. 心内科患者常见的心理问题. 中国实用内科杂志，2007，(9)：660-661.
[10] 周仲华，黄文娟，金世红，等. 综合医院全科医疗门诊中精神心理障碍的患病率及诊疗情况研究. 中国全科医学，2012，15（25）：2942-2945.
[11] 谢文娇，谢翊，肖育卿，等. 家庭干预对精神分裂症患者治疗依从性及社会功能的影响. 中国实用护理杂志，2013，29（22）：9-11.
[12] White KS，McDonnell CJ，Gervino EV. Alexithymia and Anxiety Sensitivity in Patients with Non-Cardiac Chest Pain. J Behav Ther Exp Psychiatry，2011，42（4）：432-439.
[13] Jonshu E，Dammen T，Morken G，et al. Cardiac and Psychiatric diagnoses among patients referred for chest pain and palpitations. Scand Cardiovasc J，2009，43（4）：256-259.
[14] Mazza M，Lotrionte M，Biondi-Zoccai G，et al. Selective serotonin reuptake inhibitors provide significant lower re-hospitalization rates inpatients recovering from acute coronary syndromes：evidence from a metaanalysis，J Psychopharmacol，2010，24：1785-1792.
[15] 王静，吴时达，闫亚非，等. 舒肝解郁胶囊治疗慢性心力衰竭合并抑郁临床疗效观察. 世界临床药物，2015，36（8）：549-553.
[16] 张庆江，王伟华，徐琰，等. 双心模式治疗冠心病心绞痛合并焦虑患者的临床疗效观察. 中医药学报，2017，45（3）：129-130.

第二节　心理障碍患者临床常用的沟通技巧

浙江省新华医院　黄抒伟

一、心理障碍的定义

心理障碍的定义有广义和狭义之分。广义的心理障碍是指心理活动不能适应环境发展，从而没有能力按社会规范的方式去行动，产生的后果对本人或社会都是不相适应的；狭义的心理障碍是指非精神性的心理障碍，即除去那些以感知、思维、智能等心理过程异常的精神分裂症、精神发育迟缓、偏执性精神障碍、老年痴呆等，更多指的是以情绪、行为表现和社会适应过程等方面的心理问题，如抑郁症、焦虑症、强迫症、恐惧症、疑病症、厌食症、贪食症、失眠症、适应障碍、人格障碍、性功能障碍等，以及不同年龄阶段心理发展过程中的相关障碍，如儿童青少年的学习障碍、品行障碍，青年人的空虚、失落与社会适应问题，成年人的职业应激或工作压力、人际角色冲突，女性的经前紧张综合征、更年期综合征、产后抑郁症，以及老年人的心理失落、孤独及记忆障碍等。

心理障碍的临床表现是诊断心理障碍的主要根据。心理障碍表现形式和内容多种多样，既可以表现在心理活动的各个过程中，也可以表现为人格心理特征的若干方面。在临床工作中，许多患者的躯体疾病和心理障碍往往一起发生，一方面心理障碍能产生躯体症状（如焦虑时伴心悸胸闷），另一方面躯体疾病可引起心理反应（如心肌梗死引起的焦虑、抑郁）。有研究显示，内科病房约1/4患者有各种心理障碍，15%的门诊患者明确与心理障碍相关，未明确诊断的患者中40%具有心理障碍。在诊治慢性疾病、抢救急性危重疾病、治疗操作，以及手术介入中，任何环节都会影响到患者心理状态，老年人更容易发生器质性精神障碍，因而临床工作者一定不能忽视患者的心理反应和精神障碍。严重的心理反应或精神障碍有可能需要立即治疗，避免患者出现自杀的危险；中度的心理反应或精神障碍，如未得到及时治疗，可能会延迟、恶化患者原有躯体疾病的康复；轻度的心理反应或精神障碍，如得不到识别和治疗，可能会加重患者的痛苦。世界卫生组织对全球多家医院的各种心理障碍的一项调查表明，我国综合医院的非精神科专科医生，对心理障碍的识别率仅15.9%，远低于国际平均水平的48.9%。

心理障碍可以诱发或促发躯体疾病，长期心情郁闷、精神压抑可能会促使某些疾病的产生，包括冠心病心绞痛、偏头痛等；另一方面，心理障碍也可以是躯体疾病的直接后果，如甲状腺功能减退、尿毒症、痴呆等，均可直接表现为抑郁状态，这可能与患者严重生理功能丧失、认知功能下降、慢性疼痛、心理失望等有关；此外，躯体疾病可以使个体产生反应性抑郁、焦虑、恐惧、失眠、多疑等，这种情况在临床各科普遍存在，临床医生如未能意识到这一点，将会严重影响患者的治疗效果。下面以抑郁症、焦虑症、强迫症为例，介绍面对心理障碍患者时的常用沟通技巧。

二、抑郁症

抑郁症是一组以情感（心境）持续性低落为基础特征的心理障碍，可伴有思维和行为的改变及躯体症状；常有发作性病程反复发作或与情感高涨交替发作，一般预后良好。如得不到有效治疗，也可能转变为慢性，或加重，或出现自杀意念和自杀行为，导致致残或身亡的不良后果。

（一）临床表现

抑郁症的临床表现以心境低落为主，不能体验乐趣，对事物失去兴趣，可以出现悲观、消极、心情压抑痛苦，感到痛不欲生、生不如死、度日如年、绝望无助、自责自罪等。常伴有多种躯体症状：①睡眠功能障碍，包括容易早醒，难以入眠，频频苏醒等；②消化功能障碍，包括食欲减退，口干舌燥，大便秘结等；③性欲减退、阳痿闭经，月经紊乱等；④各个部位的慢性疼痛，包括头痛、眼痛、胃痛、四肢酸痛、颈肩疼痛，腰酸背痛等；⑤躯体不适症状，包括少气懒言，精神疲软，倦怠乏力，体重减轻等。情绪低落、思维迟缓、精神运动抑制常被人称为抑郁症所特有的“三低”。约80%的抑郁症患者曾经有过自杀意念，20%~40%有过致死或非致死性的自杀企图和自杀行为，15%反复发作的重度抑郁症患者最终自杀身亡。

（二）沟通技巧

1. 沟通重在关爱　抑郁症患者多心情低落、自我评价低。首次沟通时医务人员可使用非语言沟通的方式，如身体微微前倾、面带笑容、拍拍肩膀、偶尔触摸患者的手，同时要注意言语表达的恰当性，不要说可能影响患者情绪或者降低其自我评价的话；患者的思维反应速度慢，沟通时要注意长话短说，简洁明了，语速要慢，适当重复，核实患者是否听明白或者理解了，要耐心等待患者的回答，不要催促，让患者有安全感；沟通时鼓励并协助患者谈论他的想法和感觉，使他感受到被尊重，并学习自我表达，提高自我价值感。医务人员需以友善、真诚、支持、了解的态度，耐心地协助患者，使患者体会到自己是被接受的，不是像他自己所想象的那么没有用、没希望。但不要过分同情，否则会更增加抑郁的情绪，只要表示接受的态度即可。

2. 评估自杀风险　许多抑郁症患者有不同程度的悲观厌世的想法，在沟通时，如果患者主动提到，要鼓励其说出真实的想法，并评估其自杀风险。如果患者没有提到，医生也可以主动询问，而不要担心会增加患者采取自杀行动的风险，因为隐藏的自杀风险比公开讨论的自杀风险更大。轻度抑郁发作的诊断和轻度自杀风险评估的结果，首先和患者本人进行沟通；中度和重度抑郁发作的诊断，以及中度以上自杀风险评估结果，应该及时告知患者本人、监护人或近亲属。

3. 给予患者支持　抑郁症状严重时，应以支持、安慰为主，避免过多的鼓励，尤其应避免要求患者依靠自己的力量战胜疾病。多数情况下患者已经在自己或他人的鼓励下努力过，抑郁病情严重时，患者常感到无能为力，会把希望寄托在医务人员和药物上，如果此时医务人员再次要求患者自己努力，患者会因为“黔驴技穷”而再一次失去信心。此种情况下，医务人员应同时更多地与患者的家属进行充分沟通，让患者看到强大的社会支持系统的存在，增强治疗疾病的信心和勇气。

三、焦虑症

焦虑症是一种内心紧张不安、预感到似乎某种不祥或危险即将来临、而自己又难以应对的不愉快体验。正常人也有焦虑情绪，已知适度的焦虑有促发动力的作用，是一保护性反应。

（一）临床表现

焦虑症的临床表现包括急性焦虑发作和慢性焦虑发作。急性焦虑发作表现为：①强烈的身体不适，包括胸痛心悸、过度换气、窒息憋闷、胃肠不适、手足麻木、肢体湿冷等；②濒死感或自我失控感；③短暂性发作，时间一般为 15 分钟至 2 小时；④发作间隙期间，除害怕再发作外，无其他情绪异常。慢性焦虑发作时情绪表现多样而持久，程度轻，历时长，多在 3 个月以上，症状包括神经敏感，易于紧张，周身疼痛，肌肉紧张，肢体颤抖，口干出汗，头晕头昏，咽部梗阻感，失眠多梦等。

许多躯体疾病可主要表现为焦虑症状，如甲状腺功能亢进、冠心病和低血糖等表现；同样，原发性焦虑症的许多症状的确表现为躯体的各种不适，患者为之担忧，非要查个水落石出，辗转于各大医院、临床各科，花费巨大精力、财力；再则，综合性医院内患者往往患器质性疾病后常继发焦虑，而医生又认识不足，不能识别。

（二）沟通技巧

1. 倾听与解释 不良心理生理应激状态和负性情绪状态及精神刺激，是恐惧焦虑症状的潜在易感因子和促发条件。为了减少焦虑症患者的应激发生，杜绝和减少医疗纠纷，临床医生尤其应该注意在操作、手术前，应以热情诚恳的态度耐心说服开导，和受术者仔细交谈，倾听他们的思想情况和意见想法，给予评估、解释、疏导、安慰和鼓励，帮助排除周围干扰因素，解除受术者沉重的思想压力，强调个体化治疗，治疗方案是根据其个体特点而制定，有助于消除影响治疗的不良情绪。

治疗前的沟通交流非常重要。以心血管内科的介入手术为例，术前医务人员应通俗易懂地向患者解释介入操作的原理，向患者说明介入前需做各种准备的原理，向患者解释避免影响因素的重要性，鼓励和观察患者对介入操作的信心。进入导管室后尽快让患者熟悉介入操作的环境和空间，使其在介入前有充分的思想准备，介绍操作中可能会出现的声音、感觉和操作过程所需的时间及配合要点，可以向其介绍几种避免产生紧张不适和焦虑不安的方法，征求患者意见，针对患者的习惯和喜好可选择检查过程中听音乐、闭目休息等。

2. 形象和举止 医务人员应注意自身形象，落落大方，严肃认真，给患者留下认真负责的印象，使患者获得安全感及可信赖感；在操作或手术中，台上的医务人员应根据患者对介入的接受及反应状况，嘱其放松心情、耐心等待，台下的医务人员可以抚摸受术者头发及面部，握住受术者的手，使其情绪镇静下来及心理上得到安慰，加强其对操作或手术的信心。与患者沟通过程中需注重语言声调、断句及用词遣字。声调不宜过高，以免造成患者精神压力；注重对语言的断句，提升患者对语言的理解程度；用词遣字上不应流露出嫌弃、厌恶等情绪，尽可能减轻患者心理压力。

3. 真诚与共情 沟通中要谨遵真诚共情、积极关注的原则，用同情、理解的目光和鼓励、启发式的提问引导患者；无论患者说什么内容，都要以极大的同情心来理解患者的所作所为，要深有同感，这样患者才能感到你是能理解他的人，才能接受治疗方案，不可冷眼旁观、猎奇，甚至讥笑鄙视。支持与鼓励患者诉说其内心的情绪，让患者感觉到医务人员是在全心全意地帮助他，他也便可以开怀倾诉。给予患者鼓励和良好的心理暗示，激发患者的积极心理，让其更好地配合治疗和更努力地去改善自身的情绪。

四、强迫症

强迫症，以强迫症状为主要临床表现，常在少年时期发病，多数缓慢起病，无明显诱因，其基本症状为强迫观念或强迫意向，常伴有强迫动作或行为，可以一种为主，也可为几种症状兼而有之。多数患者病程迁延，有波动性。一般而言，急性起病、诱因明显、无强迫人格者预后较好，否则预后较差。

（一）临床表现

1. 强迫观念 最为常见，其特点是有意识的自我强迫与反强迫同时存在，两者的尖锐冲突使患者焦虑和痛苦，患者体验到冲动或观念来自自我，但违反他的意愿，遂极力抵抗和排斥，但无法控制。患者意识到强迫症状是异常的，但无法摆脱。常见的有强迫怀疑、强迫性穷思竭虑、强迫回忆、强迫性对立思维等。

2. 强迫动作和行为 强迫动作和行为往往是患者为减轻强迫观念引起的焦虑，而不得不采取的顺应性行为反应。常见的有强迫检查、强迫询问、强迫清洗等，也有的患者表现为重复某一在别人看来不合理、甚至可笑的动作，称为强迫性动作。有的患者做某件事时必须按照一定的程序进行，丝毫不能违背，如穿衣服时必须先穿左侧或系扣从上至下，一旦有错，必须重新开始，称为强迫性仪式动作，此时精神痛苦可相对减轻，但社会功能明显受损。有些患者表现为不停地洗手，还有的患者则会毫无原因地重复相同的话语，或觉得自己穿衣、清洗、吃饭、走路时要遵循特殊的顺序，或反复做诸如检查门窗、开关、煤气、钱物、文件、表格、信件等事情，或对自己做的大多数事情产生怀疑等。患者自知力完好，明知没必要这样，却因无法摆脱而感到很痛苦。

（二）沟通技巧

强迫症患者害怕出错，害怕变化，对任何不确定因素都很担心，事无巨细小心谨慎，讲述病症不厌其烦，因此在诊疗时不必担心患者会遗漏症状，而是要注意帮助患者分清主次，并保证让患者相信医生已经充分注意到了他所讲述的所有内容。

1. 建立良好的医患关系 提醒病患对自身症状查找与分析，最好能让其主动配合治疗，鼓励患者之间就对方行为进行相互指正，互相督促强迫症思想与行为的转变，在讨论的过程中强化对自身认知行为存在问题的理解。

2. 心理互动与实践 了解患者强迫症的具体内容，帮助其接触害怕事物，并让其主动表达思想及体会，对于具有非理想性观念或者行为者，可以及时进行矫正，将正确的认知方式灌输给患者，替换其不正确思想观念及行为。顺其自然与患者一起讨论，分析症状，使患者接受症状，放松心情，对现实状况有正确客观的判断，不要钻牛角尖，学会适应环境而不要刻意改变环境。转移患者的注意力，首先选择某些特定的行为来取代强迫性洗手或检查。任何有趣的、建设性的行动都可以。最好是从事自己的嗜好活动，例如散步、运动、听音乐、读书、玩计算机、打篮球等。

3. 增强其治疗信心 强迫症其实是由于自己追求完美的个性所致，因此加强对其心理疏导，如厌恶疗法、自我控制等，使患者对自己的个性和缺点进行纠正，从而逐步从强迫状态中解脱出来。还可以适时提出临床治疗效果较好的病例，也可以通过病患间互相鼓励或者家属安慰等方式，缓解其不良心理状态。重视患者体验，根据患者的具体情况及时调整治疗方案，随时了解患者的感受与体验，帮助患者积极从事体育、文娱、社会活动，使其能逐渐从沉湎于穷思竭虑的境地中解脱出来。

参 考 文 献

[1] 王锦帆，尹梅. 医患沟通. 北京：人民卫生出版社，2013.
[2] 王锦帆. 医患沟通学. 北京：人民卫生出版社，2003.

[3] 孔军辉. 医学心理学. 北京：人民卫生出版社，2012.
[4] 张慧芳，郭华，张燕，等. 心理干预疗法对强迫症患者的疗效分析. 国际精神病学杂志，2017，44（1）：136-138.
[5] 周凤娟，李凤君. 综合医院患者心理障碍的临床分析. 中国临床研究，2011，24（8）：705-706.
[6] 汤如，马小娜. 核磁共振检查患者的健康教育. 现代护理，2007，13（15）：1431-1432.
[7] 赵艳革，韦卿. 心理治疗在强迫症治疗中的应用进展，2016，29（14）：1856-1857.
[8] 王崇顺. 综合性医院患者的心理障碍及识别. 诊断学理论与实践，2005，4（3）：22-26.
[9] 魏向群，张鸿慧，刘丙兴，等. 绝育妇女抑郁焦虑症状与术前心理状况及术后并发症的关系. 中国生育健康杂志，2004，15（6）：338-341.

第三节　精神心理因素导致心脏损伤的无创性超声影像评估

首都医科大学附属北京安贞医院　陈艺飞　杨　娅

一、无创性超声心动图检查的概述

1954 年，人类首次开创了超声心动图检查（echocacrdiography）用于心脏结构的探测。20 世纪 60 年代，我国的研究者开始应用超声检查心脏的临床工作。经过近 60 年的发展，超声心动图检查已经发展为包括常规 M 超、二维、三维及多普勒超声心动图，造影超声心动图，负荷超声心动图、组织多普勒、经食管超声心动图等多种临床应用。

（一）M 型超声心动图

M 型超声心动图是在二维超声心动图图像的引导下，采用 M 型单声束探测局部组织的细微结构和结构间的距离和时相，它的优点是对移动结构的空间分辨率特别好，是检查心脏各个腔室大小和心功能的方法。

（二）二维超声心动图

二维超声心动图是多声束探测心脏和大血管反射的回声，是目前最为有意义的超声心动图模式。常用的检查窗口有胸骨旁、心尖部、剑下及胸骨上窝，每个检查窗口包含若干切面。

（三）三维超声心动图

三维超声心动图提供的是更多的心脏解剖、病理和心功能的空间信息，能够更直观地显示心脏的立体形态，是超声心动图检查发展的必然趋势。

（四）多普勒超声心动图

多普勒超声心动图是在二维超声心动图的引导下利用多普勒效应原理来探测心血管系统的血流方向、特性和速度等信息。

（五）造影超声心动图

在常规超声心动图的基础上，通过不同途径使声学造影剂进入心脏腔室或心肌产生造影效果，分为左心声学造影、右心声学造影和心肌声学造影。

（六）经食管超声心动图

经食管超声心动图是将超声探头置于被检查者的食管或者胃内，从心脏的后方进行二维超声成像，探测心脏结构的诊断技术。

（七）负荷超声心动图

负荷超声心动图是通过运动、药物或心脏起搏等方法来增加心脏负荷后进行超声心动图检查，从而评价室壁运动和血流动力学的一种诊断新技术。

二、超声心动图对左心室局部收缩功能的评估

超声心动图作为诊断心血管疾病的常用方法之一，它具有无创性、可重复性、实时性、经济性和不可替代性，不但可以直接观察到心脏和大血管的结构形态，而且能够实时显示心脏的生理活动，

动态评估心功能，在临床工作中的作用举足轻重，而且有着不可估量的拓展空间。

（一）M 型及二维超声心动图

目前常用的室壁分段方法是美国超声心动协会推荐的 16 段分段法。左心室长轴切面分为三段，从二尖瓣瓣环水平至乳头肌尖端为基底段，乳头肌尖端至乳头肌根部为中间段，乳头肌根部以下为心尖段；左心室短轴切面基底段及中间段分为前壁、前侧壁（侧壁）、后侧壁（后壁）、下壁、前室间隔及后室间隔；左心室短轴切面心尖段分为前壁、侧壁、间隔、下壁。

室壁运动记分指数（wall motion score index，WMSI）的计算公式为 WMSI = 各节段判分总和/参与评分的节段数，1 分者为正常，大于 1 分者为显著异常。运动正常者，心内膜运动幅度>5 mm，收缩期室壁增厚率>25%；2 分为运动减弱者，心内膜运动幅度 2～5 mm，收缩期室壁增厚率<25%；3 分为运动消失者，心内膜运动幅度<2 mm，收缩期室壁增厚率消失；4 分为运动反向者为矛盾运动；5 分为室壁瘤形成，室壁变薄，向外膨出，呈矛盾运动，并有明显转折点。

（二）室壁运动异常的超声显像特征

冠状动脉是给心脏供血的血管，分为左冠状动脉和右冠状动脉。当冠状动脉发生粥样硬化时，超声表现为管壁回声不均匀，管腔不规则、不对称，可见钙化的斑片状强回声，管腔狭窄或闭塞等。心肌缺血的原因主要包括冠状动脉粥样硬化、冠状动脉痉挛、冠状动脉内栓塞等，当发生心肌缺血时，患者表现为严重的心功能不全的症状和体征，超声表现为节段性室壁运动异常。

超声心动图检查通过检测室壁活动，测定局部室壁运动异常，间接评估心肌缺血程度和推测罪犯血管。

（三）超声新技术

1. 多普勒组织成像（doppler tissue imaging，DTI） 这是一种

无创性室壁运动分析技术，可以直接从心肌组织中提取频移信号，定量分析测量室壁运动速度。临床上主要应用在冠状动脉病变、急性心肌缺血不同步收缩、舒张功能研究和左心室局部功能的对照研究。

2. 心肌声学造影（myocardial acoustic imaging，MCE） 此项技术将常规二维超声心动图与声学造影剂相结合应用于检测心肌微循环的技术。临床上主要应用于急性心肌梗死的诊断和再灌注效果的评价、冠心病的诊断、近远期心肌梗死的心肌存活评价及估测侧支循环情况。

3. 心腔内超声显像（intracardiac ultrasound，ICUS） 此项技术能够很好地反映心内膜下各层的解剖形态，是结合无创性的超声技术和有创性的心导管技术来诊断心血管病变的新方法。

4. 二维及三维斑点追踪成像（2D and 3D speckle tracking imaging，STI） 此项技术可以在二维或三维动态超声图像中连续追踪每个斑点并计算出运动轨迹，测定心肌各切面、各节段和各点的应变、应变率、旋转及位移，从而定量评价心肌各节段的收缩和舒张功能。

三、超声心动图在精神心理因素导致的心脏损伤诊断上的临床应用

现代科学从生物医学、流行病学和社会心理学等方面开展的研究发现，心理健康与心血管疾病存在相关性，良好的心理健康关乎着人类的心血管健康。除了肥胖、吸烟、过量饮酒、高胆固醇和高血压等传统危险因素，焦虑、抑郁、敌意、愤怒及心理应激等均为心血管疾病的危险因素。有研究发现，抑郁障碍、焦虑障碍等精神心理因素与冠心病有着很强的相关性，急性精神应激对冠状动脉血流影响显著，强烈的应激诱发心肌缺血。

（一）心理应激性心肌缺血

心理应激性心肌缺血（mental stress-induced myocardial ischemia，MSIMI）是指在心理应激下诱发的心肌缺血，这在冠心病患者中很常见，并且预后较差。冠心病患者发生心理应激下心肌缺血的危险因素有：性别、心功能状态和心理因素等。

采用负荷超声心动图方法，对接受心理应激诱导试验测试前后的患者进行超声心动图观察和测量，结果发现左心室射血分数（LVEF）和室壁运动记分指数（wall motion score index，WMSI）具有明显差异。

（二）心理应激诱导试验方法

1. 受试者平静休息 10~15 分钟。

2. 行第一次超声心动图检查，检测并记录左心室射血分数（LVEF）、二尖瓣 E 峰和 A 峰、室壁运动情况等（图 2-3-1）。

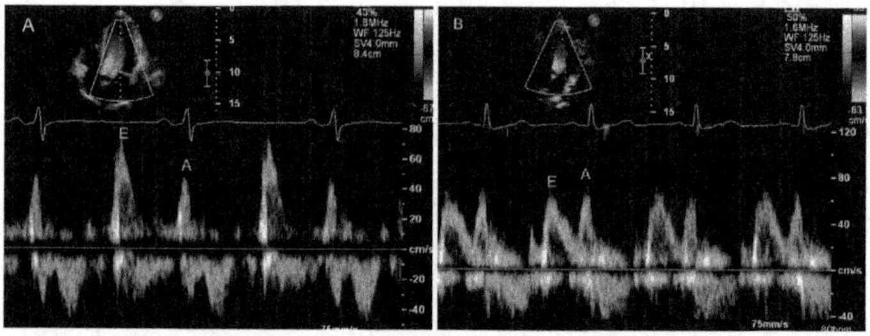

图 2-3-1　二尖瓣口血流频谱图

A：E 峰>A 峰；B：精神压力测试后，E 峰<A 峰

3. 受试者接收精神压力测试，5 分钟心算，即要求受试者快速并准确地回答出某四位数连续减 7 的计算结果，其间检测者需不断催促受试者。

4. 精神压力测试的同时进行第二次超声心动图检查，检测并记录第一次超声心动图检查相同项目结果。

（三）心理应激性心肌缺血诊断标准

1. 压力测试下超声检测过程中出现新的室壁运动异常，或原有室壁运动障碍恶化。

2. 和（或）压力测试下超声检测过程中 LVEF 较第一次检查下降≥5%。

（四）心理应激诱导试验结果的解读及临床意义

与健康人群比较，冠心病合并抑郁焦虑的患者在进行精神压力测试后，他们的 LVEF 值显著下降。有研究者指出，冠心病伴有心理应激性心肌缺血的患者预后差，病死率较高。二维超声心动图可以检测到缺血心肌的节段性运动异常，并对其定位和范围作出判断，负荷超声心动图等超声新技术可以对冠心病患者受累心肌的部位、范围作出准确判断，对临床治疗方案、治疗效果评价和长期预后判断等有着重要价值。

所以，利用超声心动图检查对心理应激性心肌缺血的患者进行左心室功能评估、血流动力学变化检测，发挥其无创性、可重复性、实时性、经济性和不可替代性等优良特性，在提供预后评估的同时能够进一步指导临床治疗的方向，是十分必要的诊疗步骤，具有重要的临床意义。

四、应激性心肌病（stress cardiomyopathy，SCM）超声心动图检查

应激性心肌病是一种由心理或生理应激诱发的一类以急性可逆性左心室功能不全为主要表现的心肌病，表现为左心室心尖部发生一过性异常球样扩张，心肌收缩功能严重减低，临床表现近似急性冠状动脉综合征但冠状动脉正常。日本医学家 Sato 在 1990 年首次对该病进行报道，并将其命名为 Tako-Tsubo cardiomyopathy（章鱼篓样心肌病）。2008 年，欧洲心脏病学会将其归类为未分型心肌病。该

病病发前有明显应激史，发病时患者血浆应激性物质（如儿茶酚胺）水平明显增高，心电图表现为S-T段抬高、QT间期延长，有少数案例报道该病发生可导致心源性猝死。

（一）诊断标准（参照梅奥标准）

1. 一过性左心室心尖部及局部室壁活动异常，超过单一冠状动脉供血范围；

2. 无冠状动脉狭窄或急性斑块破裂证据；

3. 心电图胸前导联S-T段抬高和（或）T波倒置或肌钙蛋白升高；

4. 排除头部外伤、颅内出血、嗜铬细胞瘤、阻塞性心外膜冠状动脉疾病、心肌炎、肥厚性心肌病。

（二）疾病特点与超声心动图的表现

该病好发于绝经期女性，起病前有严重的心理或躯体应激等诱因，表现为突发的类心绞痛症状，与病情不相符的心电图及心肌酶学改变，冠状动脉造影正常，超声心动图或左心室造影有特殊的左心室形态改变：节段性室壁运动异常，左心室心尖部向外膨出，但恢复较快。

超声心动图在急性期表现为一过性室壁运动异常，左心室心尖部呈现球囊样扩张，但心肌回声改变不明显，心尖部和中段运动幅度减弱，但基底部运动增强，常伴左心室收缩功能减退，平均左心室射血分数明显降低，心肌活动范围受累区域比AMI“罪犯”动脉区域要大，甚至累及双心室。少数患者合并MVP、相对MR、TR、AR等；并发的左心室流出道压力梯度增大（43~100 mm Hg）和大室壁瘤在短期内可以完全或几乎完全恢复是应激性心肌病最大的特点。

总之，急性期的心脏功能性改变会在起病后第7天开始改善，并最终可能完全恢复。

急性发病期心尖四腔心切面（图2-3-2）可见：急性期左心室稍

大，左心室心尖部圆钝，舒张期心尖部略向外膨隆，收缩期心尖部依然向外膨出，运动幅度及增厚率均减低，但基底段病理性收缩增强。

急性发病期心尖两腔心切面（图 2-3-3）可见：急性期心脏前壁和下壁的运动情况表现，心尖膨出较心尖四腔心切面不明显；心尖部运动幅度与基底段相比，相对较弱，而基底段运动幅度病理性增强。

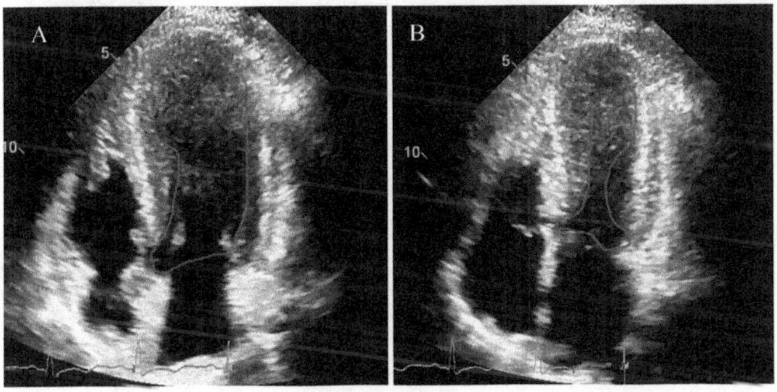

图 2-3-2 急性发病期心尖四腔心切面图像

A. 舒张期；B. 收缩期

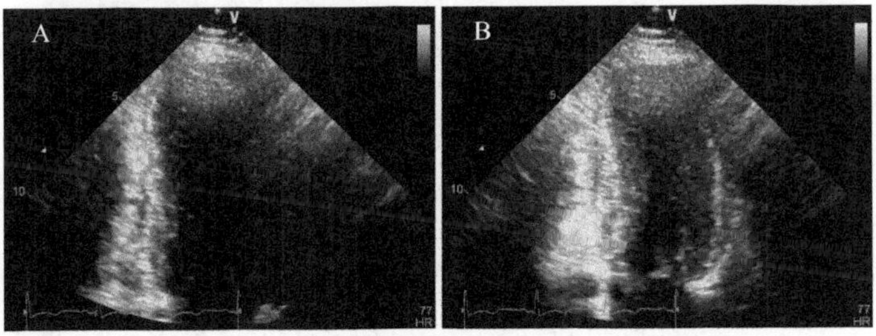

图 2-3-3 急性发病期心尖两腔心切面图像

A. 舒张期；B. 收缩期

急性发病期心尖三腔心切面（图 2-3-4）可见：急性期心脏前

间隔和后壁的运动情况，心肌运动改变与心肌两腔心切面相似。

恢复期心尖四腔心切面（图 2-3-5）可见：左心室心尖部稍圆钝，基本恢复为正常左心室心尖结构；运动幅度及增厚率接近正常，对比急性发病期超声心动图明显改善，基底段运动幅度也趋于正常。

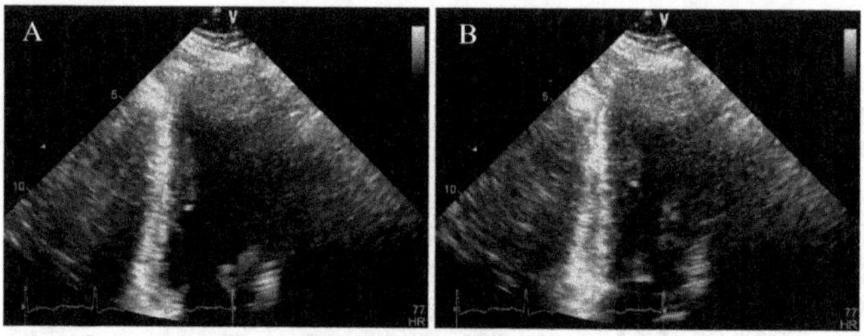

图 2-3-4　急性发病期心尖三腔心切面图像

A. 舒张期；B. 收缩期

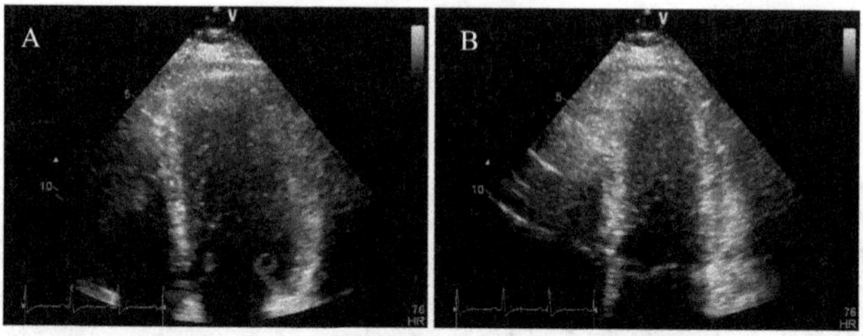

图 2-3-5　恢复期心尖四腔心切面图像

A. 舒张期；B. 收缩期

恢复期心尖两腔心切面（图 2-3-6）可见：对比急性期心尖两腔心切面超声心动图图像，恢复期心脏前壁和下壁的运动情况明显改善，基底段运动幅度趋于正常。

恢复期心尖三腔心切面（图 2-3-7）可见：恢复期心脏前间隔

和后壁的运动情况，心肌运动改变与心肌两腔心切面相似。

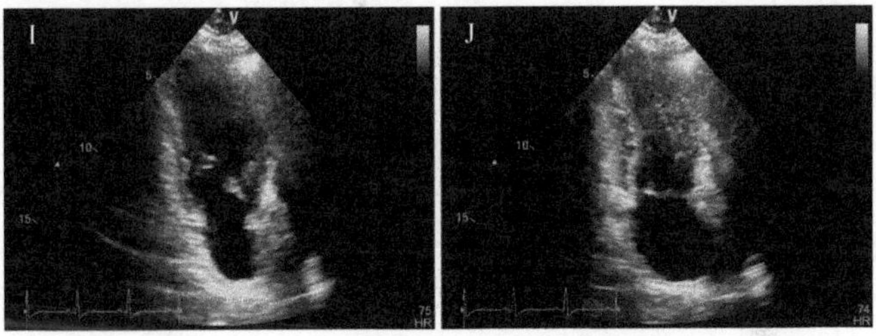

图 2-3-6　恢复期心尖两腔心切面图像

A. 舒张期；B. 收缩期

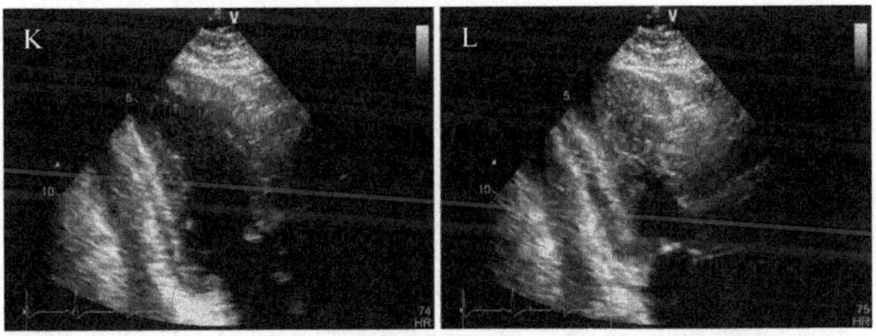

图 2-3-7　恢复期心尖三腔心切面图像

A. 舒张期；B. 收缩期

参 考 文 献

[1] Laura D. Kubzansky, Jeff C. Huffman, Julia K. Boehm, et al. Positive Psychological Well-Being and Cardiovascular Disease. Journal of the American College of Cardiology, 2018, 72 (12): 1382-1396.

[2] Boehm JK, Hernandez R, Huffman JC, et al. Beyond risk factors & disease: Positive psychological well-being and cardiovascular health. Meeting of the

American-Psychosomatic-Society，2015：A15-A15.
[3] Labarthe DR，Kubzansky LD，Boehm JK，et al. Positive Cardiovascular Health：A Timely Convergence. Journal of the American College of Cardiology，2016，68（8）：860-867.
[4] 陈灏珠. 实用心脏病学. 上海：上海科学技术出版社，2015.
[5] Mann DL，Zipes DP，Libby P，et al. Braunwald's heart disease：a textbook of cardiovascular medicine. Mayo Clinic Proceedings，2008，59（9）：652-653.
[6] Pimple P，Shah AJ，Rooks C，et al. Angina and Mental Stress-Induced Myocardial Ischemia. Journal of Psychosomatic Research，2015，78（5）：433-437.
[7] 刘梅颜. 双心医学：精神心理因素引发心脏损伤. 中华内科杂志，2017，56（11）：857-858.
[8] Wei J，Samad Z，Boyle S，et al. Prevalence and Clinical Characteristics of Mental Stress-Induced Myocardial Ischemia in Patients With Coronary Heart Disease. Journal of the American College of Cardiology，2013，61（7）：714-722.
[9] Viola V，Kobina W，Al MI，et al. Sex Differences in Mental Stress-Induced Myocardial Ischemia in Patients with Coronary Heart Disease. Journal of the American Heart Association，2016，5（9）：e003630.
[10] Vaccarino V，Sullivan S，Hammadah M，et al. Mental Stress-Induced-Myocardial Ischemia in Young Patients with Recent Myocardial Infarction：Sex Differences and Mechanisms. Circulation，2018，137（8）：794.
[11] 何东方，张丽军，杨娅，等. 稳定型冠心病患者精神压力诱发心肌缺血的相关临床研究. 中国循证心血管医学杂志，2018，10（3）：319-323.
[12] Vaccarino V. Mental Stress-Induced Myocardial Ischemia. Cardiovascular Diseases and Depression. Springer International Publishing. 2016.
[13] Kawai S，Kitabatake A，Tomoike H，et al. Guidelines for diagnosis of takotsubo（ampulla）cardiomyopathy. Circulation Journal Official Journal of the Japanese Circulation Society. 2007，71（6）：990.
[14] Golabchi A，Sarrafzadegan N. Takotsubo cardiomyopathy or broken heart syndrome：A review article. Journal of Research in Medical Sciences the Official

Journal of Isfahan University of Medical Sciences, 2011, 16 (3): 340–345.
[15] Templin C, Ghadri JR, Diekmann J, et al. Clinical Features and Outcomes of Takotsubo (Stress) Cardiomyopathy-NEJM. New England Journal of Medicine, 2015, 373 (10): 929–938.
[16] Hurst RT, Prasad A, Iii JWA, et al. Takotsubo Cardiomyopathy: A Unique Cardiomyopathy with Variable Ventricular Morphology. Jacc Cardiovascular Imaging, 2010, 3 (6): 641–649.
[17] Schneider B, Athanasiadis A, Stöllberger C, et al. Gender differences in the manifestation of tako-tsubo cardiomyopathy. International Journal of Cardiology, 2013, 166 (3): 584–588.

第三章　指南与共识

第一节　国内外双心医学相关指南与共识在基层的应用

西安交通大学第一附属医院　任延平

双心医学（psychocardiacology）又称为心理心脏病学或精神心脏病学，是心身医学的一个重要分支，研究心理疾患与心脏病的相关性，即研究人的情绪与心血管系统之间的深层联系及控制这些心理疾患对心血管疾病转归的影响。

当今社会越来越多的心血管疾病患者合并有心理问题，大量心血管疾病患者在治疗心血管疾病的同时由于忽视心理问题，患者很难恢复正常的生活、工作，难以实现真正意义上的康复。心血管疾病和心理问题已经成为我国最严重的健康问题之一，在我国迫切地需要推动双心医学发展，随着对双心疾病的认识和专业相关知识的普及，大型三级甲等医院的专业技术人员越来越重视和了解双心疾病，但是广大基层的医务工作者在这一专业领域依然缺乏相关常识。本章节将结合国内外双心医学相关指南与共识，从筛查与诊断、治疗、预后与转诊三个方面加以介绍，旨在从基层的实际情况出发，在指南与共识的指导下，提高基层医生双心疾病的诊治能力。

一、双心疾病的筛查与诊断

心血管疾病常见症状包括晕厥、高血压、心动过速、胸闷、胸痛、心悸、气短、呼吸困难。而在焦虑/抑郁障碍患者中除了头痛、头晕、睡眠障碍、过度担心、悲观厌世等症状外，胸闷、胸痛、心悸、气短、呼吸困难也是常见的症状。胸闷、胸痛、心悸、气短、呼吸困难这些共有症状增加了疾病诊断的困难度，造成很高的误诊、漏诊率。而既往有综述显示，我国冠心病和抑郁的共病率高达51%。双心疾病因为共病症状增加了识别的困难，建议从筛查入手，建立规范的双心疾病诊疗流程，从而改变我国双心疾病低识别、低治疗的现状。

对于心血管疾病合并焦虑、抑郁等心理问题的筛查，相关指南与共识有如下推荐。

首先，美国心脏协会（American Heart Association，AHA）提出应用PHQ-2和PHQ-9作为冠心病合并抑郁的筛查工具。AHA推荐在经过PHQ-2筛查后可以应用PHQ-9，指出对于阳性患者应该转诊至专业机构诊断和治疗抑郁问题。PHQ-9是1999年根据心理障碍的初级卫生评估（Primary-Care Evaluation of Mental Disorders，PRIME-MD）编制的自评量表，不仅用于初级卫生中心诊断抑郁障碍，还可用于其他心理障碍的诊断，是一种9条目筛查工具，帮助临床医生筛查抑郁并检测对治疗的反应。9条目直接来源于DSM-Ⅳ关于MDD症状和体征，并与其一致。PHQ-2是PHQ-9的前两条。PHQ-2和PHQ-9对心血管疾病患者筛查抑郁有其特异性和敏感性。Heart and Soul Study中，对于PHQ-2阳性答案可以预测55%心血管事件，但尚需进一步研究来评价PHQ-2和PHQ-9在不同临床疾患，年龄种族、城市农村人群的有效性。AHA推荐指出筛查对于抑郁的识别及后续治疗过程中疾病的评估都至关重要，可以指导正确的治疗、转诊，但是对于筛查的适合量表及筛查对心血管预后的影响都无明确的RCT研究支持。AHA推荐的筛查流程示意图，见图3-1-1。

患者健康问卷-2（Patient Health Questionnaire，PHQ-2）*

（1）在过去的2周内，您是否常觉得难过，没有兴趣做事情？

（2）在过去的2周内，觉得悲观、绝望？

*评分完全没有为0分，仅在少数的几天内有为1分，超过一半的时间有为2分，几乎天天有为3分。总评分0~6分。

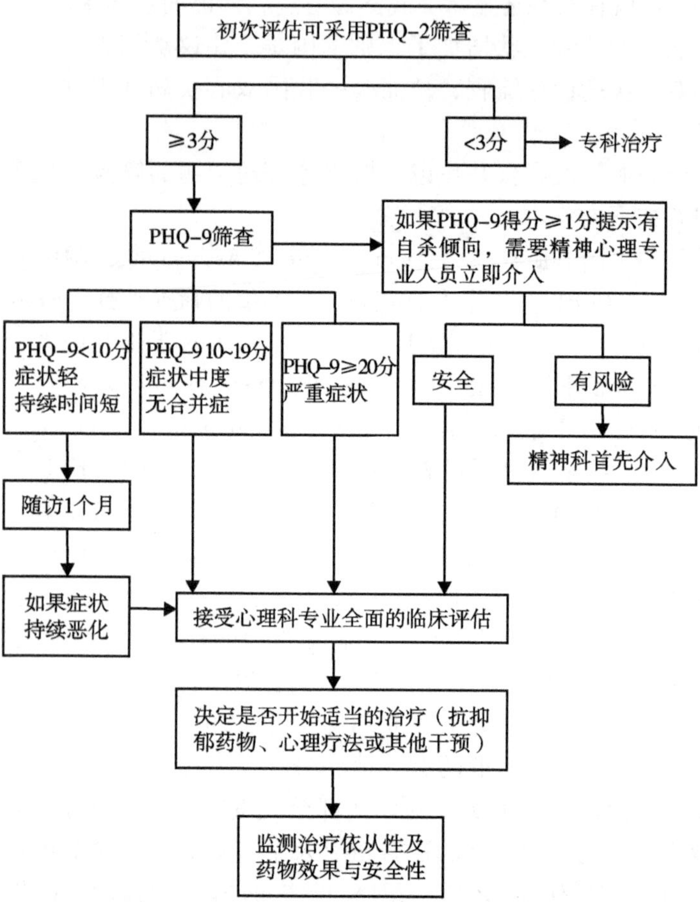

图 3-1-1　AHA 推荐筛查流程示意图

如果患者评分≥3 分，显示抑郁症的敏感性为 83%，特异性为 92%；0 分可以除外抑郁。如果患者评分>3 分，推荐继续应用 PHQ-9 进行测评。PHQ-9 会帮助进一步判断抑郁症诊断是否能够成立，以及病情的严重程度，以决定后续的治疗方案。对于已经筛查出来的抑郁问题是否需要治疗还不确定，但抗抑郁治疗和心理治疗是安全有效的，能够提高患者的生活质量，并能减少患者抑郁症状从而提高其对原有心脏病治疗的依从性。如果患者评分>3 分，应推荐进入到 PHQ-9 评估阶段，继续问 9 个问题。

患者健康问卷-9（Patient Health Questionnaire，PHQ-9）*

在过去的 2 周，您是否被以下问题困扰？

（1）做事情毫无兴趣或高兴不起来；

（2）觉得悲伤压抑甚至绝望；

（3）入睡困难、睡眠质量差或是嗜睡；

（4）感觉疲乏无力；

（5）没有食欲或进食过多；

（6）感觉糟透了，自己很失败；

（7）难以专注，如读报或看电视；

（8）语速慢以至于被别人发觉，或老是不停地走来走去；

（9）觉得自己还不如死了好，或想采取某种方式伤害自己。

*评分：没有为 0 分；几天为 1 分；一半时间以上为 2 分；几乎每天为 3 分。

大部分患者都能在 5 分钟内完成，可用作治疗和随访的参考。PHQ-9 对冠心病患者还是有明确的特异性和敏感性，对于有轻微抑郁症状的患者，应进行系统的随访。其他的评估工具也会提供有用信息，但必须帮助关注与患者躯体疾病并存的当前抑郁症状。目前这套科学问诊的建立是由 MacArthur 在初诊抑郁筛查发展而来（Initiative on Depression and Primary Care），其提供了一整套的心脏科医生首诊抑郁的筛查和治疗手段和程序。但是对于抑郁评分较高者（PHQ-9≥10 分）应通过专科医生做更系统的评估，确定合理的治疗方案。

如患者还有更复杂的临床问题如其他精神心理障碍包括焦虑症，可能与心脏病不良预后相关，也应特别对待。心脏科医生应将抑郁因素纳入日常的冠心病诊疗流程中，无论是需要治疗与否或转诊与否。

澳大利亚国家心脏基金会（National Heart Foundation of Australian）2013 年推荐 PHQ-2 和简明 CDS 作为简单的筛查工具可以用于冠心病患者的常规筛查。常规筛查可以在首诊时和随访过程中进行。随访过程中筛查应该在心血管事件之后 2~3 个月，每年进行 1 次。也同时应该在具有主要心血管危险因素的患者中进行。

2017 年《中国抑郁障碍防治指南（第二版）》中指出患者抑郁筛查可以采用 PHQ-9/SDS/BDI/QIDS-SR 这几种自评量表进行筛查。

2016 年由中华医学会神经病学分会神经心理学与行为神经病学组制定的《综合医院焦虑、抑郁与躯体化症状诊断治疗的专家共识》中通过“90 秒 4 问题询问法”（表 3-1-1）筛查焦虑，若 4 个问题 2 项或以上阳性，则需进一步临床评估。广泛性焦虑筛查量表（GAD-7）适合广泛性焦虑快速评估，焦虑自评量表（SAS）、状态-特质焦虑问卷（STAI）、综合性医院焦虑抑郁量表（HADS）等自评问卷适合各种类型焦虑快速评估；有测评人员及条件的医院可选用汉密尔顿焦虑量表（HAMA）等他评量表。如量表评估程度为中度以上，建议进一步疾病诊断明确是否符合焦虑障碍及判断相应的焦虑障碍类型。推荐使用 PHQ-2 即 PHQ-9 的前 2 项，或抑郁的“90 秒问题询问法”（表 3-1-2）快速初步筛查抑郁。若 PHQ-2 量表 2 项均为阳性或“90 秒 4 问题询问法”4 项均为阳性，则需进行进一步临床评估。

2014 年中国康复学会心血管病专业委员会，中国老年学学会心脑血管病专业委员会制定的《在心血管科就诊患者的心理处方中国专家共识》中指出采用简短的三问法，初步筛出可能有问题的患者。3 个问题是：①是否有睡眠不好，已经明显影响白天的精神状态或需要用药？②是否有心烦不安，对以前感兴趣的事情失去兴趣？③是否有明显身体不适，但多次检查都没有发现能够解释的原因。3 个问题中如果有2个回答是，符合精神障碍的可能性80%左右。也可在患者等待就诊时，采用评价情绪状态的量表筛查。推荐《躯体化症状自评量表》《患者健康问卷-9项（PHQ-9）》《广泛焦虑问卷7项（GAD-7）》《综合医院焦虑抑郁量表（HAD）》等。

表3-1-1　焦虑症状的简易筛查

问题	阳性
①你认为你是一个容易焦虑或紧张的人吗？	是（了解是否有焦虑性人格或特质）
②最近一段时间，你是否比平时更感到焦虑或忐忑不安？	是（了解是否有广泛性焦虑）
③是否有一些特殊场合或情景更容易使你紧张、焦虑？	是（了解是否有恐惧）
④你曾经有过惊恐发作吗，即突然发生的强烈不适感或心慌、眩晕、感到憋气或呼吸困难等症状？	有（了解是否有惊恐）

表3-1-2　抑郁症状的简易筛查

问题	阳性
①过去几周（或几个月）是否感到无精打采、伤感，或对生活的乐趣减少了？	是
②除了不开心之外，是否比平时更悲观或想哭？	是
③经常有早醒吗（事实上并不需要那么早醒来）？	每个月超过1次以上为阳性
④近来是否经常想到活着没意思？	经常或“是”

中华中医药学会介入心脏病学专家委员会制定《经皮冠状动脉介入治疗（PCI）手术前后抑郁和（或）焦虑中医诊疗专家共识》中推荐HAMD焦虑抑郁量表作为筛查工具。对于PCI手术前后的患者，该共识主要从下述症状入手。①情绪低落：患者表现为心情郁

闷，有压抑和委屈感，生活态度消极；②兴趣减退或丧失：对曾经的爱好或者感兴趣的事物丧失了兴趣和热情；③精力不足和（或）注意力下降；④其他：睡眠障碍，易于激惹，自主神经功能紊乱，部分患者表现为体重减轻，腹泻或便秘，性欲减退，阳痿，或月经紊乱甚至闭经等。如果在手术前后出现上述症状，怀疑焦虑和（或）抑郁等心理问题，但是还需要完善神经系统和甲状腺功能等相关检查，并通过汉密尔顿焦虑、抑郁量表进一步诊断。

而如果不仅仅是 PCI 手术前后，是广泛意义上的双心疾病，中国中西医结合学会心血管专业委员会双心学组制定的《双心疾病中西医结合诊治专家共识》建议可以对患者进行“三问法”初筛，初筛检查结果阳性后，推荐使用 GAD-7 及 PHQ-9 评估患者是否存在焦虑、抑郁。患者筛选流程，见图 3-1-1。

“三问法”初筛：①是否有睡眠不好或是已经明显影响日间精神状态或需要用药；②是否有心烦不安及对以前感兴趣的事物失去兴趣；③是否有明显的身体不适但多次检查均不能发现能够解释的原因。

二、双心疾病的治疗

目前证据显示大约有一半的心血管医生认为应该对他们的患者进行抗抑郁治疗，但很多抑郁患者由于漏诊而不能及时治疗。也有医生不太愿意关注冠心病患者的抑郁问题，原因在于他们觉得突发的心脏事件对患者是个打击，即便是有些抑郁也是正常的；而当一切好起来时患者自然也就高兴起来。但有很多病例表明抑郁有可能在心脏病事件发生前就有，或是发生后持续存在。抑郁会恶化心脏病患者的预后，导致更高的死亡率和发病率，对原有心脏病的治疗依从性差，心脏康复的机会较少，并且生活质量更差。因此，需要对于心脏病患者评估抑郁状况，便于合理地制定治疗目标并提供合理的服务。

（一）非药物治疗

对于这一类患者，支持性心理治疗是基础，包括健康教育、心理支持、提高治疗依从性、加强随访；认知和行为治疗能够使心脏病患者受益，应作为重要的治疗措施之一。对于中重度抑郁患者，认知和行为治疗与药物治疗相结合会有很好效果。转诊至精神专科也是必要的。

有氧运动和心脏康复治疗除能改善心血管功能外，还会减少抑郁症状。抑郁可能会妨碍患者进行体育锻炼和心脏康复，但心脏科医生能通过加强随访鼓励患者克服障碍。运动处方应基于患者心脏状态及运动能力而定。针对初次治疗的抗抑郁指南指出合适的药物治疗和行为干预疗效相似，两者联合治疗会降低复发率。有证据表明如抑郁患者对抗抑郁治疗反应不好，可能提示发生心脏事件的风险更大，强化的心脏治疗可能会减弱这种风险。对于抑郁患者应给予特别关注以确保心脏病治疗及生活方式改变的依从性。运动疗法对于“双心”疾病患者的治疗也是有证据支持的，运动治疗对心血管疾病和负性心理应激两方面都有肯定疗效。但是在运动治疗前要充分评估下列内容：①确认患者有无器质性病变及程度；②患者焦虑、抑郁情况及程度，既往治疗情况，有无复发史等；③心肺功能及运动能力。从而制定个体化的运动处方。遵循的原则为：①建议高危患者在有心电和血压监护下运动。低危患者可以选择在康复中心或者家中进行运动训练，建议在运动过程中播放舒缓的音乐，营造放松的运动环境。②低危冠心病患者或心血管神经症患者有氧运动强度可偏大，建议达到最大运动量的70%~80%；高危冠心病患者则从中低强度开始，循序渐进。③治疗过程中多和患者及家属交流，及时解答患者的困惑。多给予鼓励，尤其是在患者有进步时，心理支持应贯穿治疗的始终，包括家属。

（二）抗焦虑、抑郁药物

《综合医院焦虑、抑郁与躯体化症状诊断治疗的专家共识》中推荐在综合医院，包括心血管疾病患者急性、严重焦虑症状或伴明显睡眠障碍时建议苯二氮革类的药物（BZD）和抗焦虑、抑郁药物联合使用，一旦焦虑症状缓解，为防止药物依赖应在4周内逐步停用BZD药物，以抗焦虑、抑郁药物维持治疗。躯体疾病患者应尽量选择推荐首选药物，避免使用抗精神病药物。轻、中度抑郁可采用推荐的首选药物治疗，重度抑郁，具自杀观念及行为者转精神科治疗，难治性抑郁需加用增效剂或联合用药，建议精神科医生参与治疗方案的制定或转精神专科治疗。严重躯体疾病或老年患者伴抑郁障碍，因为安全性与耐受性建议使用首选药物治疗。具体的药物选择可以详细参照《综合医院焦虑、抑郁与躯体化症状诊断治疗的专家共识》。

关于药物治疗，《在心血管科就诊患者的心理处方中国专家共识》中推荐选择性5-羟色胺（5-HT）再摄取抑制剂（serotonin reaptake inhibitors，SSRI）和去甲肾上腺素能和特异的5-HT能抗抑郁剂（noradrenergic and specific serotonergic antidepressant，NaSSA）。具体用法详见共识。药物治疗期间需要注意下列问题：①治疗目标要确切，如针对明显焦虑症状或抑郁症状。②全面考虑患者的症状谱特点（如是否伴有失眠）、年龄、躯体疾病状况、有无并发症、药物的耐受性等，尽量做到个体化用药。③剂量逐步递增，采用最低有效量，使出现不良反应的可能性降到最低。与患者有效沟通治疗方法、药物的性质、作用、可能的不良反应及对策，增加患者治疗的依从性。④新型抗抑郁药物一般在治疗2周左右开始起效，治疗的有效率与用药持续时间存在关系，如果足量治疗6~8周无效，应重新评估病情（咨询精神科），若考虑换药，首先考虑换用作用机制不同的药物。⑤治疗持续时间一般在3个月以上，具体疗程目前缺乏研究证据，需根据具体病情决定后续康复措施和药物治疗。

抗抑郁药物对于心脏风险的影响，在不同研究中有不同结论。69个研究显示在SSRI类药物中舍曲林和西肽普兰对于冠心病患者安全有效，可用于治疗轻、中、重度抑郁症。非随机双盲的 ENRICHD（Enhancing Recovery in Coronary Heart Disease Patients）研究显示应用 SSRI 治疗的患者，无论是否接受认知疗法，与有抑郁但未用 SSRI 治疗的患者相比，死亡和再发心梗的发生情况下降 42%。急性心梗后应用 SSRI 治疗安全有效也不昂贵，心梗后抑郁的筛查和治疗是积极而有意义的。不仅在于改善情绪和生活质量，研究显示抑郁影响依从性，抗抑郁治疗对于依从性的纠正可改善急性心梗原有躯体疾病的治疗。

舍曲林和西酞普兰是冠心病合并抑郁的一线抗抑郁药物。如患者为再发抑郁症，并且先前应用的另一类抗抑郁药物有效，还应建议选用原来药物除非有禁忌情况。如三环类药物和单胺氧化酶抑制剂有心脏毒性作用，应禁用于多数心脏病患者。药物治疗一旦开始应在最初的 2 个月内随访观察，监测不良反应及自杀风险，确保治疗的依从性。应注意药物之间的交叉作用和不良反应。

（三）中医辨证继而施治

中医辨证是两部中医治疗相关共识的精髓所在。首先在《双心疾病中西医结合诊治专家共识》中对辨证要点进行阐述：首辨虚实，虚者多因脏腑气血阴阳亏虚，实者多为气滞，血瘀，痰火，湿阻，临床上常见虚实夹杂，辩证时须分清虚实主次；其次，辨病位，本病病位在心，可导致其他脏腑功能失调或亏损，其他脏腑的病变也可直接或间接影响到心；再次，辨证需与辨病相结合，明确基础心脏病的诊断，提高辨证的准确性。而在《经皮冠状动脉介入治疗（PCI）手术前后抑郁和（或）焦虑中医诊疗专家共识》中对实证又具体分为气郁、痰郁、血郁、食郁、火郁、湿郁等症；对虚症分为气虚、血虚、阴虚、阳虚等症；对复合证型则辨证分为 7 种：气郁化火证、气滞痰郁证、气滞血瘀证、肝胆湿热证、心脾两虚证、心胆气虚证、阴虚肝郁证。

在辨证的基础上才能根据不同的症候辨证施治，《双心疾病中西医结合诊治专家共识》中反复强调“双心疾病”需要“双心同治”为原则，具体运用时，则又须根据症情的虚实缓急而灵活掌握，以补虚泻实、调理心神为治疗大法。虚证予以益气养血、滋阴温阳；实证予以理气、化痰、活血、行瘀；但具体的辨证施治需要一定的中医经验，其内容详见共识，在此不再赘述。

（四）常用中成药解读

双心疾病的中西医结合，辨证施治需要一定的中医经验，但是对于以西医为主的心内科，可以辅助以中成药治疗。《双心疾病中西医结合诊治专家共识》中详细阐述了对双心疾病有证据基础的常用中成药。

（五）其他治疗

除上述所提到的问题外，两部中医治疗相关共识中都提到了心理疏导、护理、运动的重要性，除此之外，值得一提的还有针灸疗法、情志相胜疗法、导引疗法。

1. 针灸疗法 《双心疾病中西医结合诊治专家共识》中提出针灸治疗情志相关疾病具有充足的理论依据，可以按照十二经络所属的脏腑，根据辨证，补虚泻实治疗原则配伍不同的穴位，如肝郁气滞取行间、期门、膻中；气滞血瘀取少海、少冲、阴郄等。心包络具有“代心受邪、保护心君”的使命，心包经所主病候的主要表现为胸闷、心悸、心烦、掌心发热等症，针灸治疗情志相关疾病时，可以重点在心包经取穴。而《经皮冠状动脉介入治疗（PCI）手术前后抑郁和（或）焦虑中医诊疗专家共识》则明确指出常用穴位包括百会、神门、内关、章门、三阴交、太冲、印堂、阳陵泉、太溪、肝俞、肾俞、心俞、足三里、神庭、本神、四神聪等，可选的治疗方法包括电针、单纯体针、穴位注射、耳针、埋线、离子透入等。

2. 情志相胜疗法 《双心疾病中西医结合诊治专家共识》中提出中医学的独特治疗方法，即情志相胜法，是指利用五行相克的原理用一种情志抑制另一种情志的不良表达，医者可以利用各种方法使患者处于一种新的情志表达状态而从一种不良情志中解脱出来。类同于现代医学的心理疗法。

3. 双心疾病的随访 对于心血管疾病患者应常规关注情绪及心理，不管是处于疾病的早期、中期还是晚期，建立简单筛查机制，如采用 PHQ-2、PHQ-9 量表等。对于共病的患者及时干预治疗会改善心血管疾病的预后。对于筛查阳性的患者应考虑该患者现有的抑郁或焦虑状态可能持续的时间，需要采取的治疗方式，以及如何随访和后续的治疗计划。对于抗抑郁药物治疗的患者应检测有效性和安全性。

参 考 文 献

[1] Lichtman JH, Bigger JT, Blumenthal JA, et al. Depression and coronary heart disease: recommendations for screening, referral, and treatment: a science advisory from the American Heart Association Prevention Committee of the Council on Cardiovascular Nursing, Council on Clinical Cardiology, Council on Epidemiology and Prevention, and Interdisciplinary Council on Quality of Care and Outcomes Research: endorsed by the American Psychiatric Association. Circulation, 2008, 118: 1768-1775.

[2] Wei, J, Rooks C, et al. Meta-analysis of mental stress-induced myocardial ischemia and subsequent cardiac events in patients with coronary artery disease. Am J Cardiol, 2014, 114 (2): 187-192.

[3] 吴文源，魏镜，陶明. 综合医院焦虑抑郁诊断和治疗的专家共识. 中华医学杂志，2012，92（31）：2174-2181.

[4] 中国中西医结合学会心血管病专业委员会双心学组. 双心疾病中西医结合诊治专家共识. 中国全科医学.

[5] 中华中医药学会介入心脏病学专家委员会. 经皮冠状动脉介入治疗（PCI）手术前后抑郁和（或）焦虑中医诊疗专家共识. 中医杂志，2015，56（4）：357-360.

[6] 中华医学会神经病学分会神经心理学与行为神经病学组. 综合医院焦虑、抑

郁与躯体化症状诊断治疗的专家共识. 中华神经科杂志，2016，49（12）：908-917.
［7］中国医师协会全科医生分会双心学组，心血管疾病合并失眠诊疗中国专家共识组. 心血管疾病合并失眠诊疗中国专家共识. 中华内科杂志，2017，56（4）：310-315.
［8］卢瑾，李凌江，许秀峰. 中国抑郁障碍防治指南（第二版）解读：评估与诊断. 中华精神科杂志，2017，50（3）：169-171.
［9］中国康复学会心血管病专业委员会，中国老年学学会心脑血管病专业委员会. 在心血管科就诊患者的心理处方中国专家共识. 中华心血管病杂志，2014，42（1）：6-13.
［10］Yanping Ren，Colette Browning，Shane Thomas，et al. Prevalence of depression in coronary heart disease in China：a systematic reviewand meta-analysis. Chinese Medical Journal，2014，127（16）：2991-2997.

第二节　双心医学相关专家共识解读

华中科技大学附属同济医院　郭小梅　虞雷民

人们探讨精神心理障碍与心血管疾病之间的联系最早可追溯至19世纪中期，Williams发表了一篇关于紧张和心脏交感性心悸的文章。随着医学的发展，大量的证据表明包括抑郁和焦虑在内的精神心理问题会对人的心脏造成不良影响。1998年，来自世界各地的38位专家召开了心理心脏病学现状及共识会议，规范了心理心脏病学（psycho-cardiology）的概念、研究手段及治疗方面的相关问题。如今20年过去，虽然对于双心医疗的认识日趋完善，但至今我国尚无关于双心医疗诊疗的指南。本文根据现有研究进展及国外相关文献、国内相关专家共识针对双心医疗的规范化诊疗进行解读。

一、双心医学的概述

双心医学也称为心理心脏病学或精神心脏病学，是一门研究精神心理疾患与心血管疾病之间相关性的交叉综合学科。主要研究和处理与心脏疾病相关的情绪、社会环境及行为等问题。“双心医学”在强调治疗患者躯体上存在的心血管疾病的同时，关注患者的精神心理问题，尊重患者的主观感受，倡导真正意义上的健康，实现心身的全面和谐统一。

（一）双心疾病的流行病学

2017 年世界卫生组织发表文章，称全球目前有超 3 亿人患有抑郁症，约占全球人口的 4.3%，其中中国有 5400 万患者，约占全国总人口的 4.1%。精神障碍已成世界第四大疾患，而心血管疾病位居世界第三位，心血管疾病与精神障碍共患率也在逐年递增。

综合国外多项研究（涉及近 40 万例参与者）的 Meta 分析表明，抑郁/焦虑是冠心病发病和死亡的重要独立危险因素，在校正了其他危险因素后，患有抑郁症的人发生冠心病的概率是没有患抑郁症者的 2 倍左右；而在冠心病患者中，合并有抑郁症的人群远期发生心血管事件的概率是未合并者的 2.5 倍。而抑郁/焦虑等心理障碍不仅在冠心患者群中，在慢性心力衰竭、高血压、心律失常、风湿性心脏病等患者中发病率也较高，且在长时间的随访中心血管终点事件发生率也较无精神心理障碍的组别高。

在我国，双心疾病识别率和治疗率低。2004 年《中国城市非精神科患者抑郁、焦虑及抑郁合并焦虑症状患病率研究》表明，我国城市地区心血管患者伴发焦虑/抑郁率分别为 70.9%和 22.8%，且女性发病率明显高于男性。而我国心血管科医生对于焦虑/抑郁患者的诊断率分别为 2.4%和 3.7%，平均治疗率仅为 2.4%。

2005 年北京 10 家心血管内科门诊对就诊的 3260 例患者的调查结果显示，焦虑检出率为 42.5%，抑郁检出率为 7.1%，其中在冠心病患者中抑郁和焦虑检出率分别为 9.2%和 45.8%，高血压患者中分别为 4.9%和 47.2%；研究还显示，在心血管科就诊患者中，12.7%无法诊断心血管疾病，而精神症状明显；27.7%为心血管疾病患者合并存在精神症状。

由此可见，心血管疾病及精神障碍疾病已成为严重威胁我国健康问题之一，越来越多的心血管疾病患者合并心理问题，这两种疾病互为因果，相互影响，导致病情进一步恶化。特别是心肌梗死及急性冠脉综合征合并精神心理障碍的患者具有较高的死亡率和较差的预后，因此对合并精神心理障碍的干预是必要的。对于心血管疾病合并精神心理障碍的干预，需要综合的疾病管理模式，既要兼顾躯体疾病的治疗，加强心脏病的二级预防，又要注意精神心理障碍的干预。

（二）双心疾病的病因与相关机制

目前认为导致心血管疾病患者产生精神心理障碍的因素可能包括以下几点。

1. 社会心理环境因素 不利的社会环境对于抑郁焦虑的发生有重要影响。可归纳为：①不良社会生活事件，主要指重大的突发或持续时间2~3个月以上的生活事件，包括丧失亲人、失恋、受到不公正待遇等；②婚姻状况，对婚姻状况不满意，包括离异、分居、丧偶等是发生抑郁的重要危险因素，其中男性更为突出；③经济状况，低收入家庭中的主要成员易患抑郁症。

2. 行为因素 包括社会孤立、吸烟、缺乏锻炼、高能量高脂饮食、治疗依从性差等。

3. 遗传因素 有家系研究发现亲属同病率远高于一般人群，血缘关系越近，患病的概率越大。女性患病率高于男性。关于其遗传方式，目前认为是多基因遗传。

其他的还包括人格因素、疾病因素（如恶性肿瘤、严重的慢性疾病等）、药物因素等。

精神心理障碍与心血管疾病的相关机制尚不明确，可能存在基因变异及环境相互作用。目前发现这类患者存在5-羟色胺（5-HT）释放、去甲肾上腺素（NE）释放、下丘脑-垂体-肾上腺皮质轴（HPA）功能亢进、下丘脑-垂体-甲状腺轴（HPT）调节异常及炎症因子增多等。这些发现将成为继续研究的热点，也有望成为未来治疗的靶点。

二、双心疾病的诊断与筛查

对于心内科医生而言，诊疗节奏快，而合并有精神心理障碍的心血管科患者，又以各种不同类型的胸痛、心悸为主诉居多，如何在较短的诊疗过程中快速识别精神症状和躯体症状，作出专业的评判，需要做到对于心血管疾病尤其是冠心病患者，借助量表等辅助工具，对焦虑、抑郁等心理障碍进行常规筛查（图 3-2-1）。

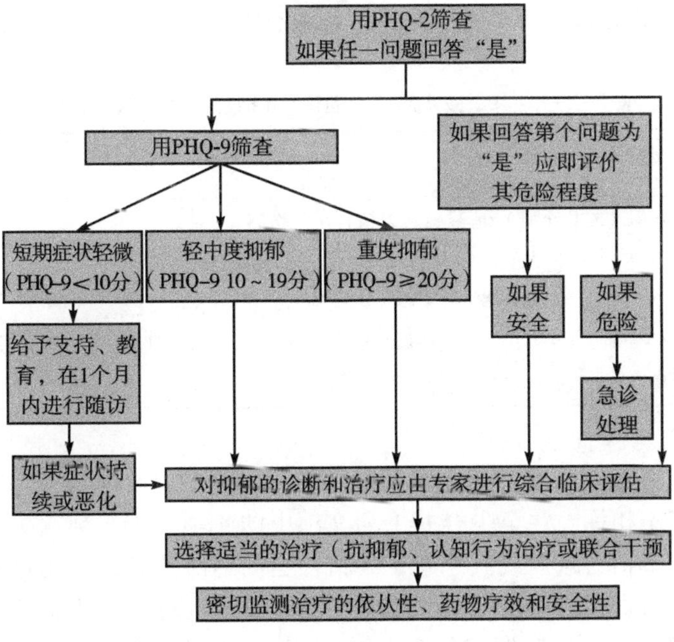

图 3-2-1　抑郁的简易筛查流程示意图

（一）抑郁状态或障碍

1. 抑郁的简易筛查 在心内科所看到的抑郁状态/障碍患者通常较轻，患者常以心悸、不明原因胸闷胸痛、失眠等为主诉就诊，接触时可发现患者面容愁苦、唉声叹气、情感脆弱易哭泣、言语减少、语速缓慢、反应迟钝、注意力难以集中，自卑自责，严重者有消极念头或行为。面对此类患者，首先询问患者两个问题：①起病以来是否对任何事物都提不起兴趣，觉得没意思；②最近是否觉得沮丧或绝望，高兴不起来（PHQ-2）。如果两个问题均为阳性，则需进行进一步使用 PHQ-9 进行临床评估。具体流程可参考下表。

我们也可通过“90 秒 4 问题询问法”来快速筛查抑郁症状（表 3-2-1），如果回答皆为阳性（即是或有），则需要进一步精神检查。

表 3-2-1 “90 秒 4 问题询问法”（抑郁症状的简易筛查）

问题	阳性
①过去几周（或几个月）是否感到无精打采、伤感，或对生活的乐趣减少了？	是
②除了不开心之外，是否比平时更悲观或想哭？	是
③经常有早醒吗（事实上并不需要那么早醒来）？	每个月超过 1 次以上为阳性
④近来是否经常想到活着没意思？	经常或“是”

2. 抑郁的诊断标准 抑郁发作的诊断标准以心境低落为主，与其处境不相称。并至少合并下列 9 项中的 4 项：①兴趣丧失、无愉快感；②精力减退或疲乏感；③精神运动迟滞或激越；④自我评价过低、自责，或有内疚感；⑤联想困难或自觉思考能力下降；⑥反复出现想死的念头或有自杀、自伤行为；⑦睡眠障碍，多为形式多样的睡眠问题；⑧食欲降低或体重明显减轻；⑨性欲减退。病程符合以上标准并至少持续 2 周。

（二）焦虑状态或障碍

1. 焦虑的简易筛查 心内科常见的焦虑患者多以失眠、疼痛、头昏、头晕、乏力、出汗等全身症状及心悸、胸闷、呼吸困难、喉部鼻腔阻塞感、恶心、呕吐等自主神经功能失调症状就诊。就诊时常表现为坐立不安、搓手顿足、颤抖、身体发紧僵硬、深长呼吸、经常叹气、反复询问、言语急促、过度要求医生给予安慰或保证、注意力难集中等。对于此类患者推荐使用的“90秒问题询问法”快速初步筛查焦虑，若4个问题2项或以上阳性，则需进一步临床评估。

2. 焦虑的诊断 焦虑障碍属病态焦虑，常不能明确焦虑的原因或引起焦虑的原因与反应不相称，且呈持续性，其焦虑情绪及行为影响到了日常生活的应对。焦虑障碍可分为惊恐障碍、广泛性焦虑、社交恐怖症、场所恐怖症、强迫症等类型。而在心内科常见到的是惊恐障碍和广泛性焦虑。

惊恐障碍以极度恐惧（窒息感、失控感、濒死感）、严重自主神经功能紊乱（面潮红或苍白、心悸、大汗、尿频等症状）、严重不安为三大主要特征，起病突然，无明显原因，症状在数分钟内迅速达到高峰，一般持续5~20分钟，0.5~1小时内自行缓解。

广泛性焦虑患者常表现为过分担心、不安、着急、紧张等情绪伴有自主神经功能兴奋和过分警觉。此类患者常反复去医院就诊，辗转于不同科室或医院，以期寻找一个满意的医学诊断来解释其症状。

焦虑患者核心症状为过分焦虑和（或）过分担心，合并下列症状3项以上，①容易疲劳；②注意力难以集中或感到脑子一片空白；③易激惹；④肌肉紧张；⑤睡眠障碍，且持续症状达6个月以上。

3. 躯体化症状的诊断 躯体化症状临床表现多种多样，变化多端，多涉及多个系统多种症状。除躯体症状外，躯体化存在对无器质性基础的躯体症状持续高水平的焦虑、灾难化解释及过度疾病归因等不恰当思维，消耗过度的时间和精力在求医问诊上，造成一定程度的社会功能损害。

躯体化诊断标准：①多为30岁以前起病，有持续多年、众多躯体症状为主诉的历史；②至少合并有4处不同部位疼痛（头、胸、腹、四肢等）、2种胃肠道症状（恶心、呕吐、腹泻等）、1种性症状（性冷淡、性功能障碍、月经不规则等）、1种假性神经症状（失聪、失明、失声、肌无力等）；③相应的医学检查却没有发现明显的病理改变，或临床检查中发现的病理改变不足以解释患者自觉症状的严重程度。

4. 躯体化症状的简易筛查 心血管科常见的表现有胸闷、胸痛、心悸、气短、出汗、心前区紧缩感、间歇性高血压、心动过速、心律失常、阵发性房颤及心血管非特异体征和心电图改变。还包括疼痛症状、胃肠道症状、假性神经系统症状、性障碍症状、皮肤感觉症状等。此类病患的诊断主要为排他性诊断，即经过系统检查排除可能的可以解释其症状的躯体疾病可考虑该诊断，主诉症状的戏剧性及患者的表演性、依赖性、操纵性的个性素质和自杀行为也可对本诊断提供支持，如果躯体主诉具有多样性、变异性和持续性，但又不足以构成躯体化障碍的典型临床相，则可诊断未分化的躯体形式障碍。值得注意的是此类患者ECG可出现非特异性改变，包括窦性心动过速、房或室性期前收缩等心律失常，非特异性ST段及T波变化，活动平板运动负荷试验可阳性。普萘洛尔等β受体阻滞剂大多能使心率减慢，心电图ST-T改变恢复正常，并使负荷试验转为阴性。

此类患者推荐使用15项患者健康问卷（PHQ-15）快速筛查躯体化症状及评估严重程度。国内学者自编躯体化症状自评量表（SSS）也可用于评估躯体化症状（参见附录一）。

精神障碍患者，特别是抑郁障碍患者自杀风险高，我国自杀人群中抑郁障碍者占40%~70%，其中青春期和老年期两个年龄组的个体更易出现自杀，在接受筛查的患者中，加问如“你有时会想到活下去没有意思吗?”等问题，敏锐识别存在自杀风险的患者，如果涉及肯定回答，接着询问关于死亡或自杀的问题，如“你最近考虑过死亡的问题吗?”“你是否会想到要伤害自己（或自我了断）?”。对以上问题有肯定回答即有自杀风险的患者引起我们的警觉；转诊精神/心理科进一步评估和处理。

三、双心疾病的治疗

（一）治疗目标

对于心内科患者精神心理问题的处理由于临床跨度大，在治疗过程中分为以下几种情况：①焦虑、抑郁与躯体化、躯体疾病应激或治疗等有关，应尽快控制症状，病情稳定后可考虑逐步减药或停药；②慢性躯体疾病伴发焦虑、抑郁与躯体化症状应促使症状持续缓解，防止症状波动发展为慢性化，在急性期控制症状后还需要继续巩固治疗；③焦虑、抑郁等达到“障碍”标准应按照急性期、巩固期、维持期及停药期全病程治疗观察。总体目标是缓解或消除患者的焦虑抑郁症状，减轻对躯体健康的影响。帮助患者重建治疗信心，提高治疗依从性，促进躯体与心理全面康复。同时提高应对能力，恢复社会功能，改善生活质量。

（二）治疗措施

1. 心理治疗　心理治疗是焦虑抑郁障碍患者的基本治疗措施之一，适用于各种焦虑抑郁障碍患者，对于轻、中度的焦虑抑郁障碍患者可以作为单独的治疗措施。对那些不宜药物治疗的患者，如儿童、妊娠或计划妊娠、哺乳妇女，心理治疗应属首选。常用的心理治疗方法有：支持性心理治疗、认知行为治疗、行为治疗、人际关系治疗、精神动力学心理治疗、生物反馈治疗、家庭治疗等。作为心内科医生，我们可能缺乏相关的专业手段及知识，但我们可以通过以下方法给合并有心理精神障碍的患者一定的心理支持帮助。

（1）健康教育：定期对患者进行健康宣传及咨询服务，帮助患者认识并了解自身所患疾病的治疗方案、远期预后及转归，纠正错误认知，使患者恢复对抗疾病的信心，缓解患者焦虑抑郁情绪。同时让患者了解精神心理障碍对心脏疾病发生的影响，使得患者重视精神心理障碍的治疗。

（2）心理支持："有时去治愈，常常去帮助，总是去安慰"。实施支持疗法时，医生必须热情对待患者，对他们的痛苦寄予同情，即使他们的行为幼稚、冲动或不合情理，也要尊重他们。做到专心倾听患者诉说，对患者的问题作出合理的解释，在有足够证据及把握时予以患者一定的保证，给予患者可行性建议并鼓励患者实施。以取得患者对疾病诊断的充分理解和对治疗的积极配合。

（3）提高治疗依从性：合并精神障碍患者治疗依从性较差，在治疗过程中要求医生强化治疗指导，详细解释精神心理障碍的治疗必要性，解释药物使用过程中的特点和注意事项，并促使患者家属积极配合，鼓励患者家属和患者之间的感情互动，支持和监督患者接受治疗。

（4）随访：随访从患者接受治疗开始，1~2 周 1 次，之后适当延长随访时间。随着互联网医疗的普及，远程随访、移动随访也变得简单易行。随访可帮助医生了解患者治疗进展，方便调整治疗方案，提高患者治疗依从性。随访具有持续心理支持作用，并可及时发现诸如自杀倾向、伤害他人及社会等危险信号。

2. 运动治疗 有氧运动和心脏康复治疗除能改善心血管功能外，还会减少抑郁症状。运动治疗前，须对患者综合评估，根据运动试验结果（如静息心率、最大心率、血压和心电图改变）、病变程度、左心功能状况和症状来确定运动强度，有些患者也可根据自觉劳累度分级（RPE）达 13（略感用力）来调整运动强度。根据实际情况适当调整，在保证患者安全的前提下达到理想的运动量。我们可以建议患者家属在运动过程中陪同，不仅减少运动风险，还可将心理支持贯彻始终。

3. 药物治疗

（1）药物治疗的基本原则：①明确躯体和精神障碍的诊断，充分评估焦虑抑郁障碍药物治疗的必要性和安全性；②精神药物治疗的选择必须根据患者的年龄、所患躯体疾病的性质、严重程度、症状特点、治疗药物及患者对精神药物的耐受性、选择偏好及药物费用负担等因素；③药物治疗前向患者及家人介绍药物性质、作用、起效时间、疗程以及可能发生的不良反应及对策；④药物宜小剂量开始逐步递增，躯体状况较差的患者初始剂量更小，往往是药物推荐起始剂量的1/2~1/4，治疗尽可能采用最小的有效量，使不良反应减至最少，以提高服药依从性和安全性；⑤精神药物优先选择安全性高、抗焦虑抗抑郁疗效确切的选择性5-HT再摄取抑制剂、选择性5-HT及NE再摄取抑制剂、NE及特异性5-HT能抗抑郁药、5-HT受体拮抗和再摄取抑制剂、选择性5-HT受体激动剂及其他药物（氟哌噻吨美利曲辛等）；⑥治疗早期可以酌情联用苯二氮䓬类药物，有助于快速控制焦虑、改善睡眠、减少抗抑郁药物的不良反应，但持续用药不宜超过4周；⑦治疗期间应密切观察病情变化，及时调整药物剂量，尤其要注意与躯体疾病治疗药物间的相互作用，及时处理药物不良反应。

（2）药物种类及建议：根据相关安全性数据，在心血管疾病患者中使用SSRI、SNRI、苯二氮䓬类等相对安全（参见附录二）。①SSRI临床常用的有氟西汀、帕罗西汀、舍曲林、氟伏沙明、西酞普兰、艾司西酞普兰。这类药物的作用机制是通过抑制突触前5-羟色胺能神经末梢对5-羟色胺的再摄取而获得疗效，具有疗效确切，不良反应少，耐受性好，服用方便等特点。临床应用广泛，是当今治疗抑郁障碍的一线用药，建议心血管疾病患者从最低剂量的半量开始，老年体弱者从1/4量开始，每5~7天缓慢加量至最低有效剂量。需要特别注意的是由于置换作用，该类药物与华法林、洋地黄等联用时会使血浆中游离药浓度升高，药物作用增强。②SNRI 具有 5-HT 和 NE 双重再摄取抑制作用，主要代表药物有文拉法辛和度洛西汀。相对于 SSRI 类药物，一些荟萃分析证实 SNRI 稍优，起效时间较 SSRI 较快，对 M1、H1、α-受体作用轻微，相对不良反应亦少，对难治性抑郁障碍也有较好的治疗效果。可适用于抑郁症、伴发焦虑的抑郁障碍及广泛性焦虑。此类药物大剂量使用时会导致血压升高，所以需要注意监测血压变化。③苯二氮䓬类：主要作用于抑制性神经递质 P-氨基丁酸系统（GABA），因其抗焦虑作用强、起效快、疗效好、不良反应轻、安全可靠等特点而被临床广泛应用。用于焦虑症和失眠的治疗。注意事项：有呼吸系统疾病者要慎用，易引起呼吸抑制，导致呼吸困难。长期使用会产生药物依赖，突然停药可引起戒断反应。建议连续应用不超过 4 周，逐渐减量停药。以唑吡坦、右佐匹克隆为代表的非苯二氮䓬类助眠药物，其作用机制为选择性结合 GABA-A 受体，故仅有催眠而无肌松和抗惊厥作用；可改善患者的睡眠结构。治疗剂量内唑吡坦、右佐匹克隆等非苯二氮䓬类药物很少产生耐药性、失眠反跳和戒断综合征，少有残留，安全性好。有研究发现，唑吡坦能改善高血压患者睡眠质量和应激状况，可以使睡眠质量差的非杓型血压曲线转变成杓型血压曲线。因此，唑吡坦可用于治疗睡眠质量差的非杓型高血压患者，既提高睡眠质量，又协同改善高血压。④氟哌噻吨美利曲辛（黛力新）：此药含有神经松弛药（氟哌噻吨）和抗抑郁药（美利曲辛）两种成分，适用于轻中度焦虑抑郁、神经衰弱、心因性抑郁、抑郁性神经症、隐匿性抑郁、心身疾病伴焦虑和情感淡漠、更年期抑郁、嗜酒及药瘾者的焦躁不安及抑郁。临床常用剂量为 1~2 片/天。不良反应较轻，耐受性好，但长期使用要注意锥体外系反应的发生，尤其在老年人应用时应该密切观察。该药禁忌证包括心肌梗死急性期、循环衰竭、房室传导阻滞等。⑤NDRI 代表药物为安非他酮，是一种中度 NE 和相对弱的 DA 再摄取抑制剂，不作用于 5-HT。适用于各种抑郁障碍。最近研究发现安非他酮对乙酰胆碱受体存在非竞争性抑制作用，具有戒烟及抗抑郁作用。临床常用剂量为 150~450 mg/d，分三次口服。⑥贯叶连翘植物提取物（SWE），从中草药（贯叶连翘，即圣约翰草）中提取的一种天然药物，其药理机制复杂，对 5-HT、NE、DA 再摄取均有明显的抑制作用，并具有相似的效价。适用于轻、中度抑郁症，同时可改善睡眠及焦虑。由于此药为天然药物，即使大量服用也是安全的，在欧美国家已作为非处方药物。

对于精神科常用的其他抗焦虑抑郁药物，包括 SARI 代表药物曲唑酮，NaSSA 类药物米氮平目前临床上用于心血管疾病患者的安全性还不明确。多巴胺和去甲肾上腺素再摄取抑制剂丁螺环酮、坦度螺酮，具有抗焦虑作用，可作为高血压伴焦虑患者的用药，对其他心血管疾病的安全性尚不明确。三环类和四环类抗抑郁药因不良反应多，药物相互作用复杂，目前已不用于抗抑郁和抗焦虑的一线用药。

焦虑抑郁障碍是慢性、易复发的疾病，应全病程治疗。急性期治疗：目标是控制症状。先从小剂量开始，根据治疗反应和耐受情况，逐步加量。一般 1~2 周开始起效，如治疗 6~8 周无效，则考虑改用其他作用机制不同的药物。巩固期治疗：患者症状基本缓解后，应巩固治疗一段时间，辅以心理治疗，此期一般疗程 4~8 个月。维持期治疗：目的是预防复发。经治疗患者症状得以控制，社会功能进一步恢复，对疾病有所认识，并意识到治疗的必要性，此时可开始减少药物用量。但应密切监测复燃的早期征象，一旦发现有复发迹象，迅速恢复原治疗。

4. 物理治疗　目前研究证明反复经颅磁刺激（rTMS）、音乐疗法、冥想疗法、瑜伽和放松疗法等对改善躯体疾病患者的抑郁情绪有积极作用。对于临床评判轻中度的焦虑抑郁患者可考虑使用上述方式辅助治疗。

5. 多学科合作　对心理问题和精神障碍的处理，心脏科医生有医学基础的优势，对心脏情况把握的专长，弱势在于临床心理学和精神病学专业知识薄弱。但凭借医患交流的一般经验和对人的敏感性，完全有能力识别心理问题、处理心理反应和一般适应不良问题；尤其对急性焦虑发作的鉴别诊断与一线处理，其作用精神专科医生无法替代。精神科医生的长处在于与特殊服务对象打交道，与各种长期陷于精神痛苦、反应方式特殊的患者打交道。精神科医生熟悉并擅长处理各种精神症状、特别是重症现象（如迟滞性抑郁），能够辨析精神症状背后的精神病理意义，组织和采取相应的应对措施。在分工方面，凡是经过培训的心脏科医生处理起来困难的病例，原则应请精神科会诊。精神科医生可帮助明确精神科诊断（包括潜在的心理动力特点分析和个性发展问题呈递），明确处理的目标和预期效果。同时，也是帮助内科同行丰富相关专业知识和改善自己的心理应对。对于难治性、依从性不佳的患者我们可以考虑会诊和转诊。

四、结语

心血管科就诊患者合并精神心理问题越来越受到人们的重视，双心医学作为一个由心血管科和精神科交叉、综合形成的学科，不仅仅是要求医生在心血管科筛查精神障碍患者和试图纠正解决患者心理问题，而是将精神心理卫生作为等同于高血压、高血脂、糖尿病的危险因素，并将之划归为心血管疾病整体防治体系中的一部分。强调在治疗患者躯体存在心血管疾病时，要同时关注患者的精神心理问题，尊重患者的主观感受，在诊治过程中要做到“以人为本，身心同治”，对于心血管疾病患者应常规关注情绪及心理，不管是处于疾病的早期中期还是晚期，建立简单筛查机制，如采用 PHQ-2、PHQ-9 量表等。对于共病的患者及时的干预治疗以期改善心血管疾病的预后。对于筛查阳性的患者应考虑该患者现有的抑郁或焦虑状态可能持续时间，需要采取的治疗方式，以及如何随访和后续的治疗计划。“医者看的是病，救的是心；开的是药，给的是情”。

附录一

9 条目患者健康问卷（PHQ-9）

根据下面 9 个题回答，在符合您的选项数字上面“√”

序号	在过去的 2 周内，以下情况烦扰您有多频繁？	评分			
		完全不会	好几天	一半以上的天	几乎每天
1	做事时提不起劲或没有兴趣	0	1	2	3
2	感到心情低落，沮丧或绝望	0	1	2	3
3	入睡困难，睡不安稳或睡眠过多	0	1	2	3
4	感觉疲倦或没有活力	0	1	2	3
5	食欲不振或吃太多	0	1	2	3
6	觉得自己很糟或觉得自己很失败，或让自己或家人失望	0	1	2	3
7	对事物专注有困难，例如阅读报纸或看电视时	0	1	2	3
8	动作或说话速度缓慢到别人已经察觉？或正好相反-烦躁或坐立不安、动来动去的情况更胜于平常	0	1	2	3
9	有不如死掉或用某种方式伤害自己的念头	0	1	2	3
总分（最高分=27，最低分=0）：________ =（____+ ____+____）					

计分规则：

1. 计算总分

0~4 分没有抑郁症（注意自我保重）

5~9 分可能有轻微抑郁症（建议咨询心理医生或心理医学工作

者）

10~14 分可能有中度抑郁症（最好咨询心理医生或心理医学工作者）

15~19 分可能有中重度抑郁症（建议咨询心理医生或精神科医生）

20~27 分可能有重度抑郁症（一定要看心理医生或精神科医生）

2. 核心项目分

项目 1，项目 4，项目 9，任何一题得分>1（即选择 2、3），需要关注。项目 1、4，代表着抑郁的核心症状项目 9 代表有自伤意念。

广泛性焦虑障碍量表（GAD-7）
（Generalized Anxiety Disorder，GAD-7）

姓名：　　性别：　　年龄：　　日期：　　测定次数：

根据过去 2 周的状况，请您回答是否存在下列描述的状况及频率，请看清楚问题后在符合您的选项前的数字上面画√

	完全不会	好几天	超过 1 周	几乎每天
1. 感觉紧张，焦虑或急切	0	1	2	3
2. 不能够停止或控制担忧	0	1	2	3
3. 对各种各样的事情担忧过多	0	1	2	3
4. 很难放松下来	0	1	2	3
5. 由于不安而无法静坐	0	1	2	3
6. 变得容易烦恼或急躁	0	1	2	3
7. 感到似乎将有可怕的事情发生而害怕	0	1	2	3

总分 = +++

评分规则：每个条目 0~3 分，总分就是将 7 个条目的分值相加，

总分值范围 0~21 分

0~4 分　没有 GAD

5~9 分　轻度 GAD

10~14 分　中度 GAD

15~21 分　重度 GAD

医院用焦虑抑郁量表（HADS）

住院号：　　　床号：　　　　　姓名：

情绪在大多数疾病中起着重要作用，如果医生了解您的情绪变化，他们就能给您更多的帮助，请您阅读以下各个项目，在其中最符合你过去 1 个月的情绪情况选项后括号内打“√”。对这些问题的回答不要做过多的考虑，立即做出的回答往往更符合实际情况。

（1）我感到紧张（或痛苦）：

根本没有（　　）

有时候（　　）

大多时候（　　）

几乎所有时候（　　）

（2）我对以往感兴趣的事情还是有兴趣：

肯定一样（　　）

不像以前那样多（　　）

只有一点（　　）

基本上没有了（　　）

（3）我感到有点害怕好像预感到什么可怕的事情要发生：

根本没有（　　）

有一点，但并不使我苦恼（　　）

是有，不太严重（　　）

非常肯定和十分严重（　　）

（4）我能够哈哈大笑，并看到事物好的一面：

我经常这样（　　）
现在已经不太这样了（　　）
现在肯定是不太多了（　　）
根本没有（　　）
(5) 我的心中充满烦恼：
偶然如此（　　）
时时，但并不轻松（　　）
时常如此（　　）
大多数时间（　　）
(6) 我感到愉快：
大多数时间（　　）
有时（　　）
并不经常（　　）
根本没有（　　）
(7) 我能够安静而轻松地坐着：
肯定（　　）
经常（　　）
并不经常（　　）
根本没有（　　）
(8) 我对自己的仪容失去兴趣：
我仍然像以往一样关心（　　）
我可能不是非常关心（　　）
并不像我应该做的那样关心（　　）
肯定（　　）
(9) 我有点坐立不安，好像感到非要活动不可：
根本没有（　　）
并不很少（　　）
是不少（　　）

却是非常多（　　）

(10) 我对一切都是乐观地向前看：

差不多是这样做（　　）

并不完全是这样做的（　　）

很少这样做（　　）

几乎从不这样做（　　）

(11) 我突然发现有恐慌感：

根本没有（　　）

并非经常（　　）

非常肯定，十分严重（　　）

确实很经常（　　）

(12) 我好像感到情绪在渐渐低落：

根本没有（　　）

有时（　　）

很经常（　　）

几乎所有时间（　　）

(13) 我感到有点害怕，好像某个内脏器官变化了：

根本没有（　　）

有时（　　）

很经常（　　）

非常经常（　　）

(14) 我能欣赏一本好书或意向好的广播或电视节目：

常常如此（　　）

有时（　　）

并非经常（　　）

很少（　　）

计分规则：

1. 3. 5. 7. 9. 11. 13 为焦虑分量表

2. 4. 6. 8. 10. 12. 14 为抑郁分量表

四个选项分别计 0，1，2，3 分

焦虑与抑郁 2 个分量表的分值划分为，0 ~ 7 分属于无症状，8 ~ 10 分属症状可疑，11 ~ 21 分属于肯定存在症状。

躯体化症状自评量表

姓名　性别　年龄　电话　评定日期　　第　次

教育程度　　职业　　病程　　其他诊断

说明：您发病过程中可能存在下列各种症状，如果医生能确切了解您的这些症状，就能给您更多的帮助。

对治疗有积极影响。请阅读并回答以下每一项栏目，根据情况，选择栏目中相关症状程度最严重的分值。

没有（1）：不存在

轻度（2）：偶有几天存在或尚能忍受

中度（3）：一半天数存在或希望缓解

重度（4）：几乎每天存在或较难忍受

发病时存在的症状（在相应的症状上打√，可多选）

头晕、头胀、头重、头痛、眩晕、晕厥或脑鸣 1 2 3 4

睡眠问题（入睡困难、多梦、噩梦、易惊醒、早醒、失眠或睡眠过多）1 2 3 4

易疲劳乏力、精力减退、1 2 3 4

兴趣减退、情绪不佳、怕烦 1 2 3 4

心血管症状（心慌、胸闷、胸痛、气短）1 2 3 4

易着急紧张、或担忧害怕、甚至惊恐、濒死感 1 2 3 4

习惯操心、多思多虑、且易产生消极想法 1 2 3 4

不易集中精神、注意力下降或记忆力减退 1 2 3 4

胃肠症状（腹胀、痛、嗳气、食欲差、便秘、便多、口苦、口干、恶心、消瘦）1 2 3 4

肌肉酸痛（颈部、肩部、腰部、背部、腿部等）1 2 3 4

易悲伤或伤心哭泣 1 2 3 4

手足关节或身体某部位（麻木、僵硬、抽搐、颤抖、怕冷）1 2 3 4

视物模糊、眼睛干涩、短期内视力下降 1 2 3 4

易激动烦躁、对声音过敏、易受惊吓 1 2 3 4

强迫感（强迫思维、强迫行为）1 2 3 4

皮肤过敏、斑疹、瘙痒，或潮红、潮热、多汗 1 2 3 4

常关注健康问题、担心自己及家人生病 1 2 3 4

呼吸困难、易憋闷、喜大叹气、咳嗽或胁肋痛 1 2 3 4

咽部不适、喉咙阻塞感、鼻塞或耳鸣 1 2 3 4

易尿频、尿急、尿痛或会阴部不适 1 2 3 4

初始评分：基本正常≤29 分；轻度 30~39 分；中度 40~59 分；重度≥60 分

附录二

1. 常见抗抑郁药对 CYP450 酶的作用

类别	药物	证据级别	推荐等级	成人推荐剂量（mg/d）
SSRIs	艾司西酞普兰	A	1	10~20
	帕罗西汀	A	1	20~50
	舍曲林	A	1	50~150
SNRI	文拉法辛	A	1	75~225
	度洛西汀	A	1	60~120
三环类	丙咪嗪	A	2	75~200
非典型抗精神病药	喹硫平	A	1	50~300
苯二氮䓬类	地西泮	A	2	5~15
	劳拉西泮	A	2	2~8
抗组胺药	羟嗪	A	2	37.5~75
三环类抗焦虑药	奥匹哌醇	B	3	50~150
阿扎哌隆类	丁螺环酮	D	5	15~60

2.常用抗焦虑抑郁药用法及指南推荐

常见抗抑郁药对CYP450酶的抑制作用								主要CYP450酶	常见药物的代谢酶		
艾司西酞普兰	西酞普兰	氟西汀	氟伏沙明	帕罗西汀	舍曲林	文拉法辛	度洛西汀				
0	0	+~++	++	+	+	0	0	3A4	钙离子拮抗剂 他汀类降脂药 阿普唑仑 奎尼丁 硝苯地平 特非那丁	丁螺环酮 克拉霉素 环孢菌素A 红霉素 西柚汁 酮康唑	三唑仑 长春碱 利多卡因 佐匹克隆 卡马西平 劳拉西泮
0	0	+	+++	+	+	0	0	1A2	咖啡因 氯氮平 多奈哌齐	茶碱 氟哌啶醇 他莫昔芬	维拉帕米 环丙沙星
0	0	++	++	+	+	0	0	2C9	非甾体抗炎药 甲苯磺丁脲	咪康唑 苯妥英	华法林 洛沙坦
0	0	+~++	+++	+	+	0	0	2C19	氯米帕明 丙咪嗪	地西泮 吗氯贝胺	普萘诺尔
0 (+)	+	+++	+	+++	+~++	+	++	2D6	抗心律失常 β受体阻滞剂	氟哌啶醇 神经松弛剂	可待因 TCAs

参 考 文 献

[1] Lowe B, Spitzer RL, Williams JB, et al. Depression, anxiety ansomatization in primary care: syndrome overlap and functional impairment. General Hospital Psychiatry, 2008, 30: 191-199.

[2] Norton J, de Roquefeuil G, David M, et al. Prevalence of psychiatric disorders in French general practice using the patienthealth questionnaire: comparison with GP case-recognition andpsychotropie medication prescription. Encephale, 2009, 35: 560-565.

[3] Evans DL, Charney DS, Lewis L, et al. Mood disorders in the medically ill: scientific review and recommendations. Biol Psychiatey, 2005, 58: 175-189.

[4] Ormel J, Von Korff M, Burger H, et al. Mental disorders among persons with heart disease-results from World. Gen Hosp Psychiatey, 2007, 29: 325-334.

[5] Lett HS, Blumenthal J, Babyak M, et al. Depression as a risk factor for coronary artery disease: evidence, mechanisms, and treatment. Psychosom Med, 2004, 66: 305-315.

[6] Nicholson A, Kuper H, Hemingway H. Depression as an aetiologic and prognostic factor in coronary heart disease: a meta-analysis of 6362 events among 146 538 participants in 54 observational studies. Eur Heart J, 2006, 27: 2763-2774.

[7] Janszky I, Ahnve S, Lundberg I, et al. Early-onset depression, anxiety, and risk of subsequent coronary heart disease: 37-year follow-up of 49, 321 young Swedish men, J Am Coll Cardiol, 2010, 56 (1): 31-37.

[8] Frasure-Smith N, Lesprrance F. Depression and anxiety as predictors of 2-year cardiac events in patients with stable coronary artery disease. Arch Gen Psychiatry, 2008, 65: 62-71.

[9] Barefoot JC, Helms MJ, Mark DB, et al. Depression and long-term mortalityrisk in patients with coronary artery disease. Am J Cardiol, 1996, 78613-78617.

[10] 胡大一. 心血管疾病和精神心理障碍的综合管理：“双心医学”模式的探索. 中国临床医生，2006，34（5）：2-3.

[11] 吴文源. 中国精神障碍防治指南. 北京:》人民卫生出版社，2010.
[12] 韩彦超，宗艳红，张彦恒，等. 117 例抑郁症患者的躯体症状和首诊情况调查. 中国心理卫生杂志，2008，22：874-877.
[13] Andersen BL, Rowland JH, Somerfield MR. Screening, Assessment, and Care of Anxiety and Depressive Symptoms in Adults With Cancer: An American Society of Clinical Oncology Guideline Adaptation. J Oncol Pract, 2015, 11 (2): 133-134.
[14] 中国中西医结合学会心血管病专业委员会双心学组. 双心疾病中西医结合诊治专家共识. 中国全科医学，2017.
[15] 中国康复医学会心脏康复专业委员会，稳定性冠心病心脏康复药物处方管理专家共识. 中华心血管病杂志，2016，44（1）：7-11.
[16] 中国医师协会全科分会双心（心脏心理）学组，心理应激导致稳定性冠心病患者心肌缺血的诊断与治疗专家共识. 中华心血管病杂志，2016，44（1）：12-18.
[17] 中国医师协会全科医生分会双心学组，心血管疾病合并失眠诊疗中国专家共识组，心血管疾病合并失眠诊疗中国专家共识. 中华内科杂志，2017，56（4）：310-315.
[18] 中华医学会神经病学分会神经心理学与行为神经病学组，综合医院焦虑、抑郁与躯体化症状诊断治疗的专家共识. 中华神经科杂志，2016，49（12）：908-917.
[19] Lichtman JH, Bigger JT, Blumenthal JA, et al. AHA sciencadvisory. Depression and coronary heart disease. Recommendations for screening, referral, and treatment. Ascience advisory from the American Heart Association PreventionCommittee to the Council on Cardiovascular Nursing, Council onClinical Cardiology, Council on Epidemiology and Prevention, andInterdisciplinary Council on Quality of Care Outcomes Research. Endorsed by the American Psychiatric Association. ProgCardiovasc Nurs, 2009, 24 (1): 19-26.
[20] 吴文源，魏镜，陶明. 综合医院焦虑抑郁诊断和治疗的专家共识. 中华医学杂志. 2012，92（31）：2174-2181.
[21] Kroenke K, Spitzer RL, Williams JB. The PHQ - 9: validity of a brief

depression severity measure. Joun Gen Intern Med，2001，16（9）：606-613.

[22] 庄琦，毛家亮，李春波，等. 躯体化症状自评量表的初步编制及信度和效度研究. 中华行为医学与脑科学杂志，2010，19（9）：847-849.

[23] 中国康复学会心血管病专业委员会，中国老年学学会心脑血管病专业委员会. 在心血管科就诊患者的心理处方中国专家共识. 中华心血管病杂志，2014，42（1）：6-13.

[24] Serrano CVJr，Setani KT，Sakamoto E，et al. Association between depression and development of coronary artery disease：pathophysiologic and diagnostic implications. Vasc Health Risk Manag，2011，7：159-164.

[25] Katon W，Lin EH，Kroenke K. The association of depression and anxiety with medical symptom burden in patients with chronic medical illness. Gen Hosp Psychiatry，2007，29（2）：147-155.

[26] Bauer M，Pfennig A，Severus E，et al. World Federation of Societies of Biological Psychiatry（WFSBP）Guidelines for Biological Treatment of Unipolar Depressive Disorders，Part 1：Update 2013 on the acute and continuation treatment of unipolar depressive disorders. World J Biol Psychia，2013，14（5）：334-385.

[27] Gelenberg AJ，Freeman MP，Markowitz JC，et al. Practice guideline for the treatment of Patients With Major Depressive Disorder（Third Edition）. American Psychiatric Association，2010.

[28] Baldwin DS，Anderson LM，Nutt DJ，et al. Evidence-based pharmacological treatment of anxiety disorders，post-traumatic stress disorder and obsessive-compulsive disorder：A revision of the 2005 guidelines from the British Association for Psychopharmacology. J Psychopharmacol，2014，28（5）：403-439.

[29] Baldwin DS，Huusom AK，Maehlum E. Escitalopram and paroxetine in thetreatment of generalised anxiety disorder：randomised，placebo-controlled，double-blind study. Br JPsychiatry，2006，189：264-272.

[30] Cipriani A，Furukawa TA，Salanti G，et al. Comparative efficacy and acceptability of 12 new-generation antidepressants：a multiple treatments meta-analysis. Lancet，2009，373（9665）：746-758.

[31] Price J, Cole V, Goodwin GM. Emotional side-effects of selective serotonin reuptake inhibitors: qualitative study. Br J Psychiatry, 2009, 195 (3): 211-217.

[32] Hollon SD, DeRubeis RJ, Fawcett J, et al. Effect of cognitive therapy with antidepressant medications vs antidepressants alone on the rate of recovery in major depressive disorder: a randomizedclinical trial. JAMA Psychiatry, 2014, 71: 1157-1164.

[33] Brakemeier EL, Merkl A, Wilbertz G, et al. Cognitive-behavioral therapy as continuation treatment to sustain response after electroconvulsive therapy in depression: a randomized controlled trial. Biol Psychiatry, 2014, 76: 194-202.

[34] Siev J, Chambless DL. Specificity of treatment effects: cognitive therapy and relaxation for generalized anxiety and panic disorders. J Consult Clin Psychol, 2007, 75 (4): 513-522.

第四章　临床常见双心疾病

第一节　冠心病患者的焦虑抑郁

首都医科大学附属北京安贞医院　刘梅颜

随着心理-社会-医学模式的推进，以及近几年国内外一系列相关临床研究的开展，冠心病合并焦虑抑郁的患者已经逐渐引起临床医生的关注和重视，因此，提出和总结冠心病合并焦虑抑郁的相关内容，对于全面改善和提高此类患者的诊疗效果至关重要。

一、流行病学特点与研究

调查研究显示，心脏病患者合并焦虑症的危险比为 2.2，合并抑郁症的危险比为 2.1，均显著高于正常人群。17%~27%心内科患者发生抑郁；61%冠状动脉造影示病变不明显者可诊断焦虑症；约50%冠心病患者并发不同程度的焦虑、抑郁症状。

美国杜克大学 Walkins 等对 940 例冠心病患者进行检测，随访 3 年，恐怖性焦虑量表测得高分者发生室性心律失常的风险显著上升；Albert 等对 72 359 人平均随访 12 年，量表检测得分≥4 分者，冠心病死亡的风险增加 1.31，心源性猝死（SCD）的风险也明显增加；Joska 等应用焦虑和愤怒量表检测 42 例植入心脏自动除颤器（ICD）的患者，结果显示：中度以上的愤怒、惊恐发作和极度劳累者，发生扭转型室速和室颤比无明显心理因素患者增加 5 倍以上。

2012—2017 年中国城镇 110 万人心理健康和疾病关系发现，心理健康仅占 5.1%，心理亚健康占 44.9%，50.1%有不同程度的心理问题，其中焦虑、抑郁问题尤为突出。2018 年第三届 WHO 非传染性疾病问题高级访谈，心血管疾病问题为发病第一位，精神心理问题为发病第五位，心脏疾病合并精神心理问题将高于其他慢病。每年死于自杀的患者接近 80 万人，目前全球 70 亿人中就有 3 亿人受抑郁的影响。

由此可见，冠心病患者伴有明显焦虑、抑郁情绪患者发生致命性冠心病事件和猝死的危险增高，且随焦虑、抑郁程度的增高而增加。

二、冠心病患者与焦虑抑郁的关系

冠心病患者多数伴有较严重的焦虑、抑郁情绪甚至是焦虑症和抑郁症。部分患者以躯体化或行为症状为主诉，如包括胸闷、胸痛、乏力、食欲减退、恐惧、活动迟钝、心悸等症状，与冠心病本身症状难以区分。

焦虑是我们对生活的反应之一，是一种身体能感觉到的、可怕的、受威胁的体验。焦虑的临床表现有：情绪症状、运动性不安、自主神经症状、高度警觉等。其特殊形式如心脏神经症，表现为心动过速、与惊恐相关的各种心脏症状等，这些心脏的症状可能是焦虑的结果。同时，心血管疾病患者随着疾病的发生发展，躯体症状会给患者带来严重的精神压力，引起焦虑表现，甚至到精神疾病的状态。焦虑可以产生心脏疾病，心脏疾病也会导致严重焦虑。这是两种紧密相关的疾病状态。所以，很多焦虑患者通常会去心脏内科就诊，往往被当作冠心病发作来处理，部分患者还因此作了冠状动脉造影、冠脉螺旋 CTA，但结果却是阴性。

抑郁是意气消沉的情绪，也是我们每个人都体会过的情绪。抑郁的临床表现主要是情绪低落、兴趣缺乏和乐趣丧失、焦虑（是抑郁的主要症状之一，甚至是患者的主要表现）、自责、幻觉和妄想、认知症状、自杀观念或行为、精神运动性迟滞，睡眠障碍等，还经常产生非特异性躯体症状，如心血管疾病的症状。抑郁的躯体症状不单纯是心理的不实反应，常常抑郁的患者有明显的自主神经功能紊乱，他们的悲伤反应确实通过精神作用到了器官，心身障碍可以达到真正的器官破坏。

焦虑抑郁是心血管门诊一种常见的心脏神经症，对其他慢性疾病造成重要的影响，也会严重影响患者生活质量和康复过程。

焦虑、抑郁患者常见的躯体主诉为疼痛、头晕、疲乏、麻木、心悸、心神不定、尿频、出汗和失眠等躯体症状，这样就严重影响接诊医生对患者伴发焦虑抑郁等问题的判断与识别。因此，临床医生在接诊这样的患者时，应当先排除是否存在严重躯体疾病的可能，不考虑躯体疾病时，若伴有显著的焦虑和抑郁情绪，应充分重视可能是功能性疾病，必要时应就诊于专科医院。

三、合并焦虑抑郁障碍的冠心病患者的特点与识别

国内心血管疾病内科单独/合并抑郁焦虑的患者约 84%未得到确诊和治疗。然而，合并焦虑抑郁的冠心病患者多以心血管症状而就诊，因此需要临床医生仔细甄别，必要时给予相应的辅助检查，甚至应用量表进行辅助筛查。通常，这类患者一般具备下列临床特点：反复胸闷胸痛，疲乏无力；多次检查或四处求医，自述身体状态非常差，但其表现症状和检查结果不一致；治疗效果不理想，多疑，自行更改药物种类和剂量；合并其他抑郁症状，如食欲减退、失眠多梦、体重减轻、性欲障碍等均提示合并焦虑抑郁障碍的存在。一旦确诊，需要在诊断和治疗心血管疾病的同时，应辅助给予抗焦虑抑郁治疗，以控制患者症状的持续或间断发作，从而改善或遏制冠心病患者的抑郁焦虑状态，更好地辅助冠心病治疗。

对于焦虑抑郁障碍比较严重的患者，需要请精神科医生会诊或转诊，进行临床评估，确定合适的治疗方案，比如抗抑郁治疗、认知行为疗法或辅助干预，并进行仔细、严密的监测患者治疗的依从性，以及药物的安全性。

四、冠心病合并焦虑抑郁患者的管理与治疗

心血管症状是患者“心声”的一种形式。抑郁和焦虑影响心血管疾病的转归，增加心血管疾病的死亡率，影响心血管疾病患者的生活质量。因此，对于冠心病合并焦虑抑郁的患者需要进行合理治疗和规范化管理。

不管是冠心病，还是焦虑症、抑郁症，均属于慢性、复杂的疾病，需要规范、长期、全面的综合管理和治疗。主要包括非药物治疗和药物治疗。

非药物治疗主要包括：心理行为治疗、认知疗法和心理疏导、人际心理治疗及婚姻和家庭治疗，运动康复等方法。

药物治疗需要根据患者的精神心理状况进行合理、有效用药。对于轻、中度的焦虑抑郁患者，PHQ-9 测量 5~14 分、DAG-7 测量 5~14 分，应该给予心理疏导为主，辅助抗焦虑抑郁、镇静安眠药物或者中药治疗。

目前，对于大多数的抑郁患者主张首选新型抗抑郁药物，如以 5-羟色胺再摄取抑制剂为代表的一线抗抑郁药物舍曲林、西酞普兰等，其不良反应小，疗效肯定，服用方便。对于伴有焦虑和睡眠障碍的患者，多辅助使用苯二氮䓬类药物，以帮助缓解患者的焦虑情绪和睡眠障碍。一旦患者焦虑和睡眠障碍有所缓解，可逐渐降低苯二氮䓬类药物的剂量直至缓慢停药。

对于轻、中度的焦虑、抑郁患者，PHQ-9 测量 5~14 分，GAD-7 测量 5~14 分，应以心理疏导为主，辅助镇静催眠药物和中药治疗。

对于中、重度焦虑、抑郁的患者，PHQ、GAD 大于 14 分者请精神科医生会诊，给予心理疏导治疗和抗焦虑抑郁药物治疗。

下面通过一个简单临床案例了解和认识一下冠心病合并焦虑抑郁的患者。

患者周××，性别：男，年龄：54岁。主诉：间断胸闷胸痛2年余，加重2个月。

患者于2年余前无明显诱因出现胸闷、胸痛，伴后背不适，无汗出，无濒死感，休息后症状可缓解，于当地医院查冠脉CTA示左前降支狭窄50%，诊断为“冠心病”，未予重视，未予系统治疗，于劳累后症状加重，遂于我院就诊，行冠脉造影示左前降支中段80%狭窄，予支架置入术治疗，予抗血小板聚集、降压、降脂、扩血管等常规治疗，胸痛症状缓解。此后仍间断发作胸闷胸痛，于他院两次行冠脉造影检查示LAD支架内通畅，无再狭窄，其余冠状动脉未见明显狭窄。2个月前患者胸痛症状加重，出现晕厥，于当地急诊诊治后，胸痛仍持续发作。遂于2017年7月于我科门诊就诊，询问后得知患者家庭压力大，母亲有精神疾病病史，患者自发病以来伴发情绪低落、失眠、兴趣降低、心烦、恐惧，予以PHQ-9量表测评：19分，GAD-7量表测评为7分，诊断为“冠心病，抑郁状态，焦虑状态”，予以抗血小板聚集、降脂、扩血管、抗焦虑抑郁等治疗。治疗2周后，患者胸痛症状明显减轻，焦虑抑郁状态好转，后定期复诊。现患者病情稳定，无明显胸闷胸痛，无明显焦虑抑郁情绪，PHQ-9评分1分（偶有睡眠不佳），GAD-7评分0分。

这是一例典型的冠心病合并焦虑抑郁的患者，临床上十分常见。焦虑抑郁状态可使冠心病患者对治疗的依从性明显下降，影响康复过程，并使冠心病长期病死率明显增加和较差的预后。针对此类患者进行精神心理障碍方面的干预，即心脏和心理治疗（双心治疗）显得尤为重要。不仅要对患者进行个体化治疗，包括认知行为治疗：如健康教育、心理支持、提高治疗依从性、随访；运动治疗；同时在常规治疗的基础上加用心理疏导、抗焦虑抑郁药物的心理治疗，对于改善冠心病患者的近期及远期预后具有重要意义。因此，合并焦虑抑郁的冠心病患者需要心脏和心理的综合个性化管理，遵循生物-心理-社会医学模式。

参 考 文 献

[1] Oreil J, Von Korff M, Burger H, et al. Mental disorders among persons with heart disease-results from World. Gen Hosp Psychiatry, 2007, 29: 325-334.

[2] Evans DL, Ciamey, DS, Lewis L, et al. Mood disorders in the medically ill: scientific review and recommendations. Biol Psychiatry, 2005, 58: 175-189.

[3] 马骏，刘同涛，贾崇奇. 冠心病患者焦虑抑郁情绪及影响因素分析. 中国公共卫生，2010，26（5）：555-556.

[4] 吴佳，刘晓玲，张璐定. 焦虑抑郁情绪对冠心病炎症与血管内皮指标的影响. 中国循环杂志，2016.

[5] Watkins LL, Blumenthal JA, Davidson JR, et al. Phobic anxiety, depression, and risk of ventricular arrhythmias in patients with coronary heart disease. Psychosom Med, 2006, 68 (5): 651-656.

[6] Albert CM, Chae CU, Rexrode KM, et al. Phobic anxiety and risk of coronary heart disease and sudden cardiac death among women. Circulation, 2005, 111 (4): 480-487.

[7] Lampert R, Joska T, Burg MM, et al. Emotional and physical precipitants of ventricular arrhythmia. Circulation, 2002, 106 (14): 1800-1805.

[8] Liu MY, Ren YP, Zhang LJ, et al. Pretreatment with Ginseng Fruit Saponins Affects Serotonin Expression in an Experimental Comorbidity Model of Myocardial Infarction and Depression. A&D, 2016, 7 (6): 680-686.

[9] 胡大一，于欣. 心脏患者精神卫生培训教程（第2版）. 北京：人民军医出版社，2012：93-97.

[10] Liu MY, Zhang LJ, Rastogi R, et al. Psychocardiological Disorder and Brain Serotonin after comorbid Myocardial Infarction and depression: An Experimental Study. Neurological Research, 2018, 40 (6): 516-523.

[11] 杨菊贤，蔡文玮，陈启稚. 焦虑与惊恐发作与心血管疾病的相关性. 上海预防医学，2000，12（11）：531.

第二节　心因性胸痛诊断与治疗

中南大学湘雅医院心内科　余国龙

心因性胸痛，即功能性胸痛，是指具有典型的胸痛症状，通过一系列的检查无器质性病变基础的胸痛。疼痛部位在胸部，疼痛反复发作或呈持续性，患者痛苦并影响其社会功能，但医学检查却不能发现导致疼痛的任何器质性病变，或者是疼痛虽与器质性病变可能相关，但患者叙述的疼痛性质、程度及持续时间不能用心、肺等其他器质性疾病予以合理的解释。

当今社会生活节奏日益加快，以躯体症状为主诉的精神心理疾病发生率也逐步增多。在心血管内科门诊或病房，每天都会遇到不少此类患者，他们有明显的胸痛、胸闷或心悸等各种不适症状，虽进行各种相应的检查，但未找到与症状相符的相关器质性疾病。部分患者有心、肺等其他器质性疾病，但其自我症状与相关疾病导致的临床症状严重不符，这类患者的胸痛症状应考虑是精神心理障碍的躯体化表现，如果以胸痛为主要表现，也应称之为心因性胸痛。

一、心因性胸痛临床分类及患病率

根据胸痛发作急缓与持续时间，临床常常将胸痛分为两类。①急性胸痛：发作到就诊时间<3 个月；②慢性胸痛：疼痛持续 3 个月以上。心因性胸痛有两种表现类型。①原发性心因性胸痛：单纯由心理障碍引起的疼痛；②继发性心因性胸痛：有心、肺等其他器质性疾病存在，但胸痛常可因心理障碍而诱发或加重，难以单纯用心、肺等其他器质性疾病解释其胸痛症状。

急性胸痛患者是急诊内科最常见的患病人群，占急诊内科患者的 5%～20%，在三级医院门诊患者中占 20%～30%。美国每年因急性胸痛在急诊室就诊人数达 600 万人次，其中 400 万人次疑诊或诊断为急性冠脉综合征的患者中，136 万患者为非心源性胸痛，90 万患者为心绞痛，91 万患者为非缺血性心脏病如主动脉夹层、心包炎，83 万患者为心肌梗死；136 万患者非心源性胸痛中多数患者为功能性胸痛。1991 年美国 Beimtan 等报道 10 万患者因胸痛急诊行冠状动脉造影的患者中，50%以上冠状动脉造影（CAG）检查是阴性，其胸痛的原因无任何证据表明与冠状动脉硬化或其他严重的心脏病有关。国内近期有文献对 214 例急诊就诊的急性胸痛患者进行分析，结果显示：心源性最多，其中心肌梗死 38 例、冠心病心绞痛 98 例、心包炎 19 例；其次为呼吸系统源性，渗出性胸膜炎 9 例、自发性气胸 10 例、肺癌 10 例；食管反流患者 12 例、胃食管反流合并心绞痛 6 例；心脏神经官能症 15 例。心脏神经官能症 15 例中焦虑抑郁共存 8 例，焦虑 4 例，抑郁 3 例。上述研究结果提示在急性胸痛就诊的患者中，心因性胸痛患者所占的比例并不少。

国外有研究显示，慢性胸痛患者有 30%～50%为心理障碍所致，即为心因性胸痛。有研究显示大多数 CAG 结果阴性的慢性胸痛患者在 CAG 等检查后，症状却自行消失或减轻。美国心脏病学权威 Brewald 教授曾指出“慢性胸痛最常见的原因不是心血管疾病，而与焦虑抑郁有关”。国内目前尚没有慢性胸痛病因调查研究报道。

二、心因性胸痛临床表现

心因性胸痛的特点是病程较长，病程可持续数月或数年，性质多为针刺样、尖锐性胸痛或隐痛等，每次持续时间长短不一，可以持续数秒至数十秒，亦可持续数小时甚至数天；胸痛部位可以不固定，游走性，可从左胸、剑突后，扩散至右胸或全胸；如是固定部位，范围一般较局限，患者常可以用一两个手指指出胸痛的部位及范围；疼痛程度多不重，亦可呈尖锐性剧痛。疼痛多与运动不相关，如安静时发作，活动后反而消失，休息或含服硝酸酯类药物不能缓解。常常可因疲劳、情绪紧张或有压力时，胸痛发作频繁或加重。

患者常伴有焦虑的临床症状，如过分敏感、过度担心、情绪紧张和睡眠障碍，严重时有出汗、肢体震颤。也可伴有抑郁的临床症状，如情绪低落、兴趣和愉快感丧失、容易劳累、注意力不集中、精力降低和睡眠障碍。患者往往有在多家医院或多个专科就诊病史，且多项临床客观检查如心电图、胸部X线片、胸部CT等没有找到能解释胸痛的器质性病变，曾尝试多种药物治疗，均无明显疗效。

三、心因性胸痛发生机制

心因性胸痛发生机制主要是心理障碍导致的躯体化症状。躯体不适是对人体有益的警告、救助信号，不仅可由身体所受的器质性病变所导致，精神心理方面的改变也可产生。心因性胸痛患者多有紧张、易激惹的个性基础。患者常常因所面对的工作或生活压力等负性事件而产生不良情绪，也不愿向他人诉说因内心冲突产生的不良情绪问题，且自我调节也难以缓解这些不良情绪。长期持续的不良情绪可导致神经内分泌失调，引起躯体功能失调，患者借喻“痛”来表达他所遭受的不愉快或心灵创伤，以此引起他人的注意、同情、关心，借此转移、回避不愉快经历或心灵创伤等。心理问题常常不能得到他人的理解，而生理上的疾病和疼痛则容易被接纳同情，因而导致了心理问题的“躯体化”。心因性胸痛并不是“伪装”出或在诈病，对于患者来说，心理障碍导致胸痛等躯体化症状是不知不觉地自然发生的，其疼痛的体验是真实的，确实感受着深刻的胸痛。

心理障碍引起胸痛的可能机制：如焦虑情绪变化，可使体内的内啡肽分泌增加及5-羟色胺受体水平下调。而抑郁情绪变化主要与中枢儿茶酚胺和5-HT类神经递质不足、下丘脑-垂体-肾上腺皮质轴激活及免疫紊乱等有关，三者相互影响和作用共同构成复杂的神经-内分泌-免疫网络。无论焦虑或抑郁等心理障碍，均可使大脑神经系统功能紊乱，从而导致躯体感觉异常，产生心理障碍相关性包括心因性胸痛等躯体不适。

另外，焦虑或抑郁等心理障碍，还可引起自主神经调节障碍，过多地释放儿茶酚胺，引起交感神经过度兴奋，进而导致心脏收缩力增强和心率加快，冠状动脉血管的紧张度也增强，从而容易诱发冠状动脉血管痉挛，心肌缺血缺氧，导致自发性心绞痛。

四、心因性胸痛诊断与鉴别诊断

心因性胸痛的诊断应该是建立在无器质性疾病的基础上的一种排他性诊断，在临床工作中应该要在排除相关器质性疾病后作出诊断。对急性胸痛患者首先需要关注并迅速判断是否是高危的胸痛患者，包括急性冠脉综合征、肺栓塞、主动脉夹层和张力性气胸等。在临床实际工作中，医生常常较重视上述高危的胸痛，而忽略了其他原因如消化系统疾病等导致的胸痛，从而造成了一定的误诊漏诊。

心理障碍或精神因素所致的胸痛并不罕见，预期将逐年增加，应引起重视。当患者有明显的胸闷、胸痛症状，但做各种相应的客观检查如心电图、心脏超声、胸部 CT，甚至 CAG，均未明确证实患者有相关器质性心血管疾病，或者患者有相关心血管器质性疾病，但其临床症状与疾病严重程度不符，应考虑其他原因所致的胸痛。在排除了器质性疾病之后，则应考虑焦虑和抑郁心理障碍所致的心因性胸痛。

与其他器质性疾病的诊断不同，心理障碍的诊断缺乏有效的实验室检测手段，主要靠患者主诉和临床经验。心理量表是检测心理障碍患者非常有效而重要的手段，是识别心理障碍的“化验单”。目前国内最常用的是：汉密尔顿焦虑抑郁量表、SCL-90 症状自评量表、综合医院焦虑抑郁筛查量表（HAD）、患者健康问卷-9 项（PHQ-9）、广泛焦虑问卷 7 项（GAD-7）及患者健康问卷-15 项（PHQ-15）等。

引起胸痛的器质性疾病有很多，心因性胸痛是排他性诊断，需与以下常见的疾病相鉴别。

1. 带状疱疹　最常累及肋间神经，发疹前数天常有轻度发热、乏力、局部淋巴结肿大、神经痛或皮肤感觉过敏。典型表现为成簇水泡沿体表侧的皮肤周围神经呈带状分布，各簇水泡群间的皮肤外观正常，数日后水泡干涸结痂。神经痛为本病特征之一，疼痛程度不等，儿童较轻，老年患者则常剧烈甚至难以忍受。当皮损完全消退后，后遗的神经痛有时可持续数月或更久。

2. 肋软骨炎　是较常见的胸部疾病，病因尚不清，多见于青壮年，女性略多。为肋软骨单个或多个隆起疼痛，局部有压痛，咳嗽、深呼吸及同侧上肢活动时可使疼痛加剧；局部皮肤无红肿，胸部X线检查无异常发现。

3. 颈椎病　疼痛部位在胸骨上部或心前区，可放射至腋部肩部上肢和手的内侧和外侧，颇似心绞痛，但疼痛为持续性，X线示颈椎骨质增生，椎间隙变窄等改变。

4. 骨肿瘤　原发性和继发性骨肿瘤破坏骨质及骨膜可引起疼痛，局部压痛及病理性骨折，骨髓象改变及X线检查可确诊。如急性白血病、多发性骨髓瘤可引起胸骨痛。

5. 肺栓塞　肺栓塞临床表现是突发的剧烈胸痛。常伴有呼吸困难、咳嗽、咯血、冷汗、晕厥、恶心、呕吐和焦虑等；查体可发现呼吸急促、心率增快、口唇发绀、肺部湿啰音、急性右心衰竭表现。实验室检查：血清D-二聚体增高、心电图和心电向量图有右心受累的表现、胸部X线片表现肺部楔形或斑片状阴影、盘状肺不张、病侧膈肌抬高、肺动脉增粗和局限性肺纹理减少。肺动脉造影是诊断肺栓塞最特异的方法，如肺血管腔内有充盈缺损或肺动脉有截断现象可确诊肺栓塞。

6. 肺部炎症　凡各种原因所致肺部炎症侵犯到壁层胸膜均可引起胸痛。如肺炎（细菌性、病毒性、放射性等）、肺真菌病、肺结核、肺脓肿、肺寄生虫病等，患者有畏寒、发热等感染症状，结合外周血检测和胸部X线等检查容易鉴别。

7. 原发性肺癌　除胸痛外，患者常有刺激性干咳、持续性或间断痰中带血、胸闷、发热等症状，胸痛平时较轻微但部位固定，若疼痛逐渐增剧则提示有胸膜胸壁或纵隔的侵犯。诊断方法有痰的脱落细胞学，纤维支气管镜刷检和活检找到癌细胞；X 线检查是肺癌诊断常用的首选方法，胸部 CT 能更早地发现隐匿部位的病灶。

8. 心绞痛　患者胸痛特点为阵发性的胸骨后中下段或心前区压榨性疼痛，常放射至左肩、左臂内侧、环指和小指或至颈下颌。疼痛一般持续 3~5 分钟，很少超过 30 分钟；休息或用硝酸酯制剂后可缓解。诱因多为体力劳动、情绪激动、饱食、受寒、吸烟等。心电图检查可见心肌缺血，冠状动脉造影检查可确诊。

9. 急性心肌梗死　临床表现为突发、持久而剧烈的胸骨后疼痛，部位和性质与心绞痛相同，但多无明显诱因且常发生于安静时，程度较重持续时间较长，休息和含服硝酸甘油多不能缓解；患者常烦躁不安、出汗恐惧或有濒死感；可伴有恶心、呕吐、心律失常、低血压休克或急性心力衰竭。实验室检查发现白细胞增高、心肌酶和肌钙蛋白明显增高。心电图具有特征性改变：宽而深的病理性 Q 波、ST 段抬高呈弓背向上型或压低，及 T 波倒置。冠状动脉造影术可明确冠脉梗死的部位及“罪犯”血管。

10. 主动脉夹层　其特征为突起的胸骨后或心前区撕裂性剧痛或烧灼痛，疼痛在一开始即达到高峰。可放射至背、腰、头颈、上肢甚至下肢；多伴血压较高。患者常有高血压和动脉粥样硬化病史，体格检查发现一侧桡动脉搏动减弱或消失，双上肢血压差异大。心电图检查无心肌梗死的特征；X 线检查可见主动脉阴影增宽；CT 显示内膜钙化内移、撕裂、内膜瓣片表现为略呈弧形的线性负性影；胸腹主动脉 CT 造影检查可明确诊断。

五、心因性胸痛治疗

由心理障碍引起的心因性胸痛（伴或不伴其他器质性疾病）的治疗是目前临床医生的棘手问题。国内外关于治疗这部分患者的研究较少，还没有形成一套完整系统的治疗方案，目前对于此类患者的心理干预治疗主要包括：

1. 非药物治疗 包括心理干预及认知行为治疗等，首先建立相互信任、相互尊重和平等的治疗环境，使用开放式提问、鼓励与重复语句、倾听技巧为患者营造一个轻松舒适的环境，与患者保持良好的有效沟通，减轻患者的心理压力；其次为行为治疗，包括行为功能分析、放松训练、系统脱敏疗法、冲击疗法、厌恶疗法等；认知疗法主要包括 Beck 认知疗法技术、Ellis 合理情绪治疗。

2. 药物治疗 对于中、重度焦虑、抑郁障碍患者，应选择抗焦虑和抗抑郁药物治疗，常用药物有以下几类。

（1）选择性 5-HT 再摄取抑制剂（SSRIs）：常用的有“五朵金花”包括氟西汀、帕罗西汀、舍曲林、氟伏沙明、（艾司）西酞普兰。此类药已在临床上广泛使用，主要基于以下特点。①广谱性：对各种焦虑、抑郁症基本上都有比较好的疗效；②高效性：药物的总体有效率为 60%~75%；③安全性：药物的副作用相对较少、患者服用后的安全性高；④依从性高：每日 1 次，每次 1 片为最佳治疗量；患者服用方便，依从性好，间接提高治疗成功率。

（2）苯二氮䓬类：此类药物有作用强、起效快的特点，临床应用广泛。常用的有长效作用的地西泮、硝西泮、氯硝西泮等；中效作用的阿普唑仑、去甲羟西泮、氯羟西泮等；短效作用的三唑仑等。一般来说，发作性焦虑选用短效作用药物；持续性焦虑则多选用中、长效制剂；入睡困难者一般选用短、中效药物；易惊醒或早醒者，选用中、长效制剂。使用时应从小剂量开始，根据疗效逐渐增加到最佳治疗量，维持 2~6 周后逐渐停药，以防成瘾。停药过程应缓慢逐渐减量停药，时间不应少于 2 周，以防症状反跳。

（3）环类抗抑郁药：环类抗抑郁剂如阿米替林、多虑平、氯米帕明、马普替林、丙米嗪等对广泛性焦虑有较好疗效，但此类药物有较强的抗胆碱能不良反应和心脏毒性作用，限制了他们的应用。

（4）β-肾上腺素能受体阻滞剂：这类药物对于减轻焦虑症患者因为交感神经功能亢进所致的躯体症状有较好的效果。

（5）氟哌噻吨美利曲辛（黛力新）：由氟哌噻吨和美利曲辛组成的合剂，两种药物可以相互抵消某些不良反应，而它们的疗效又可以互补。多种顽固和慢性疼痛是黛力新的适应证之一。在治疗剂量范围内，黛力新的不良反应极少，但在下列情况禁忌使用。①严重的心脏疾病：如心肌梗死急性期、高度房室传导阻滞；②未经治疗的青光眼；③高度兴奋的患者；④急性酒精中毒，巴比妥类药物及鸦片中毒；⑤不宜与单胺氧化酶抑制剂合用；⑥妊娠期及哺乳期妇女慎用。

附心因性胸痛病例：

患者张某某，女，42 岁，大学文化，公务员。

主诉：阵发性胸痛近 4 年，加重 2 天于 2017 年 2 月入院。

现病史：患者自诉近 4 年前无明显诱因出现阵发性胸痛，以胸前区疼痛明显，持续时间数秒到数分钟的短阵性阵发性钝痛，持续时间约 30 分钟左右，可自行缓解，发作频率多为 3~5 次/月，常常夜间发作，下床活动后可减轻，胸痛时不喜言语，有时伴冷汗，当工作繁忙或有压力时容易发作或发作频繁。

患者反复多次在多家医院心内科、呼吸科和神经内科就诊，4 年前第一次胸痛发作时，即送当地市中心医院急诊。检查心电图、心肌酶、肌钙蛋白 I 等检查，结果均为正常。入院后行冠脉造影亦正常。疑诊为“心肌炎”或“冠心病”出院。出院未行任何治疗，但患者仍反复胸痛，且程度较原逐渐加重，发作频率逐渐增多，每月达到 5~6 次，且持续时间可长达数小时。先后在广州某医院、长沙等多家三甲医院就诊，多次检查心电图、胸部 CT 和心肌酶、肌钙蛋白。仅有一次心肌酶：肌酸磷酸激酶（CK）337. 4 U/L，肌酸磷酸激酶同工酶（CKMB）44. 0 U/L，乳酸脱氢酶（LDH）424. 1 U/L，而当时肌钙蛋白 I（cTnI）<0.03 ng/ml，属于正常范围，其他结果均为正常。在发作间歇期无任何症状，能胜任一般体力劳动。

患者近 2 天又胸痛发作，胸痛为隐痛、闷痛，程度较原有加重，持续整天，伴有气促，心悸，纳差。患者病后睡眠差，夜间常常惊醒，性格急躁，工作效率下降，大小便正常。

个人史、既往史及家族史：患者生于湖南益阳，久居本地，既往否认肺结核、肝炎等病史，月经正常，25 岁结婚，孕 1 产 1，丈夫及女儿体健。

体格检查：T 36.5℃，BP 105/70 mm Hg，R 18 次/分，P 80 次/分。神清，呼吸平稳，口唇无发绀，颈静脉不充盈，双肺呼吸音清晰，心界正常，心率 80 次/分，律齐，心尖部可闻及 2/6 收缩期杂音，S1 正常，P2 = A2，腹软，肝脾肋下未及，全腹无明显压痛、反跳痛，双下肢无水肿。

入院后辅助检查：

血常规、尿常规、大便常规正常；

肝功能、肾功能、血脂常规、空腹血糖、甲状腺功能、心肌酶和 cTnI 等血液生化检查，除血脂：三酰甘油 2.84mmol/L↑，稍偏高外，余项正常；

常规心电图、动态心电图，心脏彩超，腹部 B 超，颈部血管彩超均正常；

胸片：右肺尖结核（纤维硬结为主）。

入院诊断：胸痛查因，冠脉微血管病变？心神经官能症？

入院后行冠脉造影检查，结果正常，检测冠状动脉前降支冠脉微循环阻力指数（IMR）测值 19.18，IMR 在正常范围内。

心脏 MRI 检查示：心脏形态大小正常，左心室后壁心外膜下局灶小片延时强化。

病情分析：

1. 患者为中青年女性，个人史、既往史及家族史无特殊，无冠心病的高危因素存在；

2. 以阵发性胸痛为主要表现，部位主要在胸前区，发作与活动无关，持续时间长短不一，长者甚至长达整天；

3. 在发作间歇期无任何症状，能胜任一般体力劳动；

4. 病程长达近 4 年，多家医院就诊史，多次临床客观检查均为正常，即使有一次心肌酶偏高，CK 337.4 U/L，CKMB 44.0 U/L，LDH 424.1 U/L，而当时肌钙蛋白 I（cTnI）正常，<0.03 ng/ml；

5. 入院体格检查正常；

6. 入院后进一步检查，冠脉造影正常，IMR 在正常范围内，排除微血管病；心脏 MRI 心肌延时强化是病毒性心肌炎的特异表现，然而患者多次心肌坏死标志物指标不高，而且持续时间太长，不支持病毒性心肌炎诊断。

由此，请心理科会诊行心理评估，经患者健康问卷-9 项（PHQ-9）、广泛焦虑问卷 7 项（GAD-7）及患者健康问卷-15 项（PHQ-15）检测，结果显示 PHQ-9 量表为 2 分，GAD-7 量表 13 分，PHQ-15 量表 15 分，诊断为焦虑状态并躯体化症状。

即给予心理治疗，并予以坦度螺酮 10 mg tid、曲唑酮 50 mg qd 抗焦虑药物治疗，治疗 7 天后上述症状明显缓解出院。

出院诊断：焦虑状态并心因性胸痛。

出院后继续随访，坦度螺酮、曲唑酮持续抗焦虑 6 个月。6 个月后患者睡眠好转，上述胸痛症状未有发作，工作状态良好。

经验总结：对于辗转多处求医，各项相关临床客观检查无明显阳性发现的反复胸痛患者，医生应高度怀疑患者是否存在心理障碍并发心因性胸痛的可能，应该进行患者健康问卷-9 项（PHQ-9）、广泛焦虑问卷 7 项（GAD-7）及患者健康问卷-15 项（PHQ-15）等心理量表评估，一旦明确诊断，应积极地进行心理治疗和药物治疗。

参 考 文 献

[1] 范肖冬. ICD-10 精神与行为障碍分类. 北京：人民卫生出版社，1993.

[2] 吴均林. 医学心理学教程. 北京：高等教育出版社，2001.

[3] 徐俊冕. 焦虑症及其治疗药物. 世界临床药物，2003（1）：29-33.

[4] 徐俊冕. 抑郁症诊断与治疗进展. 世界临床药物，2006，27（3）：158-162.

[5] 袁琛，王钢，赵荣诚，等. 冠脉造影阴性的胸痛患者心理状况调查. 中国医药导刊，2007，9（6）：459-460.

[6] 王文，孙永海，王亚云. 抗抑郁药治疗功能性胸痛：荟萃分析. 医学争鸣，2012，（4）：37-37.

[7] 蒋文玉. 新型抗抑郁药物的研究进展. 临床合理用药杂志，2014，7（33）：186-187.

[8] 陶贵周，毛慧子. PCI 术前术后的心理障碍识别与处理. 医学与哲学，2014，（6）：86-89.

[9] 张春媛，侯明桥. 抑郁症治疗研究进展. 中国煤炭工业医学杂志，2016，19（8）：1253-1255.

[10] 张育，顾健，朱妍. 内科学. 北京：科学出版社，2016.

[11] 朗顾，陈红. 哈里森内科学手册. 北京：北京大学医学出版社，2016.

[12] 李玥，贺敏，张磊阳，等. 抗抑郁药物的研究进展. 临床药物治疗杂志，2017，15（1）：8-13.

[13] Bauer M，Bschor T，Pfennig A，et al. World Federation of Societies of Biological Psychiatry（WFSBP）Guidelines for Biological Treatment of Unipolar Depressive Disorders in Primary Care. World Journal of Biological Psychiatry the Official Journal of the World Federation of Societies of Biological Psychiatry，2007，8（2）：67.

[14] Frasuresmith N，Lespérance F. Depression and anxiety as predictors of 2-year cardiac events in patients with stable coronary artery disease. Archives of General Psychiatry，2008，65（1）：62.

[15] Mohr D C，Vella L，Hart S，et al. The Effect of Telephone-Administered Psychotherapy on Symptoms of Depression and Attrition：A Meta-Analysis. Clin

Psychol, 2010, 15 (3): 243-253.
[16] Thomas LJ, Abel A, Ridgway N, et al. Cognitive behavioural therapy as an adjunct to pharmacotherapy for treatment resistant depression in primary care: The CoBalT randomised controlled trial protocol. Contemporary Clinical Trials, 2012, 33 (2): 312.
[17] Chambers JB, Marks EM, Russell V, et al. A multidisciplinary, biopsychosocial treatment for non-cardiac chest pain. International Journal of Clinical Practice, 2015, 69 (9): 922-927.
[18] Kähkönen O, Kankkunen P, Miettinen H, et al. Perceived social support following percutaneous coronary intervention is a crucial factor in patients with coronary heart disease. Journal of Clinical Nursing, 2016, 16 (1): 14-17.

第三节 从双心医学的角度看待高血压

贵州医科大学附属医院 李 伟 谌晶晶

高血压是常见的慢性疾病之一，高血压患者常伴发焦虑、抑郁等精神障碍，而精神障碍患者血压常常升高，两者互为因果。在“生物-心理-社会”医学模式下，我们不仅仅关注高血压患者的躯体疾病，应该同时具备双心医学的理念，从心身疾病的角度看待高血压。在规范降压药物治疗的基础上，加强对患者的教育、运动训练、支持疗法及放松疗法，在上述治疗无明显改善时，必要时加用抗焦虑、抑郁类药物。随着临床医生对于高血压患者精神障碍的了解，对于高血压患者的综合管理将更加完善，将大大提高患者治疗的依从性及提高患者的生活质量。

双心医学是一门年轻的学科，随着“生物医学”模式向“生物-心理-社会”医学模式的转变而逐渐发展起来的一门学科，其强调心理因素在疾病发展过程中的重要作用，整体、综合地看待疾病。流行病学研究明确了心血管疾病和心理障碍有着密切的关系，其中和高血压密切相关的心理障碍包括抑郁、慢性心理应激和焦虑等。

高血压是心血管内科的常见疾病之一，目前我国有超过 3 亿的高血压患者，我国高血压患者总体的知晓率、治疗率和控制率明显低于发达国家。基层医疗机构作为高血压管理的主战场，在高血压患者的健康管理中的作用不可忽视，通过合理的治疗和管理提高血压达标率，减少和延缓并发症的发生，从而改善患者的长期预后。

高血压是一种典型的双心疾病，其发病受遗传因素、心理、社会和环境等多种因素相互影响，心理因素在高血压发病中起到重要作用。尽管现在高血压的诊断和治疗在单纯生物模式下已经基本确立，但是对于有些患者疗效比较有限，尽管使用多种降压药物，但血压控制仍然不理想。随着医学模式向“生物-心理-社会医学”模式转变，高血压患者的心理状态越来越受到重视。

一、高血压患者常见的心理问题概述

（一）抑郁与高血压

抑郁是以情绪低落为主要临床表现的心理疾病，如兴趣、信心、欲望等均有不同程度的降低。研究证实，抑郁与高血压之间有着千丝万缕的关系，抑郁患者中高血压的患病率是非抑郁患者的 3 倍，抑郁是高血压发生的独立的危险因子。同时，高血压患者中抑郁的发生率也明显增高，一项荟萃分析显示高血压患者中抑郁的发生率为 26.8%。

抑郁与高血压的关系可能与两者有相同的生物学发病基础，两者均可以导致交感神经活性增高和肾素-血管紧张素系统（renin-angiotensin-aldosterone system，RAAS）功能紊乱等。在原发性高血压患者中交感神经激活是发病因素之一，高血压患者血浆去甲肾上腺素明显增高，交感神经活性也明显增强。高血压患者由于长期服药、受血压波动及控制不良等负面情绪的影响，也会影响患者的心理状况。同样在抑郁患者中也存在自主神经功能失调，特别是交感神经活性增强而迷走神经功能减弱。交感神经系统的激活，使肾小球动脉持续收缩，并激活 RAAS，使血管阻力增加，增加水钠潴留，导致血压升高。而且，抑郁患者由于服药及随访依从性差，也会导致血压控制不达标。

（二）焦虑与高血压

焦虑是一种神经障碍性疾病，是指在缺乏客观原因时，患者产生紧张、惊恐不安或者恐惧的内心体验，并伴有头晕、胸闷、心悸、尿频、出汗、震颤等自主神经症状。焦虑是高血压发生发展的一个独立的危险因素，焦虑症患者其发生高血压的风险是无焦虑的人群的 1.76 倍，焦虑也是高血压独立的危险因子。

原发性高血压患者中焦虑的发生率也明显增加，对原发性高血压患者采用焦虑量表进行评定分析，发现高血压患者中焦虑症患病率为 45.09%。而且焦虑水平影响患者的血压昼夜节律和血压变异性，表现为焦虑状态的患者晨峰收缩压和收缩压变异性显著增高，但对舒张压变异性没有明显影响。焦虑诱发和加重高血压病情，可能是通过增加交感神经系统活性，降低肾血流量，激活 RAAS，从而使血管阻力增加，加重水钠潴留等。

（三）慢性心理应激

现代社会的高竞争、高压力、高负荷状态，如失业、贫穷等不良应激源与高血压的发生密切相关。长期的慢性应激不仅影响人们的身心健康，使机体长时间处于亚健康状态，还大大增加了与应激相关的身心疾病的发生率。有学者认为生活中的慢性应激对高血压的影响要大于重大应激事件。对白领工作者展开的为期 7.5 年的前瞻性研究显示，职业紧张、久坐、低社会支持等心理、行为因素与高血压发病相关，工作事件长、注意力高度集中、过度紧张的劳动者易使血压增高。生活中的慢性应激对高血压的作用可能比急性应激更大，其导致高血压的机制可能与激活交感神经系统密切相关，血浆儿茶酚胺分泌增加，导致心率增快、心肌收缩力增强、血管收缩，引起血压增高。交感神经系统的激活是高血压起始剂维持的一个重要机制。其他机制还包括激活交感肾素系统-肾上腺髓质系统、下丘脑-垂体-肾上腺皮质轴及 RAAS。内皮功能紊乱，如内皮素-1（ET-1）生成增加和一氧化氮的产生减少、灭活增加等都导致血压的升高。

（四）人格特征与高血压

人格特征受先天遗传因素和后天教育的共同影响，表现为固有的行为模式和待人接物的方式。人格特征分为 4 型，即 A 型、B 型、C 型、D 型。A 型人格概括为冲动易怒型，B 型人格概括为乐观顺从型，C 型人格概括为内向压抑型，D 型人格概括为孤独消极型。在高血压患者中 A 型人格高达 79.5%，而健康对照组仅 42.2%，A 型人格在高血压患者中明显增多。同时，A 型人格高血压的患病率明显增高。

D 型人格是一种独特的人格亚型，是由荷兰学者Denollet首次提出的，是消极情感和社会压抑的整合，值得注意的是当两者中的任何一个单独出现时不会产生严重后果，但当两者同时出现时就会增加心血管疾病的发生率。人格类型在一定的心理、社会因素的诱发下，通过神经内分泌等途径可明显影响心血管功能，导致高血压的患病率增加。

二、高血压患者的心理状态识别

（一）对高血压患者进行规范的诊断评估

对高血压患者的心理状态评估固然重要，但是对高血压的分级、危险分层及继发高血压的排除更加重要。对高血压患者的心理状态的识别是建立在对高血压疾病本身评估的基础上的，对高血压患者的诊断要详细地询问家族史、吸烟史、生活史、并进行相关的体格检查和辅助检查。对躯体疾病和患者心理因素了解的基础上，对患者的诊断才更有依据。

（二）评估高血压患者的心理状态

在对高血压患者躯体疾病进行评估后，评价高血压患者是否合并精神障碍，在工作中可以依据一下简单的三问法对患者进行筛查。3 个问题是：①是否睡眠不好，已经明显影响白天的精神状态或需要用药？②是否有心烦不安，对以前感兴趣的事情失去兴趣？③是否有明显身体不适，但多次检查都没有发现能够解释的原因。3 个问题中如果有 2 个回答是，则符合精神障碍的可能性是 80%左右。

（三）评价心理状态的量表筛查

对于高血压患者可以在其就诊时采用量表筛查，也可以在患者上述三问中有 2 个以上的肯定回答后使用量表评估，推荐使用《躯体化症状自评量表》《患者健康问卷-9 项（PHQ-9）》《广泛焦虑问卷 7 项（GAD-7）》《综合医院焦虑抑郁量表（HAD）》等。在治疗中也可量化评分以评价治疗是否有效及是否需要加药或更换药物治疗。

三、对高血压患者的双心治疗

（一）健康教育

高血压患者常常因为对疾病不了解、误解、担忧而导致情绪障碍，可以通过向患者解释疾病的过程、治疗、预后等帮助患者正确认识高血压，解除患者的思想负担，从而缓解患者的焦虑抑郁情绪。

（二）支持疗法

建立医护人员-家庭-社会支持系统，社会支持对个体提供保护，帮助心理障碍患者建立战胜疾病的信心。医生在接诊患者的过程中，要耐心倾听患者的讲述，关心其除了躯体疾病症状外，是否合并有睡眠问题、有无紧张、害怕、有无情绪不佳等。医生应通过自己的专业知识解除患者的疑惑，使患者对高血压治疗恢复信心。心理障碍患者也可能会故意隐瞒自己的焦虑抑郁情绪，担心医生对自己产生歧视或忽视自己心脏疾病的相关问题。医生在诊疗过程中应该向患者充分解释高血压的发生发展可能与其本身的精神心理障碍相关。心理障碍也可能导致头昏、心悸、胸闷等躯体症状，从而使患者认识到治疗心理障碍的必要性，以提高患者治疗的依从性。

（三）运动疗法

运动疗法是双心治疗中的重要部分，可以协助降低血压，改善患者的焦虑、抑郁等负性心理障碍。在运动治疗前，须结合患者的兴趣及健康状态来制定运动处方，包括运动的频率、强度和运动方式。运动强度以达到50%~70%最大摄氧量或靶心率（运动需达到的心率为60%~80%的最大心率）为目标。中低强度运动较高强度运动在降压方面更有效、安全。应鼓励患者每周锻炼3~5次，每次30~60分钟的有氧训练，常见的形式包括快走、慢跑、有氧健身操、骑自行车、爬山等。在锻炼过程中以自我感觉心跳加快、稍微有点累为适宜，或者是在运动中呼吸频率稍快，不影响说话，在休息后10分钟内心率和呼吸频率恢复到接近正常，否认则应考虑运动强度过大。

建议高血压患者每周2次的抗阻训练。抗阻训练可以增加肌肉量，增加肌肉的力量，以中低强度为适宜，生活中的推、拉、压、举等动作都是抗阻训练的方式。

（四）药物治疗

抗焦虑抑郁药物按作用机制分为8类，包括：单胺氧化酶抑制剂，三环类抗抑郁药和四环类抗抑郁剂，选择性5-羟色胺再摄取抑制剂（SSRI），5-HT受体拮抗和再摄取抑制剂（SARI），5-HT和去甲肾上腺素再摄取抑制剂（SNRI），去甲肾上腺素能和特异的5-HT能抗抑郁剂（NaSSA），多巴胺和去甲肾上腺素再摄取抑制剂，氟哌噻吨美利曲辛复合制剂。

有安全证据的用于心血管疾病的抗抑郁焦虑药物包括以下几种。

1. 选择性5-羟色胺再摄取抑制剂（SSRI） 包括氟西汀、舍曲林、帕罗西汀和西酞普兰，由于其选择性作用于5-HT的再摄取，不良反应小，是当今治疗抑郁、焦虑障碍的一线用药。适用于各种类型和各种程度的抑郁障碍和焦虑症，目前研究认为该类药物用于心血管疾病患者相对安全。

虽然SSRI不良反应小，仍然有部分患者在初始治疗的1~2周出现胃肠道不良反应，如恶心、腹痛、腹泻等，可嘱患者减量服用。也可出现失眠、激动的不良反应，可睡前加用苯二氮䓬类药物。

2. 苯二氮䓬类 包括地西泮、劳拉西泮、艾司唑仑，主要用于焦虑症和失眠的治疗。由于具有一定的成瘾性，不应用于慢性焦虑的治疗，并且该类药物不具有抗抑郁的作用，目前主要用于抗焦虑初期的辅助用药。

3. 氟哌噻吨美利曲辛 是一个复合制剂，含有神经松弛剂（氟哌噻吨）和抗抑郁剂（美利曲辛），两者协同发挥调节中枢神经系统、抗抑郁、抗焦虑作用。适用于轻中度焦虑抑郁、神经衰弱、心身疾病伴焦虑和情感淡漠。由于该药起效快、不良反应少，且心血管疾病患者多合并轻中度心理障碍，因此使用较多。

抗精神药物治疗的注意事项：①诊断要确切，避免不必要的药物使用；②根据患者的症状、年龄、并发症尽量做到个体化用药；③逐步递增剂量，采用最低有效剂量，将不良反应降到最低，告知患者可能出现的不良反应及对策，增加患者的依从性；④新型抗抑郁药物在治疗2周左右起效，如果足量治疗6~8周后仍没有效果，重新评估病情后可考虑更换不同作用机制的药物；⑤治疗持续时间一般维持在3个月以上，根据后续病情决定后续治疗方案。

（五）放松训练和生物反馈技术

放松训练也称松弛疗法，包括运用腹式呼吸和集中注意力的想象进行渐进性的肌肉放松、自我催眠、沉思、冥想和生物反馈训练。通过建立条件反射达到控制躯体的反应，从而降低交感神经系统活性，减少血压波动。

生物反馈技术是指应用传感器将采集到的肌电、脑电、心率、血压等内脏信息转换成人们所熟悉的视觉或听觉信号，通过学习和训练，控制不受意识支配的生理活动，从而达到降低交感神经系统活性，使内脏器官活动控制在正常范围，从而达到治疗疾病的目的。

四、转诊

在当前的医疗环境下，对于一次治疗效果不佳或者重度焦虑抑郁患者，应邀请精神内科医生会诊后酌情转入神经内科治疗。

五、规范的降压治疗

对于高血压患者的心理障碍的治疗是在规范降压药物治疗的基础上实行的，因此，首先也是最重要的是要对高血压患者进行规范的药物治疗。常用的降压药物包括二氢吡啶类钙离子通道拮抗剂、血管紧张素转换酶抑制剂（Angiotensin-Converting Enzyme Inhibitors，ACEI）、血管紧张素受体Ⅱ拮抗剂（angiotensin receptor blocker，ARB）、β受体阻滞剂、利尿剂等。由于RAAS与抑郁焦虑的发病机制密切相关，ACEI、ARB推荐用于高血压合并精神障碍的患者。由于亚洲人群多为盐敏感性高血压，对于CCB治疗效果反应良好，因此CCB也推荐应用于高血压合并精神障碍的治疗。因此，常用的联合治疗方式与未合并精神障碍的患者并无明显区别。

六、病例讨论

患者，李某，女，56岁。因“胸闷、心悸，发现血压升高3年”入院。患者3年来每于情绪激动时出现胸闷、心悸，与活动无明显相关，持续时间不等，可达数小时至1天，伴四肢发抖、多汗。起病后患者睡眠不佳，入睡晚、睡眠浅，每晚睡眠3~4小时。2年来症状反复发作，多次于当地医院治疗，诊断为“高血压、神经官能症”，联用4种药降压治疗，患者仍诉心悸、胸闷，血压波动在140~150/80~98 mm Hg之间。就诊于我院，查体：T 37.0 ℃，R 20 bpm，P 98 bpm，BP 170/100 mm Hg，神清，余查体未见明显异常。行冠脉造影提示冠脉未见明显狭窄，心电图及24小时动态心电图未发现明显异常。腹部超声、肾上腺 CT 均未见明显异常，血浆醛固酮/肾素、24 小时尿 17-羟和 17-酮类固醇未见明显异常，排除继发性高血压。请神经内科会诊后考虑诊断焦虑性神经症。给予西肽普兰和劳拉西泮治疗，并给予心理疏导和放松训练和生物反馈治疗。在加用上述治疗后，1 个月后患者心悸、胸闷症状缓解，血压控制达标。6 个月后将降压药物减至两种，患者血压控制正常。

在本例患者中，在强化降压治疗仍然血压控制不达标的情况下，我们就需要筛查其他影响药物治疗的因素，如饮食中盐摄入过多、饮酒、精神障碍（抑郁焦虑等）、阻塞性睡眠呼吸暂停综合征及其他药物的相互作用。本例患者存在明显的焦虑及身心疾病的症状，在给予相应的治疗后，患者血压达标，降压药物治疗减量。在治疗高血压的同时，要识别这些负性精神心理因素并做相应处理，从而使高血压控制达标，提高患者生活质量，减少靶器官的损害。

随着现代经济的发展，社会竞争压力及工作强度的增大，心理障碍的患病率明显增加。随着双心医学的开展及对高血压患者合并焦虑抑郁等心理障碍认知度的提高，除了对高血压患者的降压药物治疗外，在临床中识别合并的心理障碍并针对性治疗，进一步提高高血压患者的血压达标率，改善患者的长期预后。

参 考 文 献

[1] 刘力生. 中国高血压防治指南 2010. 中华高血压杂志. 2011 (8): 701-743.

[2] Li Z, Li Y, Chen L, et al. Prevalence of Depression in Patients With Hypertension: A Systematic Review and Meta-Analysis. Medicine (Baltimore). 2015, 94 (31): e1317.

[3] Goldstein DS, Lake CR. Plasma norepinephrine and epinephrine levels in essential hypertension. Fed Proc, 1984, 43 (1): 57-61.

[4] Rahn KH, Barenbrock M, Hausberg M. The sympathetic nervous system in the pathogenesis of hypertension. J Hypertens Suppl, 1999, 17 (3): S11-S14.

[5] Maatouk I, Herzog W, Bohlen F, et al. Association of hypertension with depression and generalized anxiety symptoms in a large population-based sample of older adults. J Hypertens, 2016, 34 (9): 1711-1720.
[6] Esler M. Mental stress and human cardiovascular disease. Neurosci Biobehav Rev, 2017, 74 (Pt B): 269-276.
[7] Guimont C, Brisson C, Dagenais GR, et al. Effects of job strain on blood pressure: a prospective study of male and female white-collar workers. Am J Public Health, 2006, 96 (8): 1436-1443.
[8] Parati G, Esler M. The human sympathetic nervous system: its relevance in hypertension and heart failure. Eur Heart J, 2012, 33 (9): 1058-1066.
[9] 杨菊贤. A 型行为与冠心病高血压防治密切相关. 中国临床医生, 1999 (11): 13-14.
[10] 中国康复学会心血管病专业委员会, 中国老年学学会心脑血管病专业委员会. 在心血管科就诊患者的心理处方中国专家共识. 中华心血管病杂志, 2014 (1): 6-13.
[11] 刘慧, 陈瑞锋. 高血压治疗中的哲学思考——双心治疗, 刚柔并济降服高血压. 医学与哲学 (B), 2017 (3): 11-15.

第四节 心力衰竭患者的精神心理问题

海南医学院第二附属医院 刘先霞 陈 磊 李周浩

一、概述

心力衰竭是各种心脏疾病发展的终末阶段，是多种原因导致心脏结构和（或）功能的异常改变，心室收缩和（或）舒张功能发生障碍，从而引起的一组复杂临床综合征。主要表现为呼吸困难、疲乏和液体潴留（肺淤血、体循环淤血及外周水肿）等。《中国心血管病报告 2017》指出：我国慢性心力衰竭患病率为 0.9%，患病率随着年龄增加显著上升。中国心力衰竭患者注册登记研究（China-HF）显示，心力衰竭患者院内死亡率为 5.3%，呈逐年下降趋势。

大量研究证实，心力衰竭的发展与患者心理状态密切相关。一方面，患者会因疾病原因出现一系列负面情绪，如抑郁、不安、恐惧等，放大病情，导致症状的反复和加重；另一方面，不良情绪会影响心力衰竭患者治疗效果。研究证实，心力衰竭患者中焦虑抑郁发病率逐年增高，中国心力衰竭患者中抑郁与焦虑发病率约为40.1%，且焦虑抑郁发病率与心功能级别呈正相关。

“双心”疾病指既有心脏器质性病变，又合并有心理疾病。“双心医学”是心理心脏病学的简称，主要研究心理障碍和心脏疾病之间相互影响和转归，即在关注心血管疾病的同时关注患者的心理疾患。双心医学覆盖心脏和心理等两方面内容，从而对患者心血管疾病及心理疾病进行有效治疗。

二、心力衰竭与心理疾病关系

近年来，随着改革开放和经济发展，巨大的社会压力和不良生活习惯正逐渐改变着人们曾经简约的生活方式，导致心血管疾病和精神障碍性疾病发病率不断升高。在我国，心血管疾病死亡率居首位，高于肿瘤及其他疾病。心力衰竭作为顽固性心血管病，不仅严重威胁患者的机体健康，还经常给患者带来严重的精神心理障碍如抑郁及焦虑等，其原因主要与心力衰竭病程长、预后差、患者心理负担重和生活质量下降有关。Rutledge 等研究显示：美国心力衰竭患者中抑郁的发病率为21.5%，随着纽约心功能分级增加，抑郁的发病率从11%~42%逐级增加，而焦虑的患病率为38%~70%。2013 年 Eisele 等研究证实，焦虑抑郁在 CHF 患者中的发病率明显高于其他心脏疾病，并且是一般人群的4~5 倍。伴发心理障碍的心力衰竭患者，由于治疗依从性差、自主神经及甲状旁腺等激素紊乱，其预后往往较单纯心力衰竭患者更差，患者医疗负担明显增加，生活质量显著下降。

2014 年 Suzuki 等针对 221 例心力衰竭患者前瞻性研究显示合并

焦虑抑郁患者死亡率显著增加，是预测心力衰竭预后独立危险因素。Meta 分析显示焦虑抑郁增加心力衰竭患者不良事件。Moraska 等研究显示“双心”患者再住院率、急诊到访率、门诊随访率是普通心力衰竭患者的近 2 倍，病死率为普通心力衰竭患者的 4 倍。因此，关注心力衰竭患者心理问题，发展双心医学十分必要。

三、发病机制

目前，心力衰竭伴发心理疾病的病理生理机制不明，多数学者认为可能与以下假说相关。

（一）神经体液调节机制

心力衰竭患者心排出量下降，导致组织器官供血不足，机体长期处于缺血、缺氧状态，产生保护性“慢性应激”反应，使交感神经兴奋性改变，下丘脑-垂体-肾上腺皮质轴功能亢进，促肾上腺皮质激素、皮质醇释放增加，影响大脑情绪调控中枢。长此以往，诱发患者情绪持续改变，进而引起焦虑抑郁等心理问题。同时，交感神经兴奋可使儿茶酚胺分泌增多，去甲肾上腺素、5-羟色胺等神经递质分泌紊乱，导致中枢和外周自主神经功能紊乱，产生心理障碍。

（二）免疫调节机制

心力衰竭患者炎性介质分泌紊乱，合并焦虑、抑郁者肿瘤坏死因子-α、白介素（IL）-1、IL-6 等分泌明显增加，显著高于正常人。国内徐素丹教授研究证实，心力衰竭合并抑郁障碍患者血浆中分泌型 ST2 与 N-氨基末端脑钠素前体（NT-ProBNP）水平增高，提示心力衰竭预后不良，分泌型 ST2 可促进神经激素分泌，提高交感神经兴奋性，与抑郁发生相关，并与多种凝血性疾病密切相关。此外，心力衰竭患者高 C 反应蛋白、D-二聚体也可能对情绪造成不利影响。心力衰竭患者免疫功能受损，可能是导致负面情绪的重要因素，长期存在可诱发多种心理疾病，但究竟是何通路在两者间建立了关键联系，目前还未可知，需要更多试验给予验证。

（三）心理调节机制

由于心力衰竭病程长，症状反复发作，患者经历多次住院、器械治疗，不仅在精神上反复折磨人的意志，也在经济上摧毁了家庭和睦关系，两者结合极易诱发患者的心理问题。另外，心力衰竭患者社会参与度低，容易产生被社会、家庭孤立情绪，也是诱发心理疾病的重要原因。对于动耐量显著下降或生活不能自理，由于缺乏家人、朋友、社会的关怀更容易产生抑郁。研究证实，丧失生活能力和工作能力的心力衰竭患者有较高的抑郁患病风险。随着焦虑抑郁程度不断加重，降低患者治疗疾病信心，也严重影响心力衰竭的预后。结果是，心力衰竭的加重再次给予患者精神上的打击，形成心力衰竭和心理问题相互影响的恶性循环。

（四）其他因素

调查量表发现，文化程度较低、意志薄弱及女性心力衰竭者，更容易发生焦虑或抑郁。部琳等研究显示，女性心力衰竭患者抑郁的发病率是男性 2 倍以上。抑郁对女性心血管疾病患者的临床症状及病情转归有着严重负面影响。

四、双心医学模式治疗心力衰竭进展

双心医学模式是指对患者的身心疾病同时进行干预的医疗模式。1977 年美国精神科教授恩格尔提出生物-心理-社会医学模式，尝试应用该模式应取代传统生物医学模式，治疗高血压、心脑血管疾病、癌症等慢性疾病。在我国，早在 2000 年，著名心血管病专家胡大一教授就提出“双心医学”概念，指出临床医生在治疗患者心血管疾病同时，也要关注患者心理状态。同时解决患者存在的躯体疾病和精神心理问题。从而在疾病和心理上达到真正意义上健康状态。研究证实，“双心医学”模式对改善心脏病患者心功能作用明显。对于患有心理疾病的心力衰竭患者，纠正心力衰竭基础上给予心理干预，能显著提高生活质量，尤其对焦虑或抑郁患者能更好改善心脏功能。

目前，对于兼有心理疾病“双心”疾病患者的治疗尚无具体指南推荐，大多数学者仍然建议以处理心力衰竭为主要靶点。我们认为，对于患者治疗过程中出现的一过性情绪、心理波动一般无须特殊处理，该类患者多可随着心力衰竭症状改善缓解情绪和心理的负面影响。如情绪、心理问题持续存在，可优先选择心理科门诊进行心理疏导，建立治愈疾病的信心。当患者心理问题严重影响心力衰竭治疗效果或已发生抑郁，破坏患者社会功能时需积极药物治疗。

（一）非药物治疗

1. 心理治疗 对于合并轻中度抑郁的心力衰竭患者，心理治疗应作为首选方案。Berkman 等研究表明，认知行为治疗可减少心肌梗死后患者抑郁和社会功能障碍。刘园园等研究显示，慢性心力衰竭患者在药物治疗基础上，给予每周 30～60 分钟专业医生的心理疏导可显著改善左心室射血分数、降低 B 型钠尿肽（BNP）和 C 反应蛋白水平。2009 年发表的前瞻性 SEARCH 研究显示，心理干预（包括静坐冥思、团队合作、小组讨论等）可减少心力衰竭患者焦虑和抑郁的发生，改善心力衰竭症状，提高生存质量，但遗憾的是，在死亡率和再住院率上心理干预未能起到预期效果。

心理治疗可通过纠正患者因抑郁等不良心理障碍所导致交感神经亢进，抑制肾素-血管紧张素-醛固酮系统（RAAS）系统激活，避免血管收缩、水钠潴留所导致心力衰竭的发展与恶化。专业的心理医生干预往往可以快速改善心力衰竭患者负面情绪，增加治愈疾病的信心和勇气，对长期心力衰竭药物治疗起到积极的作用。

2. 运动康复治疗 近年来心脏康复治疗越来越受到心脏医生重视，必要的康复运动对于心力衰竭患者身体功能恢复十分重要，尤其对于合并心理疾病的“双心”疾病患者，运动治疗效果更佳。Herring 等研究证实，运动可改善抑郁患者慢性疾病病情。2018 年中国心力衰竭诊断治疗指南推荐 NYHA 心功能Ⅰ～Ⅲ级的稳定型心力衰竭患者进行有规律有氧运动，以改善症状、提高活动耐量、降低住院风险（Ⅰ，A）。Meta 分析显示，运动可降低心力衰竭患者病死率和再住院率，改善患者运动耐量和生活质量，这种获益随运动强度增加而更加显著，且纳入分析的 123 479 例患者中，没有 1 例死亡患者直接归因于运动。Isaksen 等对植入式心律转复除颤器（ICD）的缺血性心力衰竭患者进行 12 周有氧间歇训练。结果显示，有氧训练组生活质量和焦虑抑郁评分显著改善。Taylor 等研究证实，运动康复训练降低心力衰竭患者住院风险和心力衰竭带来的生活质量的损失，并可降低患者死亡率，而且运动训练获益在不同参与者（包括年龄、性别和心力衰竭严重程度）是一致的。我们认为，尽管焦虑抑郁本身可能减少患者运动热情，但越来越多循证证据支持心力衰竭患者积极运动训练以改善预后。因此，对于双心疾病患者应积极推荐运动康复治疗，对于有条件的医院应设立运动康复科，给予患者更专业运动指导。

（二）药物治疗

1. 抗心力衰竭药物

（1）β 受体阻滞剂：β 受体阻滞剂是治疗心力衰竭主要药物之一，它曾作为控制焦虑患者躯体症状的辅助用药，应用于焦虑治疗。研究证实，对于合并焦虑抑郁的急性心肌梗死患者，给予小剂量酒石酸美托洛尔片，2 周后患者的焦虑自评量表评分显著下降而抑郁自评量表无明显变化，提示小剂量 β 受体阻滞剂能在一定程度上改善患者焦虑症状，但对抑郁症状无明显改善。2015 年发表的 Meta 分析显示，对于选择性 5-羟色胺再摄取抑制剂抵抗的抑郁患者每日单次高剂量（7.5 mg 一日一次）吲哚洛尔可显著改善患者抑郁症状。但有学者认为 β 受体阻滞剂长期使用可使患者产生疲乏无力、食欲下降、性欲减退等临床症状与抑郁症的早期表现不易鉴别，这一点在老年患者中尤其突出。目前，由于缺乏大样本的临床研究，β 受体阻滞剂对于焦虑抑郁的疗效依存争议，尤其对于临床上常用的药物类型，尚需更多循证证据和大规模临床研究。

（2）血管紧张素转换酶抑制剂（angiotensin converting enzyme inhibitor，ACEI）：ACEI 类药物能降低心力衰竭患者住院风险和死亡率，改善症状和运动能力。无论轻、中、重度心力衰竭，有无冠心病，都能获益。有研究显示，ACEI 类药物可以减少阿尔茨海默病患者认知功能下降，改善患者运动耐力，对患者日常生活产生积极影响，具有延缓疾病进展作用。但目前尚未有针对焦虑抑郁患者相关临床研究。

（3）其他对于利尿剂、血管扩张剂等抗心力衰竭药物：目前循证证据未能证实对患者情绪和心理问题有相关影响。

2. 抗抑郁药物 由于心力衰竭患者需长期服用大量抗心力衰竭和改善心肌重构药物，因此，联合抗抑郁药有效性和安全性是临床关注的重点。抗抑郁焦虑药物主要包括：单胺氧化酶抑制剂、三环类抗抑郁药、四环类抗抑郁剂、5-羟色胺再摄取抑制剂（serotonin reaptake inhihitors，SSRI）、5-羟色胺受体拮抗和再摄取抑制剂（serotonin antagonism reaptake inhihitors，SARI）、5-羟色胺和去甲肾上腺素再摄取抑制剂（noradrenergic and specific serotonergic antidepressant，NaSSA）、氟哌噻吨美利曲辛制剂等。

（1）以阿米替林为代表的传统三环和四环类抗抑郁药物可导致患者 QT 间期延长、体位性低血压，增加室性心律失常风险，药物抗胆碱作用易导致心动过速，增加心肌缺血事件发生，对于心力衰竭患者应避免使用。

（2）SSRI 与 SARI 类药物目前证实对于心血管疾病患者是安全的。SADHART 试验是一项评价 SSRI 类药物舍曲林对于急性冠脉综合征合并重度抑郁患者安全性和有效性研究。结果显示，与安慰剂相比，舍曲林组心血管不良事件发生率更低。ENRICHD 研究对 2481 例心肌梗死合并抑郁患者进行舍曲林和认知行为治疗，结果证实舍曲林用于心肌梗死患者安全有效。CREATE 研究应用西酞普兰对冠心病合并抑郁患者进行干预，结果表明西酞普兰明显减轻患者抑郁程度。虽然目前尚无针对心力衰竭患者的长期研究，但上述询证证据至少证实，对于需要药物干预的“双心”疾病患者，SSRI 是安全的。值得注意的是，多种 SSRI 药物如帕罗西汀、氟伏沙等对细胞色素 P450 具有明显抑制作用，对心血管病药物体内过程的影响，需密切关注。

（3）NaSSA 类药物：NaSSA 可通过调节中枢 5-羟色胺功能，增强肾上腺素能神经传导，双通道抗抑郁，镇静作用明显。由于该类药物无抗胆碱作用，对心血管系统影响较小。MIND-IT 研究是一项前瞻性的多中心临床试验，结果显示，NaSSA 类药物米氮平通过影响急性心肌梗死后患者炎性介质降低患者抑郁症状，提高心血管疾病治疗效果。新药阿姆西汀可有效缓解抑郁并发的躯体症状，对心力衰竭患者安全有效。

（4）氟哌噻吨和美利曲辛制剂：氟哌噻吨与美利曲辛制剂（黛力新）综合作用为提高突触间隙 5-羟色胺、去甲肾上腺素和多巴胺的含量。氟哌噻吨与美利曲辛两者可相互抵消不良反应，氟哌噻吨可削弱美利曲辛抗胆碱能反应，美利曲辛对抗氟哌噻吨产生的锥体外系反应。对于心血管疾病患者具有不良反应少，疗效显著等优点。李枫等研究证实，黛力新可减少冠心病患者清晰低落、多疑等不良情绪，并可改善心绞痛症状。燕自仪等研究显示，黛力新可改善稳定型心绞痛患者睡眠障碍，改善活动耐力，提高冠心病药物治疗效果。虽然尚缺乏大样本的国外研究，但氟哌噻吨与美利曲辛制剂药理机制和国内小规模研究结果仍为“双心”患者临床实践提供了可靠的询证证据。我们认为，对于合并焦虑和轻度抑郁的心力衰竭患者，尤其伴有睡眠障碍者，该类药物可作为一线用药。

（三）其他作为祖国医学瑰宝，传统中医对于双心疾病患者也有一定疗效

Chen 等研究证实，药物基础上联合中医推拿按摩可减少心力衰竭患者焦虑情绪和躯体不适症状。这种效果在男性、收缩压较高和严重心力衰竭人群中更加显著。但是否该疗法常规应用，仍需更大规模临床研究给予证实。

总之，目前仍缺乏正式评价抗焦虑抑郁药物在心力衰竭患者中的安全性和有效性大规模研究，抗精神障碍药物的选择需与精神科医生合作共同制定。

五、展望

心力衰竭是各种心脏疾病的严重表现或晚期阶段，被认为是心血管疾病最后的堡垒。双心医学的发展为我们临床医生提供了治疗心力衰竭新的靶点。虽然，心力衰竭和心理疾病之间复杂关系仍有很多不解之处，但大量循证证据已经证实，心力衰竭患者心理疾病发生率高，针对心理疾病的治疗有助于心力衰竭患者整体健康的恢复。但是，由于心理疾病和心脏疾病引起的一些症状有着相似性，有时很难区分。在我国，由于患者基数庞大，很难一一详细鉴别，导致整体上医生对于心力衰竭患者心理疾病识别率和治疗率低，大量患者得不到针对性治疗。因此，提高医护人员对于双心疾病患者的认识刻不容缓。对于明确心理疾病的患者应及时给予临床干预，对于疑诊患者可积极寻求心理专科帮助，力求早诊断、早干预、早获益。

总体上讲，目前“双心”疾病患者的治疗仍未有突破性进展，虽然专家学者通过各种尝试总结出多种治疗方法，但仍需大规模临床试验予以证实。现阶段，“双心”疾病患者药物治疗多集中在抗抑郁基础上减少心血管不良反应药物的临床应用。未来，直接作用于抑郁和心力衰竭之间中介机制的药物可能成为更具前景发展方向。新近研究证实，慢性炎症可通过 kynurenine 通路慢上调导致神经活性物质失衡，使色氨酸合成减少，色氨酸代谢产物升高。这种不平衡可能是抑郁和认知障碍过程中重要的病理生理过程，提示炎症及免疫系统可能是双心疾病发展过程中重要的中间环节，有望成为新的临床干预靶点。

参 考 文 献

[1] Mosterd A, Hoes AW. Clinical epidemiology of heart failure. Heart, 2007, 93 (9): 1137-1146.

[2] 陈伟伟，高润霖，刘力生，等.《中国心血管病报告 2017》概要. 中国循环杂志，2018，33 (1): 1-8.

[3] 张健，张宇辉. 代表中国心力衰竭注册登记协作组. 多中心、前瞻性中国心力衰竭注册登记研究——病因、临床特点和资料情况初步分析. 中国循环杂志，2015，30 (5): 413-416.

[4] 王瑞钰，胡兰，罗素新. 慢性心力衰竭合并焦虑抑郁障碍"双心"诊治最新进展. 心血管病学进展，2016，37 (5): 503-507.

[5] 温雪梅，卢仁泉，郭林. 中国心力衰竭患者抑郁焦虑发病及干预效果的 Meta 分析. 中华临床医生杂志，2014，7 (4): 702-709.

[6] 白雪杉，程爱春，李梦茹. 抑郁与心力衰竭的研究进展. 心肺血管病杂志，2017，36 (6): 493-495，506.

[7] 顾燕频，陶丹红. 基于"心主神明"理论研究益心解郁汤对心力衰竭后轻度抑郁的影响. 中国医药导报，2017，14 (7): 73-76.

[8] Watson K, Summers KM. Depression in patients with heart failure: clinical implications and management. Pharmacotherapy, 2009, 29: 49-63.

[9] Rutledge T, Reis VA, Linke SE, et al. Depression in heart failure a meta-analytic review of prevalence, intervention effects, and associations with clinical outcomes. J Am Coll Cardiol. 2006, 48 (8): 1527-1537.

[10] O'afiranye O, Jean-Louis G, Zizi F, et al. Anxiety and cardiovascular risk: review of epidemiological and clinical evidence. Mind Brain, 2011, 2 (1): 32-37.

[11] Eisele M, Blozik E, Strk S, et al. Recognition of depression and anxiety and their association with quality of life, hospitalization and mortality in primary care patients with heart failure-study protocol of a longitudinal observation study. BMC Fam Pract, 2013, 14: 180.

[12] Whooley MA, Wong JM. Depression and cardiovascular disorders. Annu Rev Clin Psychol, 2013, 9: 327-354.

[13] Suzuki T, Shiga T, Kuwahara K, et al. Impact of clustered depression and anxiety on mortality and rehospitalization in patients with heart failure. Cardiol, 2014, 64 (6): 456-462.

[14] Sokoreli I, de Vries JJ, Pauws SC, et al. Depression and anxiety as predictors of mortality among heart failure patients: systematic review and meta-analysis. Heart Fail Rev, 2016, 21 (1): 49-63.

[15] Moraska AR, Chamberlain AM, Shah ND, et al. Depression, healthcare utilization, and death in heart failure: a community study. Circ Heart Fail, 2013, 6 (3): 387-394.

[16] Ehlert U, Gaab J, Heinrichs M. Psychoneuroendocrinological contributions to the etiology of depression, posttraumatic stress disorder, and stress-related bodily disorders: the role of the hypothalamus-pituitary-adrenal axis. Biol Psychol, 2001, 57 (1-3): 141-152.

[17] Fedacko J, Singh RB, Gupta A, et al. Inflammatory mediators in chronic heart failure in North India. Acta Cardiol, 2014, 69 (4): 391-398.

[18] Kim YK, Na KS, Myint AM, et al. The role of pro-inflammatory cytokines in neuroinflammation, neurogenesis and the neuroendocrine system in major depression. Prog Neuropsychopharmacol Biol Psychiatry, 2016, 64 (1): 277-284.

[19] 徐素丹，卢永昕，苏冠华，等. 抑郁障碍对慢性收缩性心力衰竭患者 sST2、NT-pro BNP 和 Ghrelin 水平及预后的影响. 华中科技大学学报（医学版），2014，43（3）：285-291.

[20] Weinberg EO, Shimpo M, Hurwitz S, et al. Identification of serum soluble ST2 receptor as a novel heart failure biomarker. Circulation, 2003, 107 (5): 721-726.

[21] Nair N, Jupiter D, Dehmer GJ, et al. Addition of CRP and D-dimer enhance the predictive value of BNP in heart failure. Vasc Med, 2011, 16: 220.

[22] 黄文艳，孙明，周宏研，等. 血管紧张素 I 转换酶基因多态性与慢性心力衰竭药物治疗效果. 中南大学学报（医学版），2004，29（6）：686-689.

[23] Uchmanowicz I, Gobbens RJ. The relationship between frailty, anxiety and depression, and health-related quality of life in elderly patients with heart failure. Clin Interv Aging, 2015, 10 (8): 1595-1600.

[24] 郜琳，王倩，刘永政. 抑郁对女性心血管疾病患者的临床症状及病情转归的影响. 贵州医药，2018，42 (9)：1071-1072.

[25] 胡大一，于欣. 双心医学. 武汉：华中科技大学出版社，2008：4.

[26] 江均贤，欧阳新根. “双心医学” 对改善冠心病伴抑郁和焦虑患者心率变异性和心功能的作用. 实用临床医药杂志，2014，18 (11)：152.

[27] Berkman LF, Blumenthal J, Burg M, et al. Effects of treating depression and low perceived social support on clinical events after myocardial infarction: the Enhancing recovery in coronary heart disease patients (ENRICHD) randomized trial. JAMA, 2003, 289: 3106-3116.

[28] 刘园园，卢文秋. “双心医学” 模式在慢性心力衰竭伴抑郁障碍患者中的应用. 天津医药. 2014，6：575-577.

[29] Sullivan MJ, Wood L, Terry J, et al. The Support, Education, and Research in Chronic Heart Failure Study (SEARCH): a mindfulness-based psychoeducational intervention improves depression and clinical symptoms in patients with chronic heart failure. Am Heart J, 2009, 157 (1): 84-90.

[30] Rimer J, Dwan K, Lawlor DA, et al. Exercise for depression. Co-chrane DB Syst Rev, 2012, 7: CD004366.

[31] 中华医学会心血管病学分会心力衰竭学组. 中国心力衰竭诊断和治疗指南. 中华心血管病杂志，2018，46 (10)：760-789.

[32] Ismail H, McFarlane JR, Nojoumian AH, et al. Clinical outcomes and cardiovascular responses to different exercise training intensities in patients with heart failure: a systematic review and meta-analysis. JACC Heart Fail, 2013, 1 (6): 514-522.

[33] Isaksen K, Munk PS, Giske R, et al. Effects of aerobic interval training on measures of anxiety, depression and quality of life in patients with ischaemic heart failure and an implantable cardioverter defibrillator: a prospective non-randomized trial. Rehabil Med, 2016, 48 (3): 300-306.

[34] Taylor RS, Sagar VA, Davies EJ, et al. Exercise-based rehabilitation for heart

failure. Cochrane Database Syst Rev, 2014, (4): CD003331.

[35] 林钟文，吴盛标，陈科奇，等. β受体阻滞剂治疗急性心肌梗死焦虑状况的观察. 岭南心血管病杂志，2002，4：246-248.

[36] Liu Y, Zhou X, Zhu D, et al. Is pindolol augmentation effective in depressed patients resistant to selective serotonin reuptake inhibitors? A systematic review and meta-analysis. Hum Psychopharmacol, 2015, 30 (3): 132-142.

[37] 翁峰，林珊，金芸. 浅淡老年人的心理问题与保健措施. 中国老年学杂志，2003，12：857-860.

[38] Guo WQ, Li L. Angiotensin converting enzyme inhibitors for heart failure with reduced ejection fraction or left ventricular dysfunction: a complementary network meta-analyses. Int J Cardiol, 2016, 214: 10-12.

[39] O'Caoimh R, Healy L, Gao Y, et al. Effects of centrally acting angiotensin converting enzyme inhibitors on functional decline in patients with Alzheimer's disease. J Alzheimers Dis, 2014, 40 (3): 595-603.

[40] Jeon SH, Jaekal J, Lee SH, et al. Effects of nortriptyline on QT prolongation: a safety pharmacology study. Hum Exp Toxicol, 2011, 30 (10): 1649-1656.

[41] Glassman AH, O'Connor CM, Califf RM, et al. Sertraline treatment of major depression in patients with acute MI or unstable angina. JAMA, 2002, 288 (6): 701-709.

[42] Berkman LF, Blumenthal J, Burg M, et al. Effects of treating depression and low perceived social support on clinical events after myocardial infarction: the Enhancing Recovery in Coronary Heart Disease Patients (ENRICHD) Randomized Trial. JAMA, 2003, 289 (23): 3106-3116.

[43] Lespérance F1, Frasure-Smith N, Koszycki D, et al. Effects of citalopram and interpersonal psychotherapy on depression in patients with coronary artery disease: the Canadian Cardiac Randomized Evaluation of Antidepressant and Psychotherapy Efficacy (CREATE) trial. JAMA, 2007, 297 (4): 367-379.

[44] Tulner DM1, Smith OR, Schins A, et al. Antidepressive effect of mirtazapine in post-myocardial infarction depression is associated with soluble TNF-R1 increase: data from the MIND-IT. Neuropsychobiology, 2011, 63 (3): 169-176.

[45] Li Y, Feng H, Gong W, et al. Determination of pharmacokinetics differences of ammuxetine isomers in rat plasma using on-line solid phase extraction coupled with liquid chromatography-tandem mass spectrometry. Chin J Analytical Chem, 2014, 42 (12): 1717-1722.

[46] 李飒，佟秋艳，周文燕. 氟哌噻吨美利曲新片明显改善心血管患者的心理障碍症状. 实用医技杂志，2010，17 (1)：62-63.

[47] 燕自仪，李海亮. 黛力新治疗冠心病稳定性心绞痛心理障碍患者临床观察. 中外医疗，2009，28 (27)：103.

[48] Chen WL, Liu GJ, Yeh SH, et al. Effect of back massage intervention on anxiety, comfort, and physiologic responses in patients with congestive heart failure. J Altern Complement Med, 2013, 19 (5): 464-470.

[49] Allison DJ, Ditor DS. The common inflammatory etiology of depression and cognitive impairment: a therapeutic target. J Neuroinflammation, 2014, 11: 151.

第五节 冠脉介入术后心理状况及治疗

江西省吉安市中心人民医院 彭民安

冠状动脉粥样硬化性心脏病（冠心病）是一种慢性终身疾病，也是目前公认的心身疾病，其发生、发展及预后都与心理障碍密切相关。循证医学研究已经证实焦虑、抑郁是各类冠心病预后的独立危险因子，在冠心病病程中，患者极易产生焦虑、紧张、抑郁、恐惧、孤独等负性情绪，对冠心病的预后产生极大影响。

经皮冠状动脉介入治疗手术是在心导管技术基础上发展起来的新技术。自 1977 年 Gruntzig 等在瑞士苏黎世成功完成世界上第 1 例 PTCA 以来，介入心脏病学进入了新纪元。此后经过 30 多年的努力，通过不断改进和探索新的理念、新的技术，介入心脏病学已经发展成为心脏病学的一个亚学科。目前经皮冠状动脉介入术因其微创、安全、兼有诊断和治疗作用，已在临床上得到广泛开展，成为冠心病诊断的金标准和治疗的主要治疗手段，2017 年我国冠心病介入治疗已达 75 万例。但这种微创手术因其高额的手术费用、手术并发症、术后长期服药带来的经济负担和可能发生的不良反应等，对患者的精神心理产生不同程度的影响，可能加重冠心病患者的焦虑、抑郁症状，以致严重影响冠心病介入手术后治疗效果，需引起医患双方的高度重视。

一、冠脉介入术后心理状况

（一）经皮冠状动脉造影术后排除冠心病患者的心理状况

据报道心血管疾病合并心理障碍的患者会有 90%以上被漏诊其患有心理障碍。国外内科医生对躯体疾病伴发心理障碍患者识别率为 40%~50%，而我国识别率相对较低，仅有 20%~30%。慢性焦虑或抑郁障碍患者往往由于胸痛、胸闷、气短等症状就诊心血管内科。国外 Fleet 等报道，因胸痛就诊的患者 50%是非心源性的，其中 25%是惊恐发作的，惊恐发作在心内科患者也高达 31%~56%。很多临床医生因不能识别心理障碍，容易被误诊为冠心病、心绞痛而行冠状动脉造影术检查。冠状动脉造影虽然排除了冠心病，术后短时间内可能缓解了患者的焦虑抑郁症状，但对本身患有焦虑、抑郁症的患者术后胸闷胸痛症状并不能完全缓解，术后一段时间患者会再次出现胸闷、胸痛、气短等症状。Christoph 等研究发现，经冠状动脉造影排除冠心病患者焦虑的发病率高于普通人群。国外文献报道，因胸闷胸痛等症状行冠脉造影术检查排除冠心病的焦虑抑郁症患者，术后 1 周焦虑、抑郁症状无明显缓解。国内梁文学等观察了 30 例冠状动脉造影术排除冠心病患者手术前后抑郁评分分别为（32. 07±6. 19）和（22. 49±6. 56），术后评分下降但无统计学意义。

（二）经皮冠状动脉造影术后诊断为冠心病患者的心理状况

随着社会的快速发展，冠心病患者人群中合并焦虑及抑郁等心理障碍的发病率不断增加。目前一项调查研究发现，对住院患者流行病学调查，冠心病患者合并焦虑症状的达 54%，合并抑郁的达

46.6%。经皮冠状动脉造影术后诊断为冠心病患者，与排除冠心病患者相反，由于对相关医学知识缺乏具体的了解，面临接受确诊冠心病的现实和对后续长期的治疗担忧，患者产生焦虑、紧张、抑郁、恐惧、孤独等负性情绪会持续甚至加重。国内梁文学研究观察128例冠状动脉造影术诊断为冠心病患者术前、术后抑郁症评分分别为（54.07±6.19）和（66.14±7.32），术后评分上升且有统计学意义。国外也有相关研究发现，经皮冠状动脉造影术确诊冠心病患者术后焦虑、抑郁症状较术前明显加重，术后焦虑、抑郁症发生率明显增加；多支病变患者发生焦虑、抑郁等心理障碍较单支病变患者增加。但也有研究发现，多支病变患者与单支病变患者发生焦虑、抑郁症状无显著差异，患者的焦虑、抑郁症状不能反应冠脉病变的严重程度。但是冠状动脉造影术后准备接受冠状动脉外科搭桥术患者，由于对外科搭桥手术费用、手术风险及并发症等情况的担心，产生的紧张、焦虑、恐惧、抑郁等症状明显增加。

另外，一部分经冠状动脉造影术确诊冠心病需介入或外科搭桥手术治疗，因其经济或不能耐受手术等情况未接受手术治疗的患者，术后药物治疗效果不佳，患者的焦虑、抑郁症状逐渐加重，同时焦虑、抑郁症状反过来又加重冠心病病情。马涛等观察未能成功植入支架的冠心病合并焦虑、抑郁症状患者，其不典型心绞痛症状表现突出，发生次数增多，患者心理负担加重对治疗方案产生怀疑，治疗依从性明显下降，常常出现临床症状的发作频繁和症状进一步加重，形成恶性循环。

（三）经皮冠状动脉介入治疗术后患者心理状况

经皮冠状动脉介入治疗术包括经皮冠状动脉成形术、经皮冠状动脉内支架植入术等。经皮冠状动脉介入治疗术虽然很好地解决患者的躯体疾病症状，减少了冠心病病死率，但患者的精神心理异常却没有明显的解决。大多数冠心病患者手术前对冠心病介入治疗相关知识了解甚少，担心手术后出现的并发症、手术的远期效果、术后需长期服药带来的经济负担和可能发生的药物不良反应，担心血管内再狭窄或支架断裂等情况发生，对患者精神心理产生不同程度的影响，逐渐产生焦虑、恐惧、抑郁等症状，还有些人甚至感觉金属支架在心脏血管里面跳动，有种异物感。

冠心病患者介入术后常常并发精神心理障碍，两者互为因果、相互促进。2011 年荷兰 Eramus 医学中心调查发现，715 例冠心病患者 PCI 术后随访 1 年发现合并焦虑症状者占 75.6%，合并抑郁症状者占 81.4%；澳大利亚 Trotter 等对冠心病 PCI 术后患者调查发现，冠心病 PCI 术后患者合并焦虑症状达 31%；Ellis 等研究发现 PCI 术后患者出现躯体形式障碍及抑郁症发病率明显增加。国内北京安贞医院对 PCI 患者调查发现，PCI 术前合并抑郁者达 25.5%，术后增加至 38.5%。李今朝等研究也发现 PCI 术后患者的焦虑、抑郁症状明显高于未进行 PCI 术治疗的患者。

大量流行病学表明，焦虑、抑郁与冠心病之间相互关联，患者伴发的焦虑、抑郁增加了冠心病的病死率。Doering 等研究发现持续的焦虑和抑郁状态增加冠心病患者的病死率；国内郭敏等研究也发现 PCI 术后合并抑郁症患者心脑血管事件发生率超过非抑郁症 PCI 患者的 2 倍。

二、冠脉介入术后心理障碍的识别

心理障碍（psychological disorder）是指一个人由于生理、心理或社会原因而导致的各种异常，在临床上，常采用“心理病理学”的概念，将范围广泛的心理异常或行为异常统称为“心理障碍”，或称为异常行为。常见的临床表现有情感症状：担心害怕、容易激动、罪恶感、自杀意念、缺乏兴趣、悲伤。躯体症状包括：①心血管系统表现。胸闷、胸痛、恶心、气急、失眠、头晕。②急性心脏病症状。突然强烈的惊恐感、频死感，伴有呼吸困难、胸闷、气急、心悸、发抖、出汗等症状。③情绪症状。失眠、紧张、惊恐、疲劳、精力减退、丧失兴趣，同时可伴有尿急、尿频等。④求医行为。反复求医、反复向医生诉其症状。

对于心血管内科临床医生来说，在日常诊疗过程中，除了对心血管内科疾病的诊治，还要掌握心理障碍的识别和处理。焦虑症患者主要表现为紧张恐惧并伴有自主神经功能紊乱及运动不安，其紧张恐惧的程度与现实处境不相符；抑郁症患者则以情感低落、思维迟缓、意志活动减退、兴趣缺乏、快感丧失及疲劳、精力减退等躯体症状为主要表现。

冠脉介入术前、术后过程中，医生除了对患者进行介入手术和药物治疗，还要详细地询问病史，和患者拉近关系，让患者充分信任你，更多地了解患者的心理精神状况及睡眠情况等，尽早识别出合并心理障碍冠心病患者，学会使用心理量表对患者进行心理测评。目前常用的心理量表有汉密尔顿焦虑和抑郁量表、Zung 焦虑抑郁自评量表、SCL-90（Symptom Checklist）症状自评量表等。

三、冠脉介入术后心理障碍的治疗

目前对冠脉介入术后心理障碍的治疗主要包括非药物治疗和药物治疗。

下面我们就这两种治疗方法进行详细论述。

（一）非药物治疗

随着医学模式向生物-心理-社会医学模式的转变，我们对非药物治疗的作用越来越重视，目前对冠脉介入术后伴心理障碍患者常采用心理干预和运动康复治疗。

1. 心理干预（Psychological intervention） 心理干预主要包括心理支持疗法、认知疗法、行为疗法、生物反馈疗法等。恰当的心理干预有利于冠心病患者的快速康复，改善冠心病介入术后患者的预后疗效。如何做好心理干预，首先要做好医患沟通，医生要做到“四心”：热心、细心、耐心、爱心，从心理上帮助患者在重新认识疾病的发生、发展过程，合理解释冠心病的转归和预后，建立医患互信，树立患者自信心。其次，通过倾听、解释、指导、同情、鼓励、支持等技术，采用一种或多种心理治疗方法进行心理干预。

（1）心理支持疗法（Supportive play chotherapy）：又称精神支持疗法、一般性心理治疗法，不用去分析患者的潜意识，而主要是支持、帮助患者去适应目前所面对的现实，是目前常使用的一种心理治疗方法。在治疗过程中我们要学会认真倾听，充分取得患者及家属的信任，通过合理地采用解释、劝导、鼓励、同情、支持、说服、消除疑虑和提供保证等交谈方法，帮助患者认识问题、改善心境、提高信心，从而促进心身康复。心理支持疗法的治疗原则包括：提供适当的支持，调整对“挫折”的看法，善于利用各种“资源”，进行“适应”方法指导。具体治疗措施包括：首先在手术前，我们应加强对患者健康宣教，根据不同层次的患者采用通俗易懂的语言，结合图片、手术动态演示等方法，向患者和家属介绍心脏解剖结构及生理功能、冠心病的发病机制、冠状动脉狭窄的基本知识及常用的治疗方法，讲解冠脉介入手术的目的、实施手术的必要性、手术的大致过程、术中术后的配合，介绍术中术后可能出现的并发症及处理方法，讲解冠脉介入术的最新进展、治疗方法及手术治疗的成功病例，手术前需做哪些准备，了解冠心病的预防和保健知识，认真解答患者的相关疑虑，适时给出积极、健康的意见。通过认真倾听，耐心地详细解释，对患者鼓励和支持，与患者建立良好的关系，获取患者的充分信任。其次，在术中，我们医护人员应该及时和患者进行交谈，介绍冠脉介入手术的方法和程序，急救药品准备充分、仪器配备处于备用状态，介入室内外人员均到位。采用通俗易懂的语言告诉患者术中如何配合医务人员，术中可能出现的反应，增强患者对手术的信心和安全感。再次，在手术后，当患者经冠脉造影确诊为冠心病或同时接受介入手术治疗后，难免心理波动明显，有些患者难于承受现实，难于控制自己的感情，有些患者甚至精神几乎崩溃，感到手足无措。这个时候需我们医务人员通过认真倾听患者的诉说，主动了解患者症状的主要线索和诉求。多询问患者的感受，多给予安慰和鼓励，多做解释工作，增强患者的安全感，让患者掌握基本的冠心病的预防和保健知识，协助患者端正对被确诊冠心病、接受 PCI 术治疗的看法，调整对挫折的感受，让患者积极适应，同时让患者家属积极参与进来，鼓励、支持患者走出困境。建立术后定期随访制度，用深入浅出的语言说明患者所产生心理障碍的前因后果，疾病的来龙去脉，支持他们内心所存在的正常欲望、要求、想法，促使患者克服那些错误、有害的心理与行为，树立正确的态度和信心，对出现的不良反应及时处理，指导患者的正确的生活作息时间和服药方法，对患者进行有计划的心理疏导。在治疗过程中要经常检查患者对医生建议的执行情况，并及时向医生汇报。让医生了解患者执行中的困难，与患者及家属商量共同解决困难，加强具体的指导。

（2）认知疗法（Cognitive Therapy）：是 20 世纪 60~70 年代在美国心理治疗领域中发展起来的一种新的理论和技术。根据认知过程，影响情感和行为的理论假设，通过认知和行为技术来改变患者的不良认知的一类心理治疗方法的总称。认知疗法的基本观点是：认知过程及其导致的错误观念是行为和情感的中介，适应不良行为和情感与适应不良认知有关。认知疗法不同于传统的行为疗法，因为它不仅重视适应不良性行为的矫正，而且更重视改变患者的认知方式和认知-情感-行为三者的和谐。认知疗法常采用认知重建、心理应付、问题解决等技术进行心理辅导和治疗，其中认知重建最为关键。冠心病是一种慢性疾病，冠脉介入手术治疗后仍不能治愈，需长期服药治疗。由于文化、知识水平及周围环境背景的差异，患者对冠心病及冠脉介入手术治疗往往有不同的理解和认知。有些患者把冠心病不能治愈看成是没得治的病，就算已经冠脉介入手术治疗了，仍感自己身体不行了，大不如前，仿佛自己离死期不远了，犹如判了死刑缓期执行的犯人，术后情绪低落，自卑，整天紧张害怕，恐惧感，兴趣低下；有些患者因经济困难担心长期服药负担不起医药费，有些患者担心冠脉介入治疗手术后冠脉再次狭窄、支架断裂等情况，顾虑药物的不良反应，担心长期服药对身体有害，出现紧张、担心害怕，失眠，情绪不稳，易激惹，焦虑不安。对于上述患者我们要学会仔细倾听患者的诉说，充分了解患者的心理精神状况，耐心向患者解释清楚，找出他们的错误认知并加以纠正，让他们知道目前医疗技术的突飞猛进，坚持长期规律服药、生活规律，冠心病病情是可以一直稳定的，冠脉介入手术治疗后发生冠脉再狭窄的比率也越来越低，如服药期间出现不良反应及时就医，消除患者的顾虑，帮助患者重新认识冠心病及冠脉介入手术治疗，重新评价自己，纠正适应不良的情绪和行为，重建自己的信心。帮助患者学会自我监控，掌握不良情绪的波动，术后出现问题及时就医，到医院找医生寻求帮助。

（3）行为疗法（Behavioral therapy）：是以减轻或改善患者的症状或不良行为为目标的一类心理治疗技术的总称，概念最早由斯金纳和利得斯莱于 20 世纪 50 年代提出。与其他学派的治疗者相比，行为治疗者对治疗过程关心得较少，他们更关心设立特定的治疗目标，具有针对性强、易操作、疗程短、见效快等特点。对于冠心病患者，主要有松弛反应训练、音乐疗法等。冠脉介入术后患者，我们可事先制定一定的目标和步骤，选择安静的环境，采取坐位或卧位，平静呼吸，通过渐进性肌肉放松，让患者身体逐渐放松进而导致整个身心放松，以对抗由于心理应激而引起交感神经兴奋的紧张反应，从而达到消除冠心病患者紧张、焦虑和恐惧。也可通过自我调整训练，让患者自己交替收缩或放松自己的骨骼肌群，同时体验到自身肌肉的紧张和松弛的程度及有意识地去感受四肢和躯体的松紧、轻重和冷暖的程度，从而取得冷静的效果。我国的气功、印度的瑜伽和日本的坐禅等也能起到类似的作用。一般认为，不论何种松弛反应训练技术，只要产生松弛反应都必须包含四种因素：①安静的环境；②被动、舒适的姿势；③心情平静，肌肉放松；④精神内守。

（4）生物反馈疗法（Biofeedback therapy）：生物反馈疗法是一种将放松疗法与生物反馈技术密切结合的物理疗法，它借助电子仪器接收心理生理过程中的脑电信号，经过计算机处理，以视频、图像、音乐的方式反馈给受试者，使他们有意识地调整和控制自身的功能活动，调节自己的情绪水平，协调神经系统、呼吸系统、循环系统和内分泌系统的功能，降低唤醒水平，改善机体紊乱功能，纠正生理紊乱，恢复机体平衡，达到肌肉松弛、身心放松的目的，快速、有效地改善患者的焦虑抑郁情绪。该治疗技术在 20 世纪 60 年代开始兴起，80 年代我国应用于临床、教育及运动训练。利用生物反馈仪器，使冠心病患者通过学习，认识到各种心理因素与躯体变化的关系，也能客观地了解心身变化与某些环境因素如紧张、松弛的关系。通过生物反馈仪显示出来的生理状态信息，在医生指导下反复训练，患者对体内信息的间接感知的敏感度就会逐渐提高，使间接感知转化为直接感知，并得到强化，最终形成并保持脱离反馈仪而进行自行控制和调节自身某些心理、生理的反应能力，从而缓解冠脉介入术后患者的焦虑、抑郁症状。但在生物反馈治疗前要详细询问病史，做细致的体格检查，在治疗中应避免不恰当的训练，应在心脏监护系统和急救设备齐全的条件下进行治疗。

2. 运动康复疗法（Exercise rehabilitation therapy） 运动康复治疗心理疾病原理是运用人的大脑与肌肉的信息双向传导。当肌肉活动积极，从肌肉向大脑传递的冲动就多，大脑的兴奋水平就高，情绪就会高涨；反之，当肌肉越放松，从肌肉向大脑传递的冲动就会减少，大脑的兴奋性就降低，情绪就不会高涨。运动康复疗法对于冠心病合并焦虑抑郁症患者是一种有效的治疗措施，既能改善不良心理症状，又能有效控制冠心病高危因素，提高冠心病患者的生活质量。对于冠脉介入术后患者，建议适当的有氧运动，如步行、慢跑、游泳、骑自行车、打太极拳等运动都可以缓解患者的焦虑抑郁症状。根据患者自身的具体病情，鼓励其进行适当的康复锻炼，运动要规律化，轻体力有氧运动为主，运动强度逐渐增大，持久的运动对心脏最有益。但应注意，运动方式因人而异，避免饱餐或喝浓茶后运动，避免过分剧烈和竞争性运动。步行一般每次可散步45~60分钟，每日步行达一万步；慢跑时应先做好准备运动，穿合脚运动鞋，跑步后可缓步慢行或肢体活动。

（二）药物治疗

对心血管疾病合并心理障碍的患者，在进行心理干预治疗基础上，可加用抗焦虑抑郁药物，以缓解或消除患者的心理障碍症状。但药物治疗应符合以下原则：诊断明确，综合全面考虑，个体化合理用药；使用药物应从小剂量开始，逐步增加剂量，使不良反应减至最小；根据不良反应和耐受情况，增加至足量，用足疗程（>4周）；如无效，可以考虑换药，但尽可能单一用药，足量、足疗程，一般不主张2种以上药物联用，争取患者及家属配合，提高患者服药的依从性。

目前抗焦虑抑郁药物主要包括苯二氮䓬类、三环类、单胺氧化酶抑制剂、去甲肾上腺素再摄取抑制剂、5-羟色胺和去甲肾上腺素再摄取抑制剂（SNRI）、选择性5-羟色胺再摄取抑制剂（SSRIs）、特异性5-羟色胺拮抗剂、三唑吡啶类等药物。临床上苯二氮䓬类药物应用广泛，抗焦虑作用强，起效快。根据半衰期的长短可将其分为长程、中程及短程作用药。长程作用药包括地西泮、硝西泮、氯硝西泮等；中程作用药包括阿普唑仑、去甲羟西泮、氯羟西泮等；短程作用药如三唑仑等。一般来说，发作性焦虑选用短程作用药物；持续性焦虑则多选用中、长程作用的药物；入睡困难者一般选用短、中程作用药物；易惊醒或早醒者，选用中、长程作用药。临床应用一般从小剂量开始，逐渐加大到最佳治疗量，维持2~6周后逐渐停药，以防成瘾，停药过程不应短于 2 周，以防症状反跳。三环类抗抑郁药物可引起体位性低血压、传导紊乱和心律失常，对心血管疾病患者应避免选用。由于 SSRIs 抗胆碱能不良反应较小，对心血管、肝肾功能影响小，镇静作用轻，患者耐受性好，依从性高，心血管疾病患者使用较安全，目前已成为治疗冠心病合并焦虑抑郁的一线药物。目前 SSRIs 主要有氟西汀、帕罗西汀、西酞普兰、艾司西酞普兰、舍曲林、氟伏沙明等。CREATE、SADHART 等临床研究显示舍曲林、西酞普兰能明显减轻冠心病患者的抑郁症状。但氟西汀、帕罗西汀等能抑制细胞色素 P450-2D6 同工酶，增加 β 受体阻滞剂和 IC 类抗心律失常药物的浓度，合用 β 受体阻滞剂或 IC 类抗心律失常药物时要谨慎。当患者出现对 SSRIs 类药物不能耐受或无效时，可选用 SNRI 类药物文拉法辛、度洛西汀及 NDRIs 类药物安非他酮等药物。但要注意 SNRI、NDRIs 类药物，部分患者可能引起高血压。此外，黛力新作为一种小剂量的抗精神病药氟哌噻吨与小剂量三环类抗抑郁药四甲蒽丙胺的合剂，由于其两种成分在治疗作用方面有协同效应和不良反应的拮抗效应，能有效地抗焦虑及抗抑郁，改善躯体症状，其起效快，不良反应小，安全性与选择性 5-羟色胺再摄取抑制剂类药物相似。

中医中药治疗：焦虑抑郁症的心理治疗，一直被历代医家所重视。病之初起，情志所伤，肝气郁结，伤在气分，多属实证，临床表现多为抑郁不畅，精神不振，胸闷胁痛，善太息，不思饮食，治疗以疏肝理气解郁为主。如病情迁延日久，由气及血，化火伤阴，病及心脾肾，多属虚证。治疗则分别采用养心安神、补益心脾、滋补肝肾等法则。著名的中药方剂有：柴胡疏肝散、丹栀逍遥散、甘麦大枣汤等。针灸治疗精神心理疾病在我国已有悠久历史，在历代文献记载中，约有 130 个穴位与治疗精神心理疾病有关，如四关穴、十三鬼穴等。

参 考 文 献

[1] Grüntzig AR，Senning A，Siegenthaler WE. Nonoperative dilatation of coronary artery stenosis：percutaneous transluminal coronary angioplasty. N Engl J Med，1979，301（2）：61-68.

[2] 高润霖. 经皮冠状动脉介入治疗发展历程. 中国医学前沿杂志，2015，7（1）：1-5.

[3] 黄颐，孙学礼，付华. 心血管疾病中的心理问题. 国外医学精神病学分册，2004，31（1）：11-12.

[4] Celano CM，Millstein RA，Bedoya CA，et al. Association between anxiety and mortality in patients with coronary artery disease：A meta-analysis. Am Heart J，2015，170：1105-1115.

[5] Pedersen SS，Kanel R，Tully PJ，et al. Psychosocial perspectives in cardiovascular disease. Eur J Prev Cardiol，2017，24：108-115.

[6] 郭敏，史冬梅，周玉杰，等. 冠状动脉介入术后患者抑郁障碍及其与预后的关系. 中国介入心脏病学杂志，2010，18（1）：28-31.

[7] Ellis J，Eagle K，Kline-Rogers E，et al. Depressive symptoms and treatment after acute coronary syndrome. Int J Cardiol，2010，99：443-447.

[8] 任节，钱钧，毛建华，等. 冠状动脉介入手术对冠心病患者心理状态影响. 中华全科医学，2010，8（9）：1158.

[9] 梁文学. 128 例冠脉造影患者抑郁情况的临床观察. 实用临床医学，2007，8（7）：31.

[10] Christoph M，Christoph A，Dannemann S，et al. Mental symptoms in patients with cardiac symptoms and normal coronary arteries. Open Heart，2014，1（1）：e000093.

[11] Doering LV，Moser DK，Riegel B，et al. Persistent comorbid symptoms of depression and anxiety predict mortality in heart disease. Int J Cardiol，2010，145（2）：188-192.

[12] 杨立华，钟国强. 经皮冠状动脉介入术后患者抑郁变化的研究进展. 心血管病学进展，2016，37（3）：299-301.

[13] Schmidt MM, Quadros AS, Abelin AP, et al. Psychological characteristics of patients undergoing percutaneous coronary interventions. Arg Cardiol, 2011, 97 (4): 331-337.

[14] 马涛，毛利荣，孙绍贤，等. 未植入支架冠心病患者心理状况及生存质量评价. 河北医药，2012，34（19）：2913-2914.

[15] 李今朝，张军，屈宝泽. 冠脉支架术对冠心病患者心理及生活质量的影响. 医学与哲学（临床决策论坛版），2011，32（10）：24.

[16] 毛家亮. 综合医院心内科非专科心理障碍诊治的现状、困难及对策. 医学与哲学，2013，34（4）：9-12.

[17] Damen NL, Pelle AJ, van Geuns RJ, et al. Intra-individual changes in anxiety and depression during 12-month follow-up in percutaneous coronary intervention. Heart Lung, 2011, 40: 185-192.

[18] Trotter R, Gallagher R, Donoghue J. Anxiety in patients undergoing percutaneous coronary intervention. Heart Lung, 2011, 40: 185-192.

[19] Pedersen SS, Denollet J, Daemen J, et al. Fatigue, depressive symptoms, and hopelessness as predictors of adverse clinical events following percutaneous coronary intervention with paclitaxeleluting stents. J Psychosom Res, 2007, 62: 455-461.

[20] 陶贵周，张川海. 心血管疾病患者心理评估及干预措施. 医学与哲学，2017，38（3B）：16-18.

[21] 毕婧玮，梁燕仪，蔡文玮，等. 心血管疾病患者抑郁焦虑的研究现状. 中国临床保健杂志，2011，14（3）：323-326.

[22] 杨大伦，郭兰燕，沈俐. 关注冠心病患者冠状动脉介入治疗术后的精神心理康复. 中华心血管病杂志，2012，40（2）：92-93.

[23] 魏万林. 动脉粥样硬化性心血管疾病与精神心理障碍//刘梅颜，陆林，耿庆山. 双心医学. 北京：人民卫生出版社，2016：66-68.

[24] Robert E, Hales Stuart C, Yudofsky Glen O. 精神病学教科书. 张明园，肖泽萍，主译. 5 版. 北京：人民卫生出版社. 2010.

[25] Zhang P. Study of anxiety/depression in patients with coronary heart disease after percutaneous coronary intervention. Cell biochem biophys, 2015, 72 (2): 503-507.

[26] Whallev B, Rees K, Bennett P, et al. Psychological interventions for coronary disease. Cochrane Database SystRev, 2011, 10 (8): 2902-2906.
[27] 胡辉星，熊华峰，汪顺银. 冠状动脉介入术后抑郁障碍及其干预研究. 南方医科大学学报，2007，27（1）：13-14.
[28] 陶贵周. 经皮冠状动脉介入术前术后的心理障碍识别与处理//刘梅颜，陆林，耿庆山. 双心医学. 北京：人民卫生出版社，2016：89-94.
[29] 杨静娜，赵燕. 冠心病合并抑郁障碍的研究进展. 心血管病学进展，2017，38（1）：28-31.
[30] Teply RM, Packard KA, White ND, et al. Treatment of depression in patients with concomitant cardiac disease. Prog Cardiovasc Dis, 2016, 58 (5): 514-528.
[31] 陈娓，桂立辉，娄百玉，等. 行为干预对冠心病患者心脏介入治疗后康复的影响. 中国行为医学科学，2005，14（4）：340.
[32] 杨利群，李田昌，胡大一，等. 冠状动脉介入诊疗患者抑郁变化研究. 临床荟萃，2006，21：3.
[33] 李芬. 冠心病患者择期介入治疗前后焦虑抑郁的心理干预. 心血管康复医学杂志，2012，4：358-360.
[34] 王翔南. 生物反馈技术及其应用的新进展. 中华行为医学与脑科学杂志，2012，21（6）：574-575.
[35] 黄琼，张新风. 生物反馈疗法合并舍曲林治疗冠心病患者伴焦虑抑郁的临床分析. 医学理论与实践，2013，26（12）：1587-1588.
[36] Richards SH, Anderon L, Jenkinson CE, et al. Psychological interventionsfor coronary disease. Cochrane Database SystRev, 2017, 28 (4): 2845-2849.
[37] 谢玉霞，骆登峰，张静，等. 心理干预对冠心病介入治疗后焦虑、抑郁影响研究. 现代诊断与治疗，2017，28（2）：315-317.
[38] 江开达. 精神障碍药物治疗指导. 北京：人民卫生出版社，2016.
[39] 罗寒彬，徐驲，刘中勇. 浅析冠心病介入术后抑郁障碍的病因病机. 江西药中医药大学学报，2018，30（4）：12-13.
[40] 张晓华，汪晓堂. 冠心病焦虑抑郁的中药治疗. 世界中西医结合杂志，2010，5（4）：345-346.

第六节 心脏起搏器及 ICD 置入后心理障碍的识别与处理（1）

中南大学湘雅医学院附属海口医院 陈漠水 张福伟

随着人们物质生活水平的提高，心血管疾病患者愈来愈多，情况也愈来愈复杂。心动过缓或短暂停搏可导致严重的血流动力学异常而威胁生命。对于这种严重的心律失常，药物治疗往往不能奏效，而置入心脏起搏器可以获得肯定且效果满意。安装心脏起搏器不仅能避免心脏事件的发生（晕厥、心力衰竭、猝死），而且改善这些患者的生活质量。自 1958 年第一台心脏起搏器置入以来，人工心脏起搏技术迅速发展并成为治疗缓慢型心律失常的唯一有效方法；随着起搏器技术的迅速发展，心脏起搏器治疗不仅仅局限在过去的缓慢型心律失常患者，其治疗范围进一步扩大，如三腔心脏起搏器再同步化治疗扩张型心肌充血性心力衰竭；埋藏式自动复律除颤器（ICD）治疗恶性室性快速型心律失常，预防猝死有肯定的疗效。这些治疗方法随着循证医学的研究正在成为标准的心脏治疗手段之一。

一、心脏起搏器原理

由于微型计算机和半导体换能器的飞速发展，人工心脏起搏器也相应得到了不断的改进和完善，人工心脏起搏器是能替代或补充正常激发和控制心脏收缩的生理电子系统，它通过周期性发放的电脉冲刺激心脏，引起心搏，是实现生物功能控制的典型范例。人工心脏起搏系统由三部分组成：电池、脉冲发生器及电极导线。电池提供能量；脉冲发生器能接收心电信号，发放适当的电脉冲；电极导线可以双向传输接受心脏与脉冲器之间产生的电信号。如果心脏原有的起搏点丧失其作用而使冲动形成受扰或者心脏固有的传导系统不能正常工作（如:窦性停止、窦性房阻滞、窦性心动过缓或心房心室出现异位节律及心动过速等）心脏起搏器能帮助心脏恢复接近正常的功能。它以适当的电脉冲刺激心肌，使心脏维持正常的兴奋、传导和搏动，得以成功挽救那些药物疗效不佳甚至其他治疗无效的心动过缓患者。

ICD 预防猝死效果肯定，其主要通过识别快速的室性心律失常后采取超速抑制或除颤方法终止心动过速，以挽救生命。

二、心脏起搏器及 ICD 手术与患者心理障碍

心理障碍是指一个人由于生理、心理或社会原因而导致的短暂紧张、焦虑、一时的情绪低落或烦恼等各种情绪反应，是一个人表现为没有能力按照社会认可的适宜方式行动，以致其行为的后果对本人和社会都是不适应的，是人对环境的适应性应激，尚不会对他们的学习、工作、家庭生活产生明显影响，社会功能保持良好；当各种因素使这种应激变得过分强烈和持久，人们的紧张、焦虑、恐惧及抑郁等不良情绪反应达到一定的严重程度，持续一定时间，引起患者各种躯体不适症状，这些临床症候群可明显影响或损害患者的健康及社会功能，且这种不良情绪障碍不能自行缓解，单靠患者自身通常也不能加以克服。患者有迫切求医的愿望。

我国心血管疾病患病率、病死率仍处于上升阶段。2018 年 1 月公布的《中国心血管病报告 2017》推算心血管病现患人数 2.9 亿，其中冠心病 1100 万，心力衰竭 450 万，高血压 2.7 亿。心理障碍在我国发生率逐年增高，推测至 2020 年，其将成为我国社会负担较重的一大疾病 。心血管疾病与心理障碍互为因果，互相影响，导致患者病情恶化、预后不良，两者的共病问题已成为严重的健康问题。临床上心血管疾病合并心理障碍非常常见。躯体化症状、抑郁、慢性广泛焦虑、惊恐发作是心血管科常见的心理障碍。有研究表明，心内科门诊患者中焦虑抑郁发生率为 42.5%，其中单纯焦虑症状 8.7%，单纯抑郁症状 6.5%，焦虑抑郁症状共存 27.3%；现患心血

管疾病患者焦虑抑郁症状发生率为 45.7%，高于无心血管疾病患者的发生率 35.6%。心内科住院患者中焦虑抑郁发生率更高，抑郁发生率为 54.3%，焦虑发生率为 45.7%，其中焦虑抑郁并存率为 37.1%。不良情绪可导致各种心律失常，有时甚至是致命的恶性心律失常。这是因为精神压力强烈而持久，产生的抑郁和焦虑等负性情绪可激活下丘脑-垂体-肾上腺系统，能促使交感神经功能亢进，儿茶酚胺分泌增多，从而导致心肌细胞自律性异常增加，有可能诱发各种心律失常。心律失常也常常会引起患者的心理障碍，用心理测试量表 SCL-90 对 50 例无器质性心脏病的心律失常患者进行评分，发现研究组较对照组有明显的躯体化、强迫、焦虑、抑郁和敌对症候群。患者常因心血管疾病症状突出就诊于综合医院、基层医院，而综合医院医生、基层医院全科医生因缺乏精神心理诊疗方面的技能培训，缺乏对心理障碍的基本识别技能，导致部分有心理问题的患者被漏诊、误诊及临床过度检查、过度治疗。所以，应重视对心血管疾病患者合并心理障碍的识别与治疗。

心脏起搏器及 ICD 手术具有手术切口小、无痛苦、不开胸，安全可靠，但是仍然属于一种创伤性手术，而且是作为一种异物终身携带，在保护患者生命安全的同时，也会对患者造成一定的影响；若患者对心脏起搏器或 ICD 常识不了解可造成心理负担、情绪波动，甚至出现心理障碍。在临床中，不管是在术前与患者进行手术知情沟通时，还是术后随访，患者都可能产生情绪波动、心理负担，甚至心理障碍。在术前谈话中，手术的风险、术后并发症、手术的费用等因素，都有可能会对患者造成心理压力，甚至导致患者拒绝手术；在术后，因为对起搏器或 ICD 的认识，所以术后出现以前没有的症状，很多患者都会怀疑是起搏器置入的影响，患者可能会反复产生一些疑虑，比如：起搏器工作是否正常？起搏器质量有无问题？手术不成功？术后病情进一步加重？等等。据统计显示，心脏起搏器患者心理障碍的远期发生率约 10%~20%，远高于普通人群的心理障碍发病率。有高达二分之一的 ICD 置入术后患者由于上述原因出现明显的抑郁、焦虑情绪，有 40%~63%的患者这种消极情绪的影响可持续一年以上，并且患者不能自行缓解这种紧张担忧情绪，负性情绪严重的会导致心理障碍不仅造成患者各种躯体不适症状，而且会增加患者原有的恶性心律失常发生，影响患者的预后及生活质量，具有临床意义。这种心理障碍如果持续存在并加重，那么心理因素不仅影响患者疾病的预后和转归，而且可能会影响到起搏器的正常工作，导致患者预后变差。目前，在面对心脏起搏器患者的心理障碍问题时，因非精神心理专科医生对其知识有限而往往认识不足，因而，在临床上心脏起搏器患者的心理障碍常常被低估，造成漏诊误治现象并不少见。

三、心脏起搏器或 ICD 患者心理障碍的临床表现及诊断要点

心脏起搏器或 ICD 患者心理障碍以焦虑抑郁为主要表现。焦虑在生活中多见，当人们遇到困难，自己觉得难以应付时，产生的一种内心紧张不安、担心和预感的压抑体验。正常的焦虑状态能提高人们在应付困难时的能力，它常是由一定原因引起、可以理解的、适度的和相对短暂的。但是病态的焦虑通常是不明原因引起提心吊胆、紧张不安，并伴有显著的自主神经功能紊乱、肌肉紧张、运动性不安。患者往往能够意识到这些担忧是过度的和不恰当的，但是不能控制，常常因难以忍受而痛苦。病程不定，常常趋于慢性。患者常因自主神经症状多次就诊于医院，反复检查不能明确病因。

（一）焦虑的临床表现

患者可出现四个方面症状。

1. 精神性焦虑 过度担心是精神性焦虑的核心。起搏器置入术前谈话医生交代的手术风险、术后并发症、经济费用，术后起搏器的自身调节、ICD 的放电等情况均可以成为应激原，引起患者情绪波动、过度担心，常表现情绪波动大、难以入睡、睡中易惊醒、情

绪易激惹等。

2. 躯体性焦虑 表现为运动不安和肌肉紧张。运动性不安可表现为搓手顿足，不能静坐，不停走动，小动作增多。肌肉紧张表现为主观上的肌肉不舒服的紧张感，严重时有肌肉酸痛，多见于胸部、颈部及背部肌肉，紧张性头痛也常见，有的患者可出现肢体的震颤，甚至语音发颤。

3. 自主神经功能紊乱 表现为心悸、胸闷气短、头晕头痛、皮肤潮红、出汗、口干、胃部不适、恶心腹胀呕吐、便秘腹泻、尿频等。

4. 其他症状 常合并疲劳、抑郁、惊恐等，临床少见。

（二）焦虑状态的诊断要点

一次焦虑发作中，患者必须在至少数周（通常为数月）内的大多数时间存在焦虑的原发症状，症状通常应该包含以下要素：

1. 恐慌。

2. 运动性紧张（无法放松、坐卧不安、紧张性头痛）。

3. 自主神经活动亢进（出汗、心动过速或呼吸急促、上腹不适、头晕、口干等）。

（三）抑郁的临床表现

抑郁是一种心境状态，是以心境低落、思维延迟、意志活动减退为主要特征，目前认为抑郁的发作表现可分为核心症状、心理症状群和躯体症状群。发作至少持续 2 周并且不同程度地损害社会功能，或给本人造成痛苦或不良后果。

临床抑郁患者临床表现：

1. 情绪低落 患者自觉情绪低落，苦恼忧伤，情绪的基调是低沉，灰暗的。患者常自觉兴趣索然、痛苦难熬，忧心忡忡，郁郁寡欢，有度日如年，生不如死之感，自称“高兴不起来”“活着没意思”，愁眉苦脸，唉声叹气，典型病例常有情绪低落在早晨较为严重，傍晚时可以减轻。如出现，则有助于诊断。

2. 抑郁性认知　常出现三无症状，无望、无助、无用。甚至出现自杀观念和行为。

3. 兴趣缺乏　凡事缺乏兴趣，任何事都提不起劲，患者对以前喜爱的各种活动兴趣显著减退，甚至丧失。

4. 快感缺失　患者丧失了体验快乐的能力，不能从平日从事的活动中获得乐趣。

5. 思维迟缓　患者思维联想速度缓慢，反应迟钝，思路闭塞，自觉愚笨。思考问题困难。表现为主动言语减少，语速慢语音低，严重者应答及交流困难。

6. 意志活动减退　患者意志活动呈显著持久的抑制。表现为行动缓慢，生活被动、懒散，不想做事，不愿意与周围人交往。常独坐一旁或整日卧床，少出门或不出门，回避社交。

7. 精神运动性改变　通常表现为焦虑和运动性迟滞或激越。迟滞表现为活动减少、动作缓慢、工作效率下降，激越患者则与之相反，脑中反复思考一些没有目的的事情，思维内容无条理，大脑持续处于紧张状态。

8. 生物学症状　睡眠障碍、食欲下降、性欲减退、精力缺乏、其他躯体不适症状（非特异性的头痛、全身疼痛、恶心、呕吐、心慌、胸闷、出汗、尿频、尿急、便秘等）。

9. 精神病性症状　部分患者在一段时间可出现幻觉和幻想。临床中我们所看到的抑郁症状通常较轻，主要以抑郁性神经症为表现形式，以持久的心境低落为主要临床表现。

（四）抑郁的诊断

临床关于抑郁患者诊断要点：

患者通常具有心境低落；兴趣和愉快感丧失；精力不济或疲劳感等典型症状。其他常见症状：集中注意和注意的能力降低；自我评价降低；自罪观念和无价值感；认为前途暗淡悲观；自伤和自杀的观念或行为；睡眠障碍；食欲下降。

病程持续至少 2 周。

轻度抑郁：至少 2 条典型症状+至少 2 条其他症状；

中度抑郁：至少 2 条典型症状+至少 3 条其他症状；

重度抑郁：3 条典型症状+至少 4 条其他症状。

（五）应用量表辅助诊断心脏起搏器或 ICD 患者的焦虑抑郁

量表在心脏起搏器或 ICD 患者合并焦虑抑郁的筛查及辅助诊断中有重要价值，常用的量表有焦虑自评量表（SAS）、抑郁自评量表（SDS）、患者健康问卷抑郁量表（PHQ-9）、广泛性焦虑评定量表（GAD-7）、综合医院焦虑抑郁量表（HAD）等。但量表只是筛查工具，不是诊断工具，对焦虑抑郁是一种有用的辅助手段，可以帮助临床医生更好识别和判断。

四、置入心脏起搏器及 ICD 心理障碍的治疗

（一）心理因素干预治疗

临床医生应在起搏器术前术后与家属及患者做好沟通。重点沟通包括以下几个方面。

1. 详细、耐心向患者及家属介绍所患疾病，让患者对自己的病情有基本了解，了解病情的危险性。

2. 向家属说明药物治疗效果差，有行起搏器或 ICD 置入的必要性，能解决什么问题。

3. 讲解手术的基本步骤和有关手术情况，针对性消除患者的忧虑。

4. 要实事求是，不要夸大，不然会误导患者认为心脏起搏器或 ICD 可以解决心脏病的“所有问题”，当术后没有出现患者认为可能出现的治疗效果时，可能引起情绪波动。

5. 置入心脏起搏器或 ICD 后，要告诉患者仪器工作时可能出现的一些不适现象，让患者有思想准备；并交代清楚起搏器随访的计划。

6. 鼓励患者像正常人一样工作和生活，除此之外，也可积极参加不太剧烈的活动，如骑自行车、舞蹈、跑步等。

（二）药物干预治疗

1. 抗焦虑药物治疗

（1）使用有抗焦虑作用的抗抑郁药：SRIs 和 SNRIs 对焦虑患者有效，且药物不良反应少，患者接受性好，如帕罗西汀、文拉法辛、度洛西汀、氢溴酸西酞普兰，目前已在临床上广泛使用。三环类抗抑郁剂如丙米嗪、阿米替林等对焦虑患者有较好疗效，但较强的抗胆碱能不良反应和心脏毒性作用限制了它们的应用。根据抗抑郁药起效较慢、无成瘾性，而苯二氮䓬类起效快，但长期使用有成瘾性的特点，临床上多在早期将苯二氮䓬类与 SSRIs/SNRIs 或三环类药物合用，维持 2~4 周，然后逐渐停用苯二氮䓬类药物。很少单独应用苯二氮䓬类药物作为一种长期的治疗手段。临常用的苯二氮䓬类药物：抗焦虑紧张常用的有：艾司唑仑（舒乐安定），1~2 mg/次，2~3 次/天，口服；阿普唑仑（佳静安定），0.2~0.8 mg/次，2~3 次/天，口服；地西泮（安定），2.5~10 mg/次，2~4 次/天口服；镇静催眠常用的有：三唑仑（海尔神）0.25~0.5 mg，艾司唑仑 1~2 mg，睡前口服；氯硝西泮（安定）1~2 mg，睡前口服；咪达唑仑（速安）7.5~15.0 mg，睡前口服。

（2）其他药物：丁螺环酮、坦度螺酮是 5-HT_{1A}受体的部分激动剂，因无依赖性常用于焦虑障碍的治疗，但起效较慢。β-肾上腺素能受体阻滞剂对于减轻焦虑症患者自主神经功能亢进所致的躯体症状如心悸、心动过速等有较好疗效。此外，氟哌噻吨、美利曲辛对焦虑也有较好的缓解作用，但不宜长期使用，老年人使用可能诱发帕金森综合征。

2. 抑郁障碍的治疗

（1）治疗目标：抑郁障碍的治疗要达到三个目标：①提高临床治愈率，最大限度减少病残率和自杀率，关键在于尽早消除临床症状；②提高生存质量，恢复社会功能；③预防复发。抑郁为高复发性疾病（>50%）。药物虽非病因治疗，却可通过减少发作和降低基因激活的生化改变而减少复发，尤其是对既往有发作史、家族史、女性、产后、慢性躯体疾病、生活负担重、精神压力大缺乏社会支持和物质依赖的高危人群。

（2）治疗原则：抗抑郁药是当前治疗各种抑郁障碍的主要药物，能有效解除抑郁心境及伴随的焦虑、紧张和躯体症状，有效率60%~80%。抗抑郁药的治疗原则是：①全面考虑患者症状特点、年龄、躯体状况、药物的耐受性、有无并发症，因人而异的个体化合理用药。②剂量逐步递增，尽可能采用最小有效剂量，使不良反应减至最少，以提高服药依从性。停药时应逐渐减量，不要骤停，避免出现撤药综合征。③小剂量疗效不佳时，根据不良反应和耐受情况，增至足量（有效药物上限）和足够长的疗程（>4~6 周）。④如仍无效，可考虑换药，换用同类另一种药物或作用机制不同的另一类药。应注意氟西汀需停药 5 周才能换用单胺氧化酶抑制剂（MAOs），其他选择性羟色胺再摄取抑制剂（SSRIs）需 2 周；MAOIs 停用 2 周后才能换用 SSRIs。⑤尽可能单一用药，足量、足疗程治疗。当换药治疗无效时，可考虑两种作用机制不同的抗抑郁药联合使用。一般不主张联用两种以上的抗抑郁药。⑥治疗前向患者及家人阐明药物性质、作用和可能发生的不良反应及对策，争取他们的主动配合，能遵医嘱按时按量服药。⑦治疗期间密切观察病情变化和不良反应，并及时处理。⑧抗抑郁药治疗过程中应密切关注诱发躁狂或快速循环发作的可能。⑨在药物治疗基础上辅以心理治疗，可望取得更佳效果。⑩积极治疗与抑郁共病的其他躯体疾病、物质依赖焦虑障碍等。

（3）治疗策略：抑郁障碍为高复发性疾病。目前倡导全病程治疗策略。分为：急性期治疗、现周期治疗和维持期治疗。首次发作的抑郁障碍 50%~85%会有第 2 次发作，因此需维持治疗以防止复发。

1）急性期治疗：控制症状，尽量达到临床痊愈（通常以HAMD-17总分≤7，或MADRS总分≤12作为评判标准）。治疗严重抑郁障碍时，一般药物治疗2~4周开始起效。如果患者用药治疗6~8周无效，改换作用机制不同的另一类药物可能有效，或者加一种作用机制不同的抗抑郁药物，但要注意不良反应。

2）巩固期治疗：目的是防止症状复燃。现固治疗至少4~6个月，在此期间患者病情不稳，复燃风险较大。

3）维持期治疗：目的是防止症状复发。维持治疗结束后，病情稳定，可缓慢减药直至终止治疗，但应密切监测复发的早期征象，一旦发现有复发的早期征象，迅速恢复原有治疗。有关维持治疗的时间意见不一。多数意见认为首次抑郁发作维持治疗为3~4个月；若有2次以上的复发，特别是起病于青少年、伴有精神病性症状、病情严重、自杀风险大、并有家族遗传史的患者，维持治疗至少2~3年；多次复发者主张长期维持治疗。新型抗抑郁药不良反应少，耐受性好，服用简便，为维持治疗提供了方便。如需终止维持治疗，应缓慢减量（至少持续4~8周），以便观察有无复发迹象，亦可减少撤药综合征。

（4）抗抑郁药物的选择：各种抗抑郁药物的疗效大体相当，又各有特点，药物选择主要取决于以下因素。①考虑抑郁障碍症状特点：伴有明显激越的抑郁发作可优先选用有镇静作用的抗抑郁剂；伴有强迫症状的抑郁发作可优先选用SSRIs或氯米帕明；非典型抑郁可选用SSRIs；伴有精神病性症状的抑郁发作不宜选用安非他酮。②既往用药史：如既往治疗药物有效则继续使用，除非有禁忌证。③药理学特征：如镇静作用较强的药物对明显焦虑激越的患者可能较好。④药物间相互作用：有无药效学或药动学配伍禁忌。⑤患者躯体状况和耐受性。⑥治疗获益及药物价格。目前一般推荐SSRIs、SNRIs、NaSSAs作为一线药物选用。但由于价格因素，在我国不少地区阿米替林、氯米帕明、马普替等仍作为治疗抑郁发作的首选药物。

参考文献

[1] 陈伟伟，高润霖，刘力生，等.《中国心血管病报告2017》概要. 中国循环杂志，2018，33（1）：1-8.

[2] 中华医学会神经病学分会神经心理学与行为神经病学组. 综合医院焦虑、抑郁与躯体化症状诊断治疗的专家共识. 中华神经科杂志，2016，49（12）：908-917.

[3] 余国龙，邓云龙. 心血管疾病患者心理障碍的识别与治疗. 中国全科医学，2018，21（22）：2750-2754.

[4] 赵曼，余国龙，杨天伦. 某三甲综合医院心内科门诊患者焦虑抑郁症状及相关因素. 中国临床心理学杂志，2012，20（2）：188-189.

[5] Feng YC，Liu N，Liu JX，et al. Investigation of anxiety and depression of general hospital inpatients with GAD-7 and PHQ-9. Journal of Qiqihar University of Medicine，2015，36（32）：4926-4927.

[6] 邓云龙，王东方. 躯体症状障碍诊疗策略. 医学与哲学（B），2017，38（9）：1-4.

[7] 胡大一，魏万林，刘梅颜，等. 双心医学. 北京：人民卫生出版社，2016.

[8] 郝伟、于欣、许毅，等. 精神病学. 北京：人民卫生出版社，2013.

第七节 心脏起搏器及ICD置入后心理障碍的识别与处理（2）

厦门大学附属第一医院 谢 强

现代医学的发展使医学模式从原来单一的生物医学模式转变为了生物-心理-社会医学模式，患者心理状态对疾病发生、发展及预后的重大影响已经普遍得到临床医师的重视。心脏起搏器置入术作为一种侵入性的治疗，不管在术前还是术后，都会出现一些不良的情绪反应，ICD置入后的放电除颤，更是加重患者心理负担，严重的将导致心理障碍，包括焦虑，抑郁和创伤后应激障碍等，如果这些不良的情绪长期得不到干预，将影响心脏起搏器的疗效及患者生活质量，产生新的不适症状及一系列相关躯体疾病（如消化性溃疡、脑血管意外、急性心肌梗死、心力衰竭等），并增加ICD置入患者恶性心律失常的发生，也是诱发起搏器综合征的重要因素。所以正确识别和处理心脏起搏器手术前后的心理问题，对预防心脏起搏器置入患者心理障碍，改善起搏器治疗效果具有重要意义。

一、心脏起搏器置入患者心理障碍的现状

心脏起搏器置入术的本身创伤不大，但可能会对某些患者的心理和生活产生一定的影响，其心理适应过程包括三个阶段：①置入前临床症状严重，患者常被告知存在生命危险；②起搏器植入后至出院，部分患者没有被治愈的感觉，而是开始依赖于起搏器，并被要求多次定期复查；③起搏器应用到患者的日常生活中，有些患者忽略了它，有的患者觉得起搏器的置入让自己的生命安全更有保障，而一些患者则以其存在为中心，担忧起搏器故障及电源耗竭。由于患者对心脏起搏器治疗的不了解，承受疾病和手术的痛苦，并且担心手术风险及术后的并发症，同时还要承担一定的经济压力，这使患者在术前容易表现出犹豫、恐惧、焦虑、烦躁易怒、失眠、不合作等情况。起搏器置入术后的心理障碍表现形式以焦虑、抑郁、疑病为主，其中以焦虑和抑郁最为常见，近期研究表明，有高达35%~42.7%的起搏器置入患者术后存在焦虑，38.79%~39.9%的患者存在抑郁。伴有术后心理障碍的起博器置入患者往往长期过分关注起博器，期望值过高，认为心脏起搏器能帮助他解决所有问题，一旦有临床其他不适症状或疾病，都会归咎于心脏起搏器。心脏起搏器综合征是指置入心脏起搏器后，由于心室起搏或房室收缩不同步，引起血流动力学不正常产生的心血管和神经系统症状和体征，其发生率为5%~7%，只有血压降低而无临床症状的亚临床型可达

20%。通过应用症状自评量表（SCL-90）、焦虑自评量表（SAS）以及抑郁自评量表（SDS）研究表明，心脏起搏器综合征与心理障碍呈高度相关，且它们的许多临床症状互相重叠，如头晕、乏力、胸闷、心悸、呼吸困难、窒息感以及忧虑紧张等，容易造成心血管医生对心脏起搏器综合征发生率被高估，心理障碍被低估，从而易使起博器术后的焦虑、抑郁症状误诊为"心脏起搏器综合征"而延误治疗，但起搏器综合征常发生于单腔起搏患者，随着起搏器的不断发展，单腔起搏器的应用已显著减少，所以单纯起搏器综合征的发生率相对较前降低。所以，一些心脏起博器综合征患者经调整心脏起搏器参数后临床症状缓解并不理想时，应进一步评估患者心理状态。

ICD 置入患者由于对该疾病危险性的认识增加及放电除颤时的严重不适感，担忧在公共场所发作出现放电，并且经济负担更重等问题，使 ICD 置入术患者伴有不可避免的精神压力，其心理障碍患病率较常规起搏器置入患者更高。曾经放电的经历或对这一功能的简单认识可能导致患者对以后的放电更加焦虑、更加痛苦，反过来将产生一些回避行为，例如，因为害怕放电除颤而不参加体育锻炼，最终，对放电的焦虑可发展为临床上显著的全身性焦虑障碍或避免一些与之前 ICD 放电经历相关的行为。研究显示，12 月内经历 5 次以上放电除颤或 24 小时内经历 3 次及以上放电除颤的患者存在极高的心理障碍风险。有研究指出，ICD 置入患者焦虑障碍的发病率在 11%~26%之间，抑郁症的发病率在 11%~28%之间；在置入后第 1 年其心理障碍通常减少，但大约有 25%患者难以适应，并且在一生中持续经历高水平的焦虑和抑郁。另有研究指出，在横断面研究中，一般性或 ICD 特异性焦虑在 ICD 置入患者中有 13%~38%的点患病率。纵向焦虑评估显示，围手术期约有 35%患者符合诊断焦虑，而在 6 个月和 12 个月的随访中约 15%患者符合诊断焦虑，10%~41% ICD 置入患者有显著抑郁症状。

因心脏起搏器置入患者有心血管疾病的先占观念，常常拒绝承认和医生讨论心理障碍问题，常因感到达不到预想中的健康状态而对手术产生怀疑，造成医患之间的矛盾，甚至因无法忍受而要求拔除起搏器或者选择自杀。同时因非精神心理专科医生在心理障碍相关方面知识有限而往往认识不足，造成起搏器置入患者的心理障碍常常被低估而漏诊误治。但现代医学的发展不能失去人的触觉，在治疗方案不断机械化和科学化的同时，不能因心理障碍不会危及患者生命而采取轻视态度，不能疏忽了对患者心理社会和微妙的认知问题的评估。关于心脏起搏器患者心理障碍的表现及诊断请详见《心脏起博器及 ICD 置入后心理障碍的识别与处理（1）》。

二、心理量表评估起搏器置入患者心理障碍

心理评定量表是用来量化观察中所得的一种测量工具，为心理健康评估中收集资料的重要手段之一，主要用于帮助建立诊断或为诊断提供参考。量表的形式多种多样，目前国内应用的主要心理量表都是从国外引进，选择和评价量表常用的原则是：①量表的功效，所使用的量表能否真实、全面、清晰地反映所要评定的内容特征，等级划分合理，定义明确，以反映出行为的细做变化；②敏感性，选择的量表应该对所评定的内容敏感，即能测出受评者某特质、行为或程度上的有意义的变化；③简便性，所选择的量表简明、省时和方便实施；④可分析性，量表应有其比较标准，或者是常模，或者是描述性标准。这里分别介绍临床常用的焦虑和抑郁评定量表。

焦虑自评量表（SAS）（表 4-7-1）由 Zung WWK 编制，用于测量焦虑状态轻重程度及其在治疗过程中变化情况的心理量表，经过几十年的反复使用和验证，已成为最常用的心理测量工具之一。所测量的症状时间跨度为一周，用于评定焦虑患者的主观感受。

表 4-7-1 焦虑自评量表（SAS）

指导语：下面有 20 个条目，请仔细阅读每一条，把意思弄明白。然后根据您最近 1 周的实际情况在造当的方格里画一个勾（√），每一条目后的四个格，表示：没有或很少时间；小部分时间：相当多时间；绝大部分或全部时间。

条目	没有或很少时间	小部分时间	相当多时间	绝大部分或全部时间
1. 我觉得比平常容易紧张和着急。	□	□	□	□
2. 我无缘无故地感到害怕。	□	□	□	□
3. 我容易心里烦乱或觉得惊恐。	□	□	□	□
4. 我觉得我可能将要发疯。	□	□	□	□
5. 我觉得一切都好，也不会发生不幸。	□	□	□	□
6. 我手脚发抖打颤。	□	□	□	□
7. 我因为头痛、头颈痛和悲痛而苦恼。	□	□	□	□
8. 我感觉容易衰弱和疲乏。	□	□	□	□
9. 我觉得心平气和，并且容易安静坐着。	□	□	□	□
10. 我觉得心跳得很快。	□	□	□	□
11. 我因为一阵阵头晕而苦恼。	□	□	□	□
12. 我有过晕倒发作或觉得要晕倒似的。	□	□	□	□
13. 我呼气、吸气都感到很容易。	□	□	□	□
14. 我手脚麻木和刺痛。	□	□	□	□
15. 我因为胃痛和消化不良而苦恼。	□	□	□	□
16. 我常常要小便。	□	□	□	□
17. 我的手常常是干燥温暖的。	□	□	□	□
18. 我脸红发热。	□	□	□	□

待 续

续表

条目	没有或很少时间	小部分时间	相当多时间	绝大部分或全部时间
19. 我容易入睡，并且一夜睡得很好。	□	□	□	□
20. 我做噩梦。	□	□	□	□
问卷总分				
将 20 个项目的各个得分相加，即得粗分；用粗分乘以 1.25 以后取整数部分，就得到标准分，SAS 标准分的分界值为 50 分，其中 50~59 分为轻度焦虑，60~69 分为中度焦虑，70 分以上为重度焦虑。				

目前评定抑郁障碍的临床评定量表较多，其中汉密尔顿抑郁量表（HAMD）主要适用于抑郁症患者，是临床上评定抑郁状态时应用最普遍的量表，常作为其他抑郁量表平行效度检验的工具；PHQ-9 量表（表 4-7-2）信效度比较好，可用于抑郁症的筛查，也可用于评估抑郁严重程度，更适合在临床实践中常规应用。

表 4-7-2　患者健康问卷-9（PHQ-9）

指导语：下列 9 项与抑郁症相关的症状，每个条目后面有四个数字表示症状出现的频率，0=没有，1=每周 1~2 天有这些症状，2=有半数以上时间存在，3=几乎每天都有。在过去的两周里，你生活中以下症状出现的频率有多少？在相应的数字打钩√。

条目	没有	有时	经常	总是
1. 做什么事都没兴趣、没意思	□	□	□	□
2. 感到心情低落、抑郁、没希望	□	□	□	□
3. 入睡困难，总是醒着，或睡得太多，嗜睡	□	□	□	□

待　续

续表

条目	没有	有时	经常	总是
4. 常感到很疲倦、没劲	□	□	□	□
5. 口味不好，或吃得太多	□	□	□	□
6. 自己对自己不满，觉得自己是个失败者，或让家人丢脸	□	□	□	□
7. 无法集中精力，即便是读报纸或看电视时，记忆力下降	□	□	□	□
8. 行动或说话缓慢到引起人们的注意，或刚好相反，坐卧不安，烦躁易怒，到处走动	□	□	□	□
9. 有“不如一死了之”的念头，或想怎样伤害自己一下	□	□	□	□
问卷总分：				
如果发现自己有如上症状，他们影响到你的家庭生活、工作、人际关系的程度是；				
没有困难________，有一些困难________，很多困难________，非常困难________.				

总分分类：0~4分，没有抑郁症，注意自我保重；5~9分，可能有轻微抑郁症，建议咨询心理医生或心理医学工作者；10~14分，可能有中度抑郁症，最好咨询心理医生或心理医学工作者；15~19分，可能有中重度抑郁症，建议询心理医生或精神科医生；20~27分，可能有重度抑郁症，一定要看心理医生或精神科医生。

三、起搏器置入患者心理障碍的预防及处理

多项研究明确指出，起搏器置入术后心理障碍与患者性别、年龄、人格特质、受教育程度、对起搏器相关知识的了解程度及术前医患沟通等因素密切相关，因此术者应根据心脏起搏器置入患者的

心理反应特点，结合自己的临床经验，针对可控制因素采取相应干预措施。

加强医患沟通，由于患者为焦虑和抑郁寻求帮助的情况并不常见，自 ICD 置入后的长期规律随访中要积极主动询问患者心理状态和功能，建立完善的患者档案和心理支持系统，病人不能控制室速的发生和 ICD 放电除颤，但他们可以学会控制自己的反应，更多的知识和准备可以增强患者的应对能力。详见《心脏起博器及 ICD 置入后心理障碍的识别与处理（1）》。

如果患者经起搏器程控及相关检查排除起搏器功能状态异常及其他躯体障碍，结合起搏器术后心理障碍的诊断标准及相关量表评分怀疑患者存在心理障碍者，应建议患者积极去精神科就诊，予以心理干预治疗，甚至药物干预治疗。其中，认知行为疗法常被用来识别和纠正对 ICD 和放电除颤的不适应或不合理的信念，并消除作为负强化的回避行为。通过对 ICD 患者进行心理教育开始，以帮助患者认识到自己对该设备的理解可能是不合理的；常涉及压力管理、问题解决技巧、回避行为，以及如何恢复工作和社会活动。暴露疗法可以帮助患者重新参与到他们因为非理性的恐惧而避免的活动。认知行为疗法治疗焦虑和抑郁症状可明显改善患者的精神状态及减少心律失常的发生，从而减少放电除颤倾向。此外，临床试验还表明瑜伽和正念在解决心血管疾病相关心理和生理问题方面是有效的，包括心脏功能、交感神经激活、氧化应激、凝血活性及焦虑和抑郁的症状。瑜伽、松弛训练，包括深呼吸技术，对 ICD 患者尤其有益，因为它们可以帮助患者减少对 ICD 放电时的唤醒反应。

药物干预治疗包括抗焦虑及抗抑郁药，抗焦虑药包括苯二氮䓬类（BDZ）如艾司唑仑、阿普唑仑、地西泮、氯硝西泮、咪达唑仑、佐匹克隆和丁螺环酮、坦度螺酮，抗抑郁药包括选择性 5-羟色胺再摄取抑制剂（SSRIS）、三环类抗抑郁药物（TCAs）、肾上腺素及 5-羟色胺再摄取抑制剂（SNRIs）、5-羟色胺受体拮抗剂和摄取抑制剂（SARIs）及其他如米氮平及复合制剂黛力新等。

病例1：患者为78岁老年男性，离休干部，10年前因“病窦综合征伴阵发性房速”于我科行心脏起搏器置入，2年前因电源耗竭更换起搏器，术前及术中程控示电极参数良好，遂仅行起搏脉冲发生器更换，未更换电极，患者术后心悸发作频繁，伴气喘、冷汗，怀疑起搏器电极故障而反复我科门诊就诊，起搏器程控提示起搏器功能状态良好，记录显示短阵房速，偶伴房颤发作，但其与症状发作时间不一致，经抗心律失常治疗症状无明显改善，完善冠脉造影排除明显冠脉狭窄，患者门诊就诊期间精神极度紧张，常用蝇头小楷详细记录10余项多系统症状及相关问题，要求逐条解答，并反复确认医生的解释，后经转诊神经内科予以赛乐特等抗焦虑治疗后症状明显改善。

病例2：患者为60岁老年男性，既往诊断扩张型心肌病，4年前因住院期间突发室颤致心跳呼吸骤停，经心肺复苏成功抢救后予以CRT-D置入，并联合抗心律失常药治疗，术后4年复查提示左室壁厚度及LVEF恢复致正常范围。自行停用抗心律失常药，数月后出现多次室速、室颤电击治疗，至此对起搏器放电极度恐惧，担忧随时再发心律失常，并担忧起搏器频繁放电后电源耗竭带来的手术创伤和经济负担，家属也反复向患者强调起搏器电源耗竭后再次手术的费用问题。经药物治疗，心律失常未再发作，但患者反复出现胸闷、气喘，伴紧张、失眠，起搏器程控显示功能状态良好，无心律失常发作，考虑存在心理障碍，经转诊神经科予以相应治疗后患者症状明显改善。

参 考 文 献

[1] Wu B, et al. Depressive symptoms and health problems among Chinese immigrant elders in the US and Chinese elders in China. Aging Ment Health, 2010,

14 (6): 695-704.

[2] Player MS, Peterson LE. Anxiety disorders, hypertension, and cardiovascular risk: a review. Int J Psychiatry Med, 2011, 41 (4): 365-377.

[3] 王东平，等. 心脏起搏器置入患者心理影响因素调查分析. 实用医药杂志，2006, 23 (8): 982-984.

[4] Aydemir Ö, et al. Psychiatric morbidity and depressive symptomatology in patients with permanent pacemakers. Pacing and clinical electrophysiology, 1997, 20 (6): 1628-1632.

[5] Proietti R, et al. Psychological, Emotional, Social and Cognitive Aspects of Implantable Cardiac Devices. Springer, 2017.

[6] Jordan J, et al. Manual for the psychotherapeutic treatment of acute and post-traumatic stress disorders following multiple shocks from implantable cardioverter defibrillator (ICD). GMS Psycho-Social-Medicine, 2013. 10.

[7] Magyar-Russell G, et al. The prevalence of anxiety and depression in adults with implantable cardioverter defibrillators: a systematic review. Journal of psychosomatic research, 2011, 71 (4): 223-231.

[8] Chevalier P, et al. Prevention of implantable defibrillator shocks by cognitive behavioral therapy: a pilot trial. Am Heart J, 2006, 151 (1): 191.

[9] Irvine J, et al. A randomized controlled trial of cognitive behavior therapy tailored to psychological adaptation to an implantable cardioverter defibrillator. Psychosom Med, 2011, 73 (3): 226-233.

[10] Kohn CS, et al. The effect of psychological intervention on patients′ long-term adjustment to the ICD: a prospective study. Pacing Clin Electrophysiol, 2000, 23 (4 Pt 1): 450-456.

[11] Cramer H, et al. A systematic review of yoga for heart disease. Eur J Prev Cardiol, 2015, 22 (3): 284-295.

[12] Freedenberg VA, Thomas SA, Friedmann E. A pilot study of a mindfulness based stress reduction program in adolescents with implantable cardioverter defibrillators or pacemakers. Pediatr Cardiol, 2015, 36 (4): 786-795.

[13] Toise SC, et al. Psychosocial and cardiac outcomes of yoga for ICD patients: a randomized clinical control trial. Pacing Clin Electrophysiol, 2014, 37 (1):

48-62.
[14] 程灶火，等. 临床心理学. 北京：人民卫生出版社，2014.
[15] Proietti, Riccardo, et al. Psychological, Emotional, Social and Cognitive Aspects of Implantable Cardiac Devices. Springer, 2017.
[16] 李兴天，岳文超，等. 医学心理学. 北京：人民军医出版社，2009.
[17] 刘梅颜，陆林，耿庆山，等. 双心医学. 北京：人民卫生出版社，2016.
[18] Habibović M, et al. Optimism as predictor of patient-reported outcomes in patients with an implantable cardioverter defibrillator (data from the WEBCARE study). General hospital psychiatry, 2017, 50: 90-95.
[19] 许毅，等. 麻省总医院精神病学手册. 北京：人民卫生出版社，2017.

第五章　双心疾病的治疗

第一节　双心疾病患者的生活治疗

山西医科大学附属第二医院　白春林

随着现代生活方式与节奏的改变，各种压力的来临，心身疾病已然成为世界五大疾病之一。我国是一个人口基数大国，未来10年其影响愈加严重，同时心血管疾病的患病率和死亡率逐年增加，这两种疾病互为因果，互相影响，导致病情恶化，两者的共病问题已经成为我国最严重的健康问题之一。

心血管疾病的过程中常伴有明显或隐匿的心理症状，因此“双心医学”的概念逐渐被医学界所接受，它是研究心血管疾病与精神心理障碍的新学科。胡大一等心血管病专家提倡的双心医学模式是指在躯体药物治疗的基础上，对患者伴有的心理障碍进行评估并采取适当的心理干预措施。双心医学真正体现了疾病诊治过程中“以人为本”的理念，实现了传统医学模式向“生物-心理-社会”新模式的转变，在临床治疗中达到“心身同治”。

双心疾病与生活方式密切相关，除药物及心理治疗等方法外，生活方式治疗也是改善疾病预后的一种非常重要手段。下面从戒烟限酒、合理膳食、睡眠改善、科学运动、情绪管理、健康教育几方面谈一下双心疾病的生活方式治疗。

一、戒烟限酒

双心疾病患者都伴有紧张、焦虑等症状，酒精和烟草是人们在紧张时经常想起的东西。这些物品也确实可以暂时稳定情绪，缓解急躁，使人感到放松。但表面症状的缓解会将真实的、更深层的紧张掩盖起来。吸烟不仅是心血管疾病的独立危险因素，而且使交感兴奋，儿茶酚胺分泌增加，心率增快，不仅加重焦虑和抑郁，还增加心脏急性事件。

二、合理膳食

合理膳食是指一日三餐所提供的营养必须满足人体的生长、发育和各种生理、体力活动的需要。合理膳食可以达到减肥的目的。对双心疾病患者合理膳食不仅可以降低血脂、血压、血糖和体重等心血管疾病的危险因素，而且补充各种营养素，使饮食健康均衡，有利于改善患者的情绪状态，是一种经济、简单、无副作用的一种双心治疗方法。

（一）少吃多餐

保持理想体重，应避免肥胖，减少高热能食物如甜点等的摄入。

（二）减少膳食中的脂肪量

特别应减少动物脂肪量。脂肪供热比应为 20%，不宜超过 25%。还应注意多不饱和脂肪酸与饱和脂肪酸的比例，一般主张 1：1～2：1。

（三）减少胆固醇摄入量

胆固醇摄入量一般应限制在每天 300 mg 以下，或严格限制在 200 mg 以下。含胆固醇的食物多为动物性食物，故可用豆类及其制品代替，这样既减少了胆固醇摄入量，又提供了优质的植物蛋白。

（四）增加膳食纤维的摄入

不饮酒，不吃有刺激性的食物及调味品。在烹调方式上，多用清蒸、凉拌、炖、煮等，禁用油炸、油煎等烹饪方法。

（五）适量饮茶及咖啡

适量地饮用咖啡和茶类可以使身心放松，但是夜间或过多饮用可以兴奋并影响睡眠，对双心疾病不利。

（六）食物多样化，丰富化，粗细搭配，平衡膳食

尽管饮食有限制，但清淡饮食也可以多样化、丰富化、均衡化，

通过饮食增加对生活的情趣，缓解不良情绪。吃饭是增进感情，促进家庭融洽和美的一种方式，尽可能与家人共同进餐，并营造轻松愉快的就餐氛围，有助于双心疾病的恢复。

三、睡眠管理

睡眠对于双心疾病的恢复非常重要，心脏病与睡眠障碍关系密切，睡眠不足会使交感神经兴奋，血压和心率升高。睡眠障碍也是心脏病患者发生抑郁的标志之一。应对双心疾病患者的睡眠问题足够重视，早期给予有效的预防和控制。

四、科学运动

随着大家对健康认识的提高，运动健身已被大多数人所接受。科学运动是指在科学理论（包括运动人体科学、生物学、医学、心理学和运动处方）的指导下，根据自身健康情况进行的能够提高自身生理机能和素质，增进健康的身体活动。科学运动可以更快地达到运动效果、提高机体免疫力、促进新陈代谢、改善心脏功能、改善患者的焦虑与抑郁症、增加应对生活中各种压力的能力等。

1. 运动方式 应以有氧运动为主，持续性的有氧运动可提高心血管耐力，如：步行、慢跑、骑自行车、游泳等。每周 3~4 次，最好能够每天坚持。可从 10~15 分钟开始，逐步延长到每日 30 分钟以上，可以持续性或间歇性进行，每次最少 10 分钟。再配合适当的阻力运动及灵活性和协调运动，同时进行一些低强度的体力活动。

2. 运动强度 双心疾病患者并不是运动强度越大越好，强度过大，会使肌肉中乳酸释放到血液中，增加心脏负担。也会使患者增加疲劳感和厌倦感，对精神起不到愉悦作用，反而不容易使运动坚持下去。冠心病患者最佳运动心律控制区域计算法：晨脉×1.8=心率控制上限；晨脉×1.4=心率控制下限。

3. 运动最佳时间 下午 3 点至晚 9 点的，长短控制在 30 分钟到

1 小时。

4. 运动中注意事项

（1）建议高危患者在有心电和血压监护下运动。在运动过程中播放舒缓的音乐，营造放松的运动环境，享受运动的乐趣，缓解压力，调节情绪。

（2）正式的有氧运动前后应分别进行 5～10 分钟的热身运动和整理活动，以维持关节的活动范围和功能。

（3）指导患者了解自己在运动过程中身体的警告信号，以保证安全。

（4）患者在运动中若出现胸痛、气短、出汗过多、恶心呕吐及脉搏不规则等，应马上停止运动。

（5）如果感觉到有任何关节或肌肉不寻常疼痛，可能存在骨骼、肌肉的损伤，也应立即停止运动。

（6）运动前后避免情绪激动，运动前不宜饱餐，运动要循序渐进，运动时应避免穿的太厚，运动后避免马上洗热水澡，运动后不宜吸烟。

五、情绪管理

情绪是身体对行为成功的可能性乃至必然性，在生理反应上的评价和体验，包括喜、怒、忧、思、悲、恐、惊七种。情绪管理是指应用心理科学的方法有意识地调适、缓解、激发情绪，以保持适当的情绪体验与行为反应，避免或缓解不当情绪与行为反应的实践活动。情绪与心血管疾病的发生、发展、治疗和预后密切相关。人体受到不良情绪刺激之后，会释放肾上腺素，去甲肾上腺素和多巴胺，引起血管收缩，血管内斑块不稳定，血小板聚集，血栓形成，导致心律失常，心脏急性事件发生。因此，情绪管理对双心疾病治疗非常重要，不仅要医护人员要做好心理疏导，还要教会患者自己主动管理情绪。

（一）心理疏导

患者往往对疾病和预后不了解，对诊断和治疗的来龙去脉不清楚，考虑到前途、家庭、经济等问题，往往产生担心和害怕等负面情绪。针对以上情况，要引导患者科学的认识并了解自身疾病，了解了以上的症结所在，医护人员应采取认真的倾听、鼓励、说服、启发和指导的方式，再配合画面，动态图像等手段让患者充分认识自己的疾病及治疗方法。让患者认识到所患疾病是良性疾病，而且目前医学的发达是足以治愈其疾病的。疾病并不像想象的那样严重，手术也没有那么恐怖，心情就会豁然开朗，不良情绪会得到改善。

（二）转移注意力

当出现情绪不佳时，要把注意力转移到使自己感兴趣的事上去，如外出散步、看电影、电视、读书、下棋等。

（三）适度宣泄

适度宣泄可以把不良情绪释放出来，从而紧张情绪得以缓解、轻松。如大哭、唱歌、向他人倾诉等。

（四）自我暗示

可以用语言的指导和暗示作用，来调适和放松心理的紧张与不安状态，使不良情绪得到缓解。如暗示自己“不要害怕，自己的病是可以治愈的”“要保持乐观的心情，积极、乐观不仅能有益于心理疾病的恢复，还能减慢血管硬化的速度”。

（五）亲情温暖

感受家庭温暖更多地和家人在一起，建立紧密、亲近的纽带，在疾病的艰难时刻得到关怀、支持和情感支柱，远离孤独和寂寞，有助于身心的恢复。

（六）正视心理疾患

帮助患者认识到精神心理障碍的危害性，抑郁焦虑会导致患者躯体不适，客观评价患者临床症状与心血管疾病之间的关系，让患者自己认识到夸大的疾病和症状，以取得患者对疾病诊断的充分理解和对治疗的积极配合。

六、控制体重

鼓励患者通过体育运动、降低热量摄入来维持或降低体重，以减轻心脏危险因素。并可恢复患者自信，改善悲观、消极等情绪。

七、健康教育

冠心病是严重威胁中老年人健康的常见病多发病。现已证实，冠心病与不良生活习惯，如吸烟、饮酒、高脂饮食及高血压肥胖等诸多因素有关。健康教育能调动患者应付疾病的主观能动性，引导其明白知行合一的关键在行为落实，指导人们如何养成良好的生活方式，去除危险因素，提高自我保健意识。据调查显示，大多数患者具有一定的冠心病相关知识，但对不同知识的知晓率差异很大，如39%的被调查者不知糖尿病是导致冠心病的危险因素，69%患者不知道所用药物的使用方法和不良反应等，同时对深层次的知识如急性心肌梗死的急救措施、诊断、治疗知之甚少，而院前急救措施实施的好坏将直接影响患者病情的发展。由此说明开展健康教育的必要性、迫切性和重要性。而且调查显示，91%患者迫切需求接受健康教育，患者的这种强烈的健康知识需求和渴求健康的愿望，提示我们应充分利用健康教育帮助患者增加疾病知识，帮助他们逐步形成健康共识、健康行为和健康的生活方式，使其获得良好的生活质量。调查表明，患者最想学习的健康教育内容是急性发作的预防与处理、治疗方法、适应证与疗效、药物的使用方法和不良反应。因此，健康知识的宣教以此作为重点，兼顾其他内容，内容要深入浅出，通俗易懂，使患者易于掌握。在教育方式中，最受欢迎的是家访授课，其次定期讲课、发资料，提示医务人员走出医院，进入家庭、社区，对冠心病患者开展多种形式、多种内容的健康教育势在必行，这样才能真正做好双心疾病的预防与治疗。

双心医学又称心理心脏病学或者行为心脏病学，是研究和处理与心脏疾病相关的情绪、社会环境及行为问题的科学。双心医学的目的是将“精神心理因素”作为“心脏病整体防止体系”的组成部分，立足于心血管疾病的学科体系，对心血管疾病受到来自精神心理因素的干扰或表现为类似心脏症状的单纯精神心理问题进行必要、恰当的识别和干预。总之，双心疾病既要注重患者心脏功能康复又要注重心理健康的恢复，这就要求我们把双心疾病生活方式的改变提高到治疗的高度，通过生活方式治疗，从源头上有效控制双心疾病及其危险因素的聚集，有助于患者从躯体和心理上完全恢复，使其拥有更好的生活质量。

参 考 文 献

[1] 王蕊，张海红，等. 冠心病患者家属对健康教育知识认知现状的调查. 解放军护理杂志，2012，29（9）

[2] 刘梅颜，刘梦超. 精神压力引发心肌缺血的临床干预研究. 中华心血管病杂志，2015，43（2）：153-156.

[3] 张斌. 中国失眠障碍诊断和治疗指南. 北京：人民卫生出版社，2016.

[4] 中国医师协会全科分会双心学组，心血管疾病合并失眠诊疗中国专家共识组. 心血管疾病合并失眠诊疗中国专家共识. 中华内科杂志，2017，56（4）：310-315.

[5] 刘梅颜. 双心医学的发展与争议. 中国循环杂志，2013，28（1）：74.

[6] 刘梅颜. 情绪相关高血压的诊断与治疗对策. 中华医学信息导报，2012，27（1）：19-20.

[7] 刘梅颜. 心血管内科门诊患者合并心理问题的现状分析. 中华内科杂志，2008，47（4）：277-280.

第二节 心血管疾病合并抑郁焦虑患者的药物临床应用

首都医科大学附属北京安贞医院 刘梅颜

抑郁焦虑等精神心理问题是心血管疾病常见的并存疾病，目前认为两病共存会使患者预后恶化，心血管急性事件发生风险增加。抗抑郁药物的临床选择常基于药物本身的不良反应和作用机制，而该类药不良反应常发生在心血管系统。多项临床观察显示，抗精神病药物特别是抗抑郁药多影响患者心血管系统和神经系统，有时会与治疗心脏病的药物发生反应，增加临床治疗的不确定性。研究认为，不良反应可能是由5-羟色胺、去甲肾上腺素和多巴胺失衡造成的，无论是抑郁患者还是冠心病患者，均可见上述神经递质的变化。本文着重于目前关于抗精神药物的心血管系统不良反应的研究，尤其是当前常用的新型抗抑郁药物用于心血管疾病患者的益处和风险。

一、常用的抗精神药物

脑内多巴胺功能亢进学说是精神病学重要的理论基础，抗精神病药物也是通过抑制中枢神经系统多巴胺受体及其作用。目前主要药物包括吩噻嗪类、硫杂蒽类、丁酰苯类、苯二氮䓬类和新型抗精神病药物等，主要引起锥体外系反应、自主神经功能障碍等常见不良反应。锥体外系症状主要由于中枢多巴胺受体阻滞和乙酰胆碱功能活跃有关，自主神经功能障碍则在于α受体被阻断，血管平滑肌被抑制导致直立性低血压和反射性心动过速，可导致心电图ST-T改变、QT间期延长，严重时可有心源性猝死。

二、常用的抗抑郁药

目前临床常用的抗抑郁药包括单胺氧化酶抑制剂、二环类、三环类、四环类和5-羟色胺再摄取抑制剂（SSRIs）等。三环类和单胺氧化酶抑制剂被称之经典抗抑郁药，因具有抗胆碱能作用，对心血管临床不良反应较多。单胺氧化酶抑制剂（MAOI）代表药物有吗氯贝胺（Moclobemide）、氯吉林（Clorgyline）；单环类抗抑郁药有萘法唑酮、文拉法新、米那普林等；二环类抗抑郁药常用曲唑酮（Trazodene）；三环类抗抑郁药（TCA）代表药物有丙咪嗪、阿米替林和多虑平等。

三、抗抑郁药物发展

20世纪50年代开发出TCA和MAOI，70年代研制出SSRIs，80年代SSRIs上市并进入新型双通道抑制剂（SNRI）的开发阶段。随着药物在临床的应用，对抗抑郁焦虑机制的认识逐渐深入。大部分抗抑郁药以单胺神经递质系统作为作用靶点但难以解释此类药物起效延迟的现象，研究认为抑郁焦虑与遗传心理神经内分泌等因素诱发中枢去甲肾上腺素、5-羟色胺、多巴胺、乙酰胆碱和神经递质含量降低和受体功能下降有关，也有研究显示与谷氨酸传导功能障碍有关及调控神经元功能的分子及细胞通路带来的神经可塑性改变相关，后者也反映了神经系统有效协作、适应环境刺激并对日后相关刺激产生适宜应答的能力，这与双心疾病患者的发病机制高度吻合。

TCA常用阿米替林、多虑平、氯米帕明（或称安那芬尼）、马普替林。循证医学资料显示这类药物治疗冠心病患者的抑郁状态有一定疗效。有1项随机双盲研究分别给予患者丙咪嗪、多虑平和安慰剂，结果显示前两组患者的抑郁情况明显改善。但很多研究显示该类药物与SSRI相比，临床发生心血管事件的可能性更大。对于发病和死亡风险已经升高的人群来说应用这些药物并无益处，尤其对于老年、心衰及存在冠心病并发症的患者。

SSRIs常用制剂有氟西汀、帕罗西汀、舍曲林、氟伏沙明、西酞普兰、艾司西酞普兰。该类药物临床应用优势明显，在于其疗效确切、方便服用、心血管不良反应发生较少。与三环类药物比较对5羟色胺和去甲肾上腺素的作用，SSRIs类药物对5-羟色胺作用较强，而对其他的神经递质作用较弱。如服用过量，SSRIs类药物不像三环类药物那样容易引起不良事件尤其是心源性死亡。在SSRIs类药物应用的十多年来，仅有两篇文献报道应用该类药物过量后导致心源性死亡，分别是氟西汀和西酞普兰。虽然SSRIs类药的心血管不良反应较少，但不能完全避免，尤其是在患者有冠心病的情况下。

四、常用抗精神药物的心血管系统不良反应

5-羟色胺综合征常表现在三个方面：首先是对于认知功能的影响，包括轻躁狂、幻觉、激越、头晕和昏迷，在中枢神经系统高反应过后通常是低反应；其次是对于自主神经系统的影响，患者表现为颤抖、出汗、发热、高血压、心动过速、恶心和腹泻等，即自主神经系统的高反应；第三是躯体效应，包括肌痉挛、反射亢进和震颤。此外还可见失眠、瘙痒和荨麻疹。

5-羟色胺综合征最常发生于患者服药2次后，中枢的5-羟色胺水平升高后出现，但升高的原因各不相同。药物联合应用会导致该综合征发生，如MAOIS、SSRIs和TCA合用。由于SSRIs的广泛应用，因该综合征到急诊就诊的患者明显增多。

当临床医生用类罂粟碱治疗胸痛或其他疼痛时，特定的药物组合会使患者发生5-羟色胺综合征的风险增加，同时心血管系统的不良反应也会更多。抗抑郁药物包括SSRIs、曲唑酮、萘法唑酮、丁螺环酮、氯丙咪嗪、文拉法新和度洛西汀等均与5-羟色胺综合征有关。与5-羟色胺综合征有关的类罂粟碱药物包括杜冷丁、芬太尼、曲马多和戊唑星。当服用SSRIs的患者出现胸痛时，应用吗啡而不是杜冷丁止痛。

五、新型抗抑郁药的心血管不良反应

（一）5-羟色胺再摄取抑制剂（SSRIs）

SSRIs 在 20 世纪 80 年代后期出现，包括氟西汀、舍曲林、帕罗西汀、氟甲沙明、西酞普兰、艾司西酞普兰等，该类药物发展迅速主要由于其有效、安全和便于服用。与 TCA 相比，SSRIs 对 5-羟色胺的再摄取作用更强，对其他神经递质的影响更小。如过量应用，SSRIs 导致的死亡尤其是心源性死亡较 TCA 更少。并且 TCA 较 SSRIs 与心肌梗死的关联性更强。

SSRIs 用于临床近十年来，关于过量应用导致心源性死亡的报道共涉及两种药物——氟西汀和西酞普兰。值得注意的是，虽然 SSRIs 的心血管风险很小，但并不能完全避免，尤其对于冠心病患者。

SSRIs 的心血管不良反应包括心率减低、直立性血压，对 PR 间期、QRS 波和 QT 间期影响较少。但毕竟有 QTc 延长、I 度房室传导阻滞、直立性低血压等少数报道。SSRIs 还可以引起血管收缩导致激发的心肌缺血，无论患者有无冠心病。

1. 舍曲林 除 5-羟色胺再摄取的阻断特点外，舍曲林还有多巴胺再摄取抑制作用和阿片受体的拮抗作用。舍曲林并没有明确的致心电图变化作用。血管作用也很少见，包括偶发的高血压、直立性低血压和中风。直接的心血管不良反应包括 1%的非特异性胸痛和心悸，心绞痛和心肌梗死更为少见。舍曲林对于冠心病合并抑郁的患者有效。对于心率、血压均无影响。

关于舍曲林对冠心病合并抑郁症患者作用的研究最多。SADHART 研究（Sertraline Antidepressant Heart Attack Trial）显示舍曲林对于上述患者有效而安全，但与安慰剂相比其对死亡率的差别并未达到统计学意义。ENRICHD 研究（Enhancing Recovery in Coronary Heart Disease）显示舍曲林并不能改变心血管疾病的发病率和死亡率，但认知和行为治疗对于冠心病合并抑郁患者有效。

关于舍曲林的抗血小板作用是双刃剑，它能使非冠心病和冠心病患者的出血风险增高，但对于冠心病患者应用舍曲林治疗抑郁，可进一步促进抗血小板药物作用，如阿司匹林、氯比格雷，防止冠状动脉粥样硬化进展，改善临床预后。

2. 氟西汀 除阻断5-羟色胺再摄取外，氟西汀还阻断肾上腺素的再摄取和$5HT_{2c}$受体的活性。该药可导致轻微心动过缓。在连续过量服药后（单服氟西汀1500 mg），会出现窦性心动过速、交界区心律。虽有上述报道，但氟西汀的心血管不良反应非常少见。在1 5000 000例治疗病例中，只有0.0003%的患者发生可能的心血管不良反应，包括心电图异常和血栓性静脉炎。

最近更长半衰期的氟西汀出现，可以每周服用一次，但尚需观察其心血管不良反应与日服的氟西汀有何区别。

3. 西酞普兰 西酞普兰在1988年美国FDA批准用于治疗抑郁症之前，已经在欧洲应用了多年。它包括S和R异构体，比其他的SSRIs选择性更高。西酞普兰可引起窦性心动过缓、心动过速和直立性低血压，发生率约为1%。其他的心脑血管不良反应包括高血压、心肌梗死和中风等非常少见。短暂性缺血发作、心房颤动、束支阻滞等发生率少于1∶1000。

4. 艾司西酞普兰 艾司西酞普兰（S-西酞普兰）是有治疗活性的西酞普兰异构体。2002年由FDA批准，比一般西酞普兰选择性抑制5-羟色胺再摄取的作用更强。艾司西酞普兰的主要优势在于减少抗组胺活性，由于不存在R异构体，后者对S-西酞普兰的干扰也就不存在了。有研究认为艾司西酞普兰较西酞普兰对心血管的不良反应更小，但尚需更多的资料证实。

5. 氟伏沙明 氟伏沙明也有明确的5-羟色胺再摄取抑制作用，有明显的镇静作用。氟伏沙明不引起明显的心电图改变，偶有轻度ST-T改变（发生率<1%）、房室传导阻滞（发生率<1‰）。高血压、低血压、晕厥和心动过速出现的概率为1%。偶有关于中风、冠心

病、血栓、心包炎、静脉炎和肺栓塞等报道。有报道说过量服用氟伏沙明，仅有15/310发生窦性心动过缓。但该药物并未对心血管疾病患者充分研究。

6. 帕罗西汀 除5-羟色胺再摄取的阻断特点外，帕罗西汀还有毒蕈碱样/胆碱能阻滞作用及部分的去甲肾上腺素再摄取抑制作用。有临床研究显示，应用帕罗西汀的患者12%会有心悸。其他研究显示发生心动过速、高血压和晕厥的比例为1%。少见的不良反应还有窦性心动过缓和低血压。血栓性静脉炎和血管性头痛更为少见。直接导致心血管的不良反应的情况很少，包括充血性心力衰竭、心肌梗死和心绞痛。

（二）5-羟色胺和去甲肾上腺素再摄取抑制剂

1. 文拉法新 文拉法新具有抑制5-羟色胺、多巴胺和去甲肾上腺素三种神经递质再摄取的作用，常规剂量只抑制5-羟色胺和去甲肾上腺素再摄取，大剂量可减低多巴胺的再摄取。而该药低剂量主要阻断5-羟色胺再摄取，如同SSRIs类药物。

该药导致的心律失常，如Ⅰ度窦房阻滞和房室传导阻滞、束支阻滞均很少见。而在大剂量时，文拉法新常引起血压升高。如剂量大于300 mg/天连续治疗6周后，血压平均升高7 mmHg。与安慰剂相比，文拉法新平均提高心率4次/分。与药物相关的其他心血管不良反应如低血压、外周血管疾病和血栓性静脉炎很少见。直接心血管作用，如心绞痛的发生率<1%。

2. 度洛西汀 度洛西汀为相对均衡的SNRIs，治疗抑郁症效果明显。不引起明显的立位血压和心率的变化。患者卧位时，无论是收缩压还是舒张压具有轻度改变，心率也会有小幅度波动。如突然停用度洛西汀除有心率的加快外，还有睡眠紊乱。并未发现临床的心电变化。

（三）选择性的去甲肾上腺素再摄取抑制剂

1. 瑞波西汀 瑞波西汀是在英国广泛应用的选择性的去甲肾上

腺素再摄取抑制剂。在美国并未被批准用于抑郁症的治疗，因为在临床试验中它与安慰剂相比并未发现有优势。瑞波西汀以 2 倍于推荐剂量服用时，并不会影响 QTc 间期，但会提高心率 11 次/分。

2. 阿托西汀 阿托西汀是高选择性的去甲肾上腺素再摄取抑制剂，最近刚被批准用于治疗有注意力缺陷或是多动症（ADHD）儿童、青少年和成人。在成人中应用，该药能小幅度提高平均收缩压；在儿童和青少年中应用，能小幅度提高平均舒张压。该药对于各个年龄段的患者均能提高心率。血压和心率升高通常发生在用药早期，在停药后即会稳定。该药不会导致 QT 间期延长。应用瑞波西汀治疗组通常会较安慰剂组更容易发生胸闷。因心血管事件导致的停药反应不常见。由于该药临床上应用时间不长，其对心血管的不良反应尚需进一步观察。

（四）其他抗抑郁药

1. 曲唑酮 曲唑酮是突触后的 5-HT_{2A}拮抗剂，是具有抗组胺效应的 5-羟色胺再摄取抑制剂。该药没有 TCA 的“奎尼丁效应”，即导致 QTc 间期延长。该药偶尔能引起室性逸波和室性心动过速。直立性低血压无论是否伴有晕厥均是常见的心血管不良反应。如该药在进食时服用，不良反应非常少见。

2. 萘法唑酮（nefazodone） 萘法唑酮在结构上与曲唑酮相似，但较曲唑酮抗组胺作用更弱，半衰期更长。萘法唑酮具有更强的 α1 肾上腺素受体拮抗作用。它通过阻断 5-HT_{2A}受体起作用。与曲唑酮相比，萘法唑酮所导致的直立性低血压和男性异常勃起更少见，有报道直立性低血压发生率为 2.8%，窦性心动过缓发生率为 1.5%。该药相关的心室收缩功能异常少见，房室传导阻滞少于 1/10000，高血压和晕厥非常少见。心绞痛和心力衰竭亦少见。由于它具有细胞色素 P450 酶 3A4 阻断作用，萘法唑酮能干扰叔哌丁醇的代谢，产生抗组胺作用可引起心脏毒性，应避免联合应用。该药禁忌与西沙比利、阿司咪唑和匹莫齐特联合应用，主要原因为对 3A4 的抑制作用存在 QT 间期延长风险。应用萘法唑酮时应主要监测地高辛浓度，由于这两类药均会与蛋白结合。萘法唑酮并不影响华法林的药物浓度。

3. 米尔塔扎平（mirtazapine） 米尔塔扎平具有四环化学结构，与三环类、SSRIs 和单胺氧化酶抑制剂均不相同。它是突触前 α1 肾上腺素受体拮抗剂，能升高中枢的去甲肾上腺素和 5-羟色胺活性，阻断 $5\text{-}HT_{2A}$受体能改善皮层的多巴胺传递。该药并不引起心电异常，心血管不良反应包括室性期前收缩和心动过缓少见。药物引起的心房颤动、心肌梗死、心绞痛和左心功能衰竭均少见。由于具有中度的外周血管 α1 肾上腺素受体拮抗作用，可有 7%的直立性低血压发生。因此，对于有心脏疾病的患者应慎用，以免因此恶化病情。该药并不导致明显的血压升高，但可提高心率，可能因为其轻度的抗胆碱能作用。由于该药是新型的抗抑郁药，对于共病冠心病的患者还缺乏充分研究。

4. 丁螺环酮 丁螺环酮的化学特性与其他的抗抑郁药均不同，但结构与 amphetamines 有相似之处。它的抗抑郁作用与阻断去甲肾上腺素和多巴胺再摄取有关。丁螺环酮也作为戒烟药物应用，它在心血管疾病患者中的应用越来越受到关注。

与 TCA 相比，丁螺环酮的优势在于心血管不良反应少，对心脏病患者几乎不影响心肌收缩力、心脏传导和直立性低血压。有 2%的患者在服用后有胸闷的主诉。直立性低血压、中风、心动过速和静脉炎非常少见，晕厥则更为罕见。该药能对特定患者提高血压，不改变心率。

丁螺环酮作为抗抑郁药或是作为戒烟药与经皮的尼古丁阻断贴剂联合应用时，高血压的发生率达 6.1%。丁螺环酮的有效性和安全性，是使其作为抗抑郁药和戒烟药的原因。

六、其他类别抗精神药物心血管系统的不良反应

由于 TCA 的抗胆碱与儿茶酚胺效应，可使心率平均增快 10~15

次/分，有心绞痛或有心功能不全者慎用。TCA 治疗剂量具有奎尼丁样抗心律失常作用，过量可抑制心室传导，临床可有头晕、恶心及奎尼丁晕厥等。心电图显示 QRS 间期增宽，QT 间期延长，引发尖端扭转型室速。

四环类的马普替林抗胆碱作用较少，但在大剂量应用时引起尖端扭转型室速。由于半衰期较长，服用过量很难救治。

七、抗精神药物的代谢紊乱作用

抗精神药物可引发代谢异常，包括体重增加、肥胖、血脂异常、糖代谢紊乱等。具体原因及机制不完全清楚，尚在研究中，涉及环境因素、遗传、生活方式和药物之间的交叉作用等。

（一）体重增加

多数 Meta 分析研究表明抗精神病药物均与体重增加有关，体重随着药物使用时间的延长而增加。有报道氯氮平最明显，奥氮平和喹硫平次之。

（二）糖代谢异常

抗精神病药物可导致糖耐量受损引起糖代谢紊乱的现象，氟哌啶醇常规剂量治疗 30 天也可以引起明显的糖代谢异常。其机制可能由于药物影响多巴胺对中枢血糖水平的调节或药物刺激泌乳素的分泌导致糖代谢紊乱。

（三）脂代谢异常

研究表明接受抗精神病药物治疗的患者更容易出现胆固醇升高和脂代谢的紊乱，可能与其作用于 5-羟色胺、胆碱、多巴胺、组胺等神经递质受体有关。目前认为，内源性胺类物质如 5-HT、儿茶酚胺、组织胺能降低食欲，调节体重。下丘脑内的组胺信号可产生抗肥胖作用，调节体重，此作用可被抗精神病药抑制，而且抑制的程度和药物与组胺受体之间的亲和力有关。此外，γ-氨基丁酸也能调节体重，影响肥胖。抗精神病药物可破坏 γ-氨基丁酸与谷氨酸之间的平衡，导致肥胖。有些抗精神病药物降低中枢神经系统对瘦素信号的敏感性，导致食欲增加，或导致脂联素降低，从而使体重增加。

常用苯二氮䓬类药物有安定（地西泮）、舒乐安定、佳静安定、氯硝安定、罗拉（劳拉西泮）等。该类药抗焦虑作用迅速可靠并能产生松弛作用，价格相对便宜，但应注意到缺少抗抑郁作用，有成瘾性，长期应用影响认知和记忆。

八、关于药物的联合应用

临床医生常会选择联合用药治疗抑郁患者，如丁螺环酮具有肾上腺素阻断作用，与 SSRI 联合，取得双重神经递质阻断活性，并减少 SSRI 对性功能的影响。对于冠心病患者的抗抑郁治疗，医生会特别注意药物之间的交叉反应，后者会导致心血管系统的损害。不同的药物联用所发生的反应也非常复杂，远不是短短几句话就能概括的。但临床医生应熟悉不同抗抑郁药的代谢途径，尤其是与其他精神类药物或是非精神类药物联合应用时。

应注意单胺氧化酶抑制剂与经过肝脏代谢的药物合用会增加中枢神经系统抑制作用，如巴比妥类、水合氯醛和酒精等。三环类药物与口服抗凝药物华法林合用会抑制其代谢，使血药浓度增加，可能发生过度抗凝导致出血。美国舍曲林说明书中的研究结果显示，合并应用血浆蛋白结合率过高的药物可发生药物之间的不良反应。例如，由于舍曲林与血浆蛋白结合率高，如果患者正服用一种高蛋白结合药物（如华法林、地高辛），再同时给予舍曲林，可能会引起游离药物血浆浓度升高，从而导致发生不良反应。相反，药物不良反应可能是因为其他药物置换了与舍曲林结合的蛋白。研究者对华法林（0.75 mg/d）+舍曲林（50~200 mg/d）与华法林+安慰剂给药 21 天后的凝血酶原时间进行了比较。结果显示，与基线比较，舍曲林组的凝血酶原时间明显改变（增加 8%），而安慰剂组仅增加 1%，两组相比有显著差异（$P<0.02$）。

SSRIs 的心血管不良反应较少，对治疗冠心病合并抑郁的患者比三环类药物更有优势。作为临床医生应注意该类药所引起的 5-羟色胺综合征、心动过速和其他的不良反应。

还有一些抗抑郁药并非通过阻断单胺再摄取发挥抗抑郁效应，其中使用最为广泛的药物为米氮平，该药可阻断 NE 能神经细胞胞体及末梢的 α2 受体，促进 NE 的释放；此外，该药可拮抗 5-HT_{2A} 及 5-HT_{2C}受体，进而促进皮质 NE 及 DA 的释放。褪黑素受体激动剂阿戈美拉汀也具有类似的 5-HT_{2C}受体拮抗效应，但该药在临床剂量下应用于人体时是否具有此效应，目前尚存疑问。总体而言，目前所有获准上市的抗抑郁药均通过增强 5-HT 和/或 NE 的可利用度缓解抑郁。

九、关于抗抑郁药机制的重新理解

（一）神经适应性变化

SSRIs 类药物安全性升高，但临床起效时间和相关神经化学改变不同步。患者在给药后数小时既已发生神经化学改变，而临床需要数天甚至数周起效。这一延迟背后隐藏的神经生物学进程可能是这段时间内发生的神经适应性变化。例如，5-HT_{1A}受体可抑制 5-HT 自神经末梢的释放，而重复给予 SSRIs 可降低受体的功能敏感性，起效所需时间实质上可能正是自受体脱敏所需要的时间。因此，SSRIs 联用一种 5 HT_{1A}受体阻断剂或有助于加速起效，但迄今为止尚无临床证据。针对抗抑郁药起效延迟，一种潜在的解释为：单纯阻断 5-HT 及 NE 再摄取只能发挥间接效应，而重复给药所带来的神经生物学适应性变化则具有更为直接的抗抑郁价值。

（二）神经调控的信号通路

从神经学角度出发，抑郁与边缘系统（包括杏仁体、岛叶、前扣带回等）活动水平升高相关。对抗抑郁药物的研究目前已超越单胺类神经递质受体的层面，对调控神经元分子信号通路、细胞内信号传导、基因表达、蛋白质翻译等认识逐渐深入。有效刺激如何促进神经应答，即神经可塑性研究颇受关注。神经可塑性既与学习、记忆等进程相关，同时也反映了神经系统有效协作、适应环境刺激并对日后相关刺激产生适宜应答的能力。其中与慢性刺激带来的心脏损害相关，在心血管疾病的发生发展均起到促进作用，如在疾病的早中晚不同时期出现精神压力诱发的心肌缺血、心律失常或心功能异常。证据显示，慢性应激可导致谷氨酸盐、细胞内信号传导、基因表达如表观遗传学的改变；还可升高细胞外谷氨酸盐水平，进而造成兴奋毒性；慢性应激可降低机体脑源性神经营养因子（BDNF）的水平及影响 BDNF 信号通路传导，而 BDNF 对于神经可塑性具有重要的保护作用。长期给予抗抑郁药还可增加 BDNF 及其受体在皮质和海马的表达，而这一过程同样需要时间。

十、双心疾病的中医理论及治疗

中医认为“心为君主之官，心主血脉，心主神明”，即心脏在人体中占主导地位，且“百病始于风雨寒暑，清湿，喜怒”，即强调了情志与其他致病因素一样，在疾病的发生过程中有重要作用。

结合现代医学对双心疾病的发病机制及诊疗的认识，通过中医辨证论治、整体观的理论，运用单味中药、方剂、针灸等方式，可以对双心疾病进行治疗。

结合中药四气、五味的特点，单味中药对双心疾病治疗有一定的潜在作用价值：如薄荷、柴胡、郁金、香附等有行气解郁作用，可用于肝气郁滞型双心疾病患者；如百合、合欢花、酸枣仁、柏子仁、珍珠、远志等具有安神定志作用，可用于合并失眠的双心疾病患者；如人参、刺五加、当归、白芍等具有益气或补血作用，可用于气血亏虚型双心疾病患者；如银杏叶、枳壳、石菖蒲等具有活血化瘀或行气作用，可用于气滞血瘀型双心疾病患者。此外，还有叶金丝桃、姜黄、巴戟天等药物。

中医方剂中常用于情志疾病治疗的名方有：逍遥丸、丹栀逍遥丸、越鞠丸、半夏厚朴汤、百合地黄汤、柴胡疏肝散、酸枣仁汤、甘麦大枣汤等。常用中成药有：人参类制剂振源胶囊；银杏内酯类药物银杏叶滴丸；活血化瘀类药物如心可舒片、心灵丸；乌灵菌粉制剂乌灵胶囊等。

针灸有许多常用穴位，进行辨证论治后，合理配穴可用于双心疾病的调节：内关、合谷、劳宫、神门、通里、太冲、三阴交、足三里、中脘、膻中、期门、百会、印堂等。

根据现代医学研究认为，以上中药、方剂、针灸等通过增加脑内单胺递质含量、提高去甲肾上腺素或多巴胺水平、调节脑内神经营养因子等途径发挥调节情志作用，合理辨证论治后，可用于双心疾病治疗，故单味中药、方剂、针灸对双心疾病治疗有潜在作用价值，但由于中医的个体化、经验诊疗的特点较强，较难统一量化，故仍需大量临床研究以寻求中医药在双心疾病治疗的循证医学证据。

对心血管疾病患者心理状态的关注非常重要。心血管疾病患者更容易感知负性信息造成负性情感，伴发焦虑抑郁等精神心理问题，进而形成恶性循环，改善正性情感进程则有助于促进抑郁症状的改善。故有效的心理干预、中西医结合药物的早期应用和良好的社会支持都起着至关重要的作用。

参 考 文 献

[1] Foong AL, Grindrod KA, Patel T, et al. Demystifying serotonin syndrome (or serotonin toxicity). Can Fam Physician, 2018, 64 (10): 720-727.

[2] Taylor D, Lenox-Smith A, Bradley A. A review of the suitability of duloxetine and venlafaxine for use in patients with depression in primary care with a focus on cardiovascular safety, suicide and mortality due to antidepressant overdose. Ther Adv Psychopharmacol, 2013, 3 (3): 151-161.

[3] Fossa AA, Wisialowski TA, Cremers T, et al. Improved preclinical cardiovascular

therapeutic indices with long-term inhibition of norepinephrine reuptake using reboxetine. Toxicol Appl Pharmacol, 2012, 264 (3): 343-350.
[4] Kowey PR, Mudumbi RV, Aquilina JW, et al. Cardiovascular safety profile of dapoxetine during the premarketing evaluation. Drugs RD, 2011, 11 (1): 1-11.
[5] Westenberg HG, Sandner C. Tolerability and safety of fluvoxamine and other antidepressants. Int J Clin Pract, 2006, 60 (4): 482-491.
[6] Rasmussen SL, Overø KF, Tanghøj P. Cardiac safety of citalopram: prospective trials and retrospective analyses. J Clin Psychopharmacol, 1999, 19 (5): 407-415.
[7] 赵静. 疏肝解郁中药对“双心疾病”患者的中医证候改善及预后分析. 环球中医药, 2017, 10 (12): 1531-1534.
[8] 传统中药在双心诊疗中异军突起——中西医结合双心医疗模式研究会呼吁中西医结合治疗冠心病. 临床药物治疗杂志, 2013, 11 (2): 55.

第三节　双心疾病患者的精神心理药物选择与注意事项

北京大学第六医院　潘　雯　孙洪强

一、双心疾病患者的精神心理药物选择

对于双心疾病患者，适当选用精神心理药物，可以有效缓解患者的思维、情绪、睡眠等症状，提高心血管疾病治疗效果，改善患者生存质量。常用药物包括抗抑郁药、抗焦虑药、部分抗精神病药等。

（一）抗抑郁药

抗抑郁药可用于治疗抑郁症、焦虑症、强迫症及慢性或神经性疼痛。某些抗抑郁药具有一定的心血管保护作用，能够降低心血管疾病患者的发病率和死亡率。对于双心疾病患者，在选择抗抑郁药物时，由于药物间的相互作用，可能存在潜在的心脏不良反应风险，

在药物选择上将面临更大的挑战。

1. 常用药物 目前抗抑郁的一线用药（表5-3-1）主要包括：选择性5-羟色胺再摄取抑制剂（SSRIs）、选择性5-羟色胺和去甲肾上腺素再摄取抑制剂（SNRIs）、去甲肾上腺素和特异性5-羟色胺能抗抑郁药（NaSSA）、去甲肾上腺素和多巴胺再摄取抑制剂（NDRI）等，临床常用的还包括5-羟色胺平衡抗抑郁药（SMA）、三环类抗抑郁药（TCAs）和单胺氧化酶抑制剂（MAOIs）等。一般而言，在伴有心血管疾病的患者中应避免使用TCAs和MAOIs。

表5-3-1 常用抗抑郁药

种类	药物	常用剂量（mg）
选择性5-羟色胺再摄取抑制剂（SSRIs）	氟西汀	20~60
	帕罗西汀	20~50
	氟伏沙明	100~300
	舍曲林	50~200
	西酞普兰	20~60
	艾司西酞普兰	10~20
选择性5-羟色胺和去甲肾上腺素再摄取抑制剂（SNRIs）	文拉法辛	75~225
	度洛西汀	60~120
去甲肾上腺素和特异性5-羟色胺能抗抑郁药（NaSSA）	米氮平	15~45
去甲肾上腺素和多巴胺再摄取抑制剂（NDRI）	安非他酮	150~450
褪黑素 MT_1/MT_2 受体激动剂和 $5-HT_{2C}$ 受体拮抗剂	阿戈美拉汀	25~50
5-羟色胺平衡抗抑郁药（SMA）	曲唑酮	50~400

待 续

续表

种类	药物	常用剂量（mg）
三环类抗抑郁药（TCAs）	阿米替林/去甲替林	50~250
	氯米帕明	50~250
	多塞平	50~250
	丙米嗪	50~250
四环类抗抑郁药	马普替林	50~225
	米安色林	30~90

2. 药物选择

（1）高血压

对于高血压患者，应避免使用单胺氧化酶抑制剂（MAOIs），因为这类药物有升高血压和引起高血压危象的可能，容易发生在MAOIs与含有酪胺的食物（红酒，陈年奶酪等）或拟交感神经胺药物合用时。

TCAs和某些去甲肾上腺素能和5-羟色胺能抗抑郁药也可能使血压增高，尤其是在患有焦虑症的患者中。而对于仅诊断为抑郁的患者，则不应排除在抑郁治疗中使用TCA和某些去甲肾上腺素能和5-羟色胺能抗抑郁药。

高血压在SSRIs中较为罕见，发生率在1%~2%之间。高血压与SNRIs的发生具有剂量依赖性。在服用度洛西汀的患者中，有不到1%的人出现高血压危象，而服用去文拉法辛的患者中，有1%的人出现高血压危象。文拉法辛剂量大于200 mg/d，高血压发生率大大增加。因此应首先尝试低剂量的SNRIs，在治疗期间密切监测血压，必要时考虑更换药物或进行降压治疗。

安非他酮用于重度抑郁症患者时与血压升高有关。当出现临床意义重大的高血压时，它的使用需要对血压进行更严格的监测，以识别和干预。

体位性低血压常见于 TCAs、曲唑酮、MAOIs。

(2) 冠心病

据估计，冠心病患者的抑郁症患病率在 18%~45%之间，高于一般人群。美国心脏协会已将抑郁列为急性冠脉综合征患者不良医疗结局的独立危险因素。有效治疗冠心病患者的抑郁症状很重要。

冠心病患者应避免使用 TCAs 和四环类抗抑郁药，尤其是在急性冠脉综合征早期。经长期随访可发现，使用 TCAs 的患者心血管事件风险明显升高，而使用 SSRIs 的患者没有。TCAs 还可能与治疗冠心病和心力衰竭的药物存在相互作用，如降压药、利尿剂和血管扩张剂。

目前推荐舍曲林和西酞普兰等 SSRIs 药物作为冠心病患者的一线用药。由于西酞普兰存在 QT 间期延长和体重增加的风险，舍曲林可能是最佳选择。目前已有研究证明，舍曲林对合并急性心肌梗死或不稳定型心绞痛的抑郁症患者是安全有效的，使用舍曲林治疗的患者与不使用抗抑郁药物的患者相比，其死亡率或非致命性心肌梗死的发生率显著降低。与安慰剂相比，SSRIs 能够减少患者的再次入院和死亡率。

同时，SSRIs 对冠心病患者可产生有益的作用。如可以恢复心率变异性、降低 C 反应蛋白和白细胞介素-6 等炎性标志物水平，改善内皮功能。艾司西酞普兰被证实可以降低冠心病患者心源性心肌缺血（MSIMI）的发生率。

抑郁患者血小板 5-HT_{2A}受体信号传导系统过度活跃，增强了血小板的激活和聚集，使患者更容易发生血栓栓塞事件。部分抗抑郁药对 5-HT 转运体亲和力较高，抑制血小板 5-HT_{2A}受体，可降低心肌梗死的发生，产生一定的心血管保护作用。这些药物包括帕罗西汀、度洛西汀、舍曲林、艾司西酞普兰和氟西汀。

相反，对于出血风险高的患者（如有出血病史的患者，接受抗血小板或抗凝治疗的患者），应选择 5-HT 亲和力较低的药物（如安非他酮或米氮平），否则可能加重出血风险，尤其是胃肠道出血。因为 SSRIs 不仅会影响血小板活性，还会增加胃酸，进一步增加胃肠道出血的风险，必要时可以考虑联合使用质子泵抑制剂。

有些患者使用 SSRIs 会引起性功能障碍，有些患者需要戒烟，对于这些患者安非他酮可能是较好的选择，患者耐受性良好。安非他酮对尼古丁有靶向戒断作用，但有潜在的心血管不良反应，如高血压和心绞痛。如果高血压或心绞痛症状得不到控制，应慎用安非他酮。因此，SSRIs 仍然是吸烟的冠心病患者最常用的抗抑郁药物。

对于超重和肥胖的冠心病患者应避免使用米氮平和帕罗西汀，对于高血压或使用可乐定的患者应避免使用米氮平。文拉法辛在冠心病患者中也应该避免使用（表 5-3-2），尤其是在高剂量的情况下。

（3）心律失常

1）QT 间期延长与室性心律失常：SSRIs 和 TCAs 等抗抑郁药可使 QT 间期延长，这对于有室性期前收缩风险的患者来说是危险的，比如尖端扭转型室速或者已经在服用其他延长 QT 间期药物（如Ⅰ类或Ⅲ类抗心律失常药）的患者。

表 5-3-2　避免用于先天性长 QT 间期患者的抗抑郁药

TCAs	SSRIs	NaSSAs	SMAs	SNRIs
阿米替林	西酞普兰	米氮平	曲唑酮	文拉法辛
阿莫沙平	艾司西酞普兰			
氯丙米嗪	氟西汀			
地昔帕明	帕罗西汀			
多塞平	舍曲林			
丙米嗪				
去甲替林				

一般应避免有室性期前收缩风险的患者使用 TCAs，因为存在导致心律失常的风险，TCAs 对心脏传导的影响在类别中没有差异，而与患者先前存在的心血管疾病的严重程度有关。

临床上，SSRIs 常用于有心律失常风险的抑郁患者，但安全性存在差异。西酞普兰、艾司西酞普兰对 QTc 间期的影响明显大于舍曲林、帕罗西汀和氟伏沙明，且具有剂量依赖性。对于有室性期前收缩风险的患者不建议使用西酞普兰，包括先天性长 QT 综合征、心动过缓、低钾血症、低镁血症、近期心肌梗死、心力衰竭失代偿或服用其他延长 QT 间期的药物。

对于冠心病患者，在 SSRIs 类药物中，氟西汀、氟氧沙明、帕罗西汀和舍曲林的风险仅限于病例报告，其中帕罗西汀的风险似乎最低。氟西汀相对安全，但也有病例报告出现 QT 延长和心律失常，如房颤、心动过缓、尖端扭转型室速和晕厥。氟西汀的半衰期较长，使用时需谨慎。另一种 SSRIs 药物氟伏沙明对 QT 间期是否有延长作用尚不明确，未被列入避免使用的药物清单。但目前至少已有两例氟伏沙明引起 QT 间期延长的病例报告。帕罗西汀属于心律失常患者非推荐用药。

与 SSRIs 类似，SNRIs 也有 QT 间期延长的报道，这可能是由于去甲肾上腺素活性升高导致交感神经紧张性增高。对于有心律失常风险的患者，应谨慎使用 SNRIs，尤其是文拉法辛。

对于患有心血管疾病的患者，曲唑酮曾被认为是一种更安全的选择，但目前已发现曲唑酮可以影响心脏传导，增加室性期前收缩、室性心动过速、QT 间期延长等风险。

米氮平可使 QT 间期延长，对有心律失常风险的患者也应谨慎使用。

在室性心律失常高危患者中，安非他酮延长 QT 的总体风险最低。但安非他酮可以降低心脏动作电位，并且与文拉法辛合使用时可以降低置入式心脏复律除颤器的阈值。

相对而言，安非他酮、度洛西汀对 QT 间期的影响可能是最小的。

对于那些必须服用可能延长 QT 间期的抗抑郁药患者，应注意监测心电图和电解质，用药前进行仔细评估。

2）心动过缓和心脏传导阻滞：TCAs 可导致房室传导阻滞，如丙米嗪、去甲替林可增加心脏传导性疾病的风险，尤其是Ⅱ度房室传导阻滞。

使用 SSRIs 很少发生心动过缓或心脏传导阻滞，但也有引起严重的窦性心动过缓和心搏停止的风险，有潜在风险的患者应密切监测。曲唑酮也被报道可能引起心动过缓、心脏阻滞和 PQ 间期延长。

3）房颤：帕罗西汀由于其调节迷走神经张力的功能，不建议用于合并房颤的抑郁治疗。

房颤患者经常服用华法林或其他抗凝药物，故合用 5-HT 转运蛋白亲和力高的抗抑郁药物（帕罗西汀、氯米帕明、氟西汀和舍曲林）时应谨慎。与华法林药物相互作用最大的抗抑郁药是氟西汀和氟伏沙明，因为均有 CYP2C9 抑制作用。

相对于 SSRIs，米氮平的出血风险较低，对于接受华法林治疗的患者可能是更安全的选择。

（4）心力衰竭

根据目前的研究结果，在心力衰竭患者中使用抗抑郁药的益处大于风险（表 5-3-3）。SSRIs 和 SNRIs 是相对安全有效的选择，而 TCAs 类则应避免。舍曲林 50~200 mg/d 是一种较安全的选择。帕罗西汀对充血性心力衰竭患者的治疗耐受性较好。氟西汀 60 mg/d 对充血性心力衰竭、心脏传导性疾病等也是安全的。除了通过抗抑郁药物的治疗，高质量的照料、心理治疗等也是心力衰竭患者抑郁改善的重要手段。

表 5-3-3　抗抑郁药的心血管相关不良反应

	直立性低血压	高血压	心动过速	心动过缓/传导阻滞	QT 间期延长	抗血小板聚集	体重增加
TCAs	++++	0	+++	+/0	++	0	++++
SSRIs	+	+	+	+/0	++	+	++
SNRIs	+/+++	+/++++	++	0	+/0	+	+/0
安非他酮	+	++	++++	0	0	0	0
米氮平	+	+	0	0	+	0	++++
曲唑酮	+++	+	+	+	+	0	++
MAOIs	++++	+++	0	+	0	0	++++

（二）镇静催眠药

1. 苯二氮䓬类药物（BDZs）

苯二氮䓬类药物能够快速缓解急性焦虑症状，焦虑患者的心动过速、过度换气，可用 BDZs 治疗。代表药物包括地西泮、氯硝西泮、奥沙西泮、阿普唑仑、艾司唑仑等药物。

BDZs 的心血管不良反应小，在治疗剂量下，心血管疾病患者使用较为安全。但有荟萃分析指出，BDZs 可能增加患心脏病的风险或病死率。使用 BDZs 的患者，缺血性心脏病的发生率是不使用人群的 2 倍。BDZs 可使心率显著升高，而使血压降低。

也有伴多种躯体疾病的老年女性患者在使用小剂量氯硝西泮后出现心动过缓的报道，氯硝西泮停药后 3 天心动过缓消失，考虑这可能与氯硝西泮的钙通道阻断特性有关。提示我们，由于与年龄相关的药代动力学和药效学的变化，氯硝西泮的不良反应应被考虑，尤其是对多并发症的残疾老年人。

2. 非苯二氮䓬类药物

代表药物主要有唑吡坦、佐匹克隆、右佐匹克隆、扎来普隆。

非苯二氮䓬类药物总体不良反应轻，比 BDZs 更安全。但过量使用唑吡坦可能增加获得性长 QT 综合征的风险。焦虑可能是冠心病发展和心脏疾病死亡的重要原因之一，镇静催眠药，尤其是非苯二氮䓬类药物可以降低冠状动脉疾病的风险。

（三）抗精神病药

抗精神病药可能增加猝死风险，还可导致直立性低血压、晕厥，还可能增加心律失常、高血压等发生的风险。第一代抗精神病药物与动脉硬化有关，吩噻嗪类抗精神病药可能导致冠心病。第二代抗精神病药虽优于第一代抗精神病药物，但也与一些心血管不良反应有关，在选择药物时均应注意。

1. 高血压 原发性高血压患者使用抗精神病药无明显禁忌，但氯氮平对血压影响大，使用应慎重。其他可能导致高血压的抗精神病药有奥氮平、利培酮、阿立哌唑、舒必利、喹硫平、齐拉西酮、奋乃静，应尽量避免使用。

相反，直立性低血压可见于氯氮平、喹硫平、利培酮、帕利哌酮、氯丙嗪、氟哌啶醇，其次是阿立哌唑，而奥氮平、齐拉西酮少见。常发生于药物快速加量或剂量偏大时。

2. 心律失常 抗精神病药可延长心室复极化，如导致 QTc 间期延长（表 5-3-4），最常见于硫利达嗪、氯丙嗪、齐拉西酮、氟哌啶醇（注射用）、舍吲哚等。在使用抗精神病药物时避免超过推荐剂量、在起始和增加药物剂量时监测心电图，可以减少 QTc 间期延长的发生。氯氮平可引起心动过速。硫脲类和氯丙嗪可引起复极化变化（ST-T 改变）。氟哌啶醇、硫利达嗪、氯丙嗪可引起室性心动过速。

表 5-3-4 抗精神病药对 QTc 的影响

无影响	低度影响	中度影响	高度影响	未知
阿立哌唑	氯氮平	齐拉西酮	哌咪清	洛沙平
鲁拉西酮	奥氮平	喹硫平	舍吲哚	哌泊噻嗪
	利培酮	氨磺必利		三氟拉嗪
	帕利哌酮	氟哌啶醇		珠氯噻醇
	舒必利	氯丙嗪		
	奋乃静	伊潘立酮		
	氟奋乃静	左美丙嗪		
	氟哌噻吨	美哌隆		
	阿塞那平			
	普鲁氯嗪			

任何静脉给药的抗精神病药、任何超推荐剂量使用的抗精神病药对 QTc 均有高度影响。

对于有 QTc 间期延长危险因素，但上午心电图改变的患者，首选奥氮平或阿立哌唑，其次是利培酮、喹硫平或氟哌啶醇。如果 QTc<500 ms，可选用阿立哌唑、奥氮平、利培酮或喹硫平。若 QTc 大于等于 500 ms，使用阿立哌唑相对安全。

对于阵发型或持续性房颤，选择阿立哌唑、鲁拉西酮相对安全。如果房颤患者已接受控制心率的治疗，可选择的药物相对增加，但应避免使用齐拉西酮、匹莫齐特、舍吲哚等药物，氯氮平、奥氮平、帕利哌酮也有引发房颤的报道。

3. 心肌病 氯氮平、利培酮、氯丙嗪和氟哌啶醇可引起心肌病，患者应避免使用。心肌病发生率不高，但可能产生远期不良后果，通常是左心室扩张型损伤。

二、双心疾病患者的精神心理药物治疗注意事项

(一) 精神心理药物用药原则

1. 个体化合理用药 在选择药物时应考虑患者的年龄、性别、躯体情况、药物的药理作用（半衰期、P450 酶作用、药物耐受性、潜在的药物相互作用等）、患者既往治疗、对药物的偏好、治疗成本等，充分评估，合理选择药物（表 5-3-5）。

表 5-3-5 选择精神心理药物主要考虑的因素

类别	考虑因素
安全性	患者躯体状况和耐受性；药物不良反应；可能的药物相互作用；过量服药风险
有效性	药物的临床治愈率；药物起效速度；临床症状特征；既往用药史；药物药理学特征；药物遗传学特征
经济性	药物价格；自费比例
适当性	治疗偏好；药物可获得性；使用简便性

2. 靶症状与药物选择 同一类的精神心理药物在作用谱上也有一定的选择性，在选择用药时应根据患者的临床症状选择针对性较强的药物。例如，伴有明显激越，选用具有镇静作用的抗抑郁药，如米氮平、帕罗西汀、氟伏沙明、曲唑酮、文拉法辛、阿米替林、氯米帕明。也可选用抗焦虑效果较好的艾司西酞普兰、文拉法辛、度洛西汀。伴有强迫症状，常选用氟伏沙明、舍曲林或氯米帕明，通常需要较大剂量，如氟伏沙明 200～300 mg/d、舍曲林 150～250 mg/d、氯米帕明 150～300 mg/d。伴有有精神病性症状，可用阿莫沙平、氟伏沙明等抗抑郁药（不宜使用安非他酮），或合并使用第二代抗精神病药。

3. 尽可能单一用药 小剂量起始，根据患者病情和耐受性逐渐增加至有效剂量，当明确疗效不满意后再考虑加量或换药。

4. 疗效与安全性的评估 在治疗过程中密切观察患者的反应，根据治疗反应和不良反应及时调整药物剂量、处理不良反应，必要时更换治疗药物，避免出现严重的药物不良反应，防止患者药物依从性差，影响治疗效果甚至使疾病加重。

（二）精神心理药物治疗疗程

1. 急性期治疗 8～12周，控制症状，尽量达到临床痊愈，促进功能恢复到病前水平，提高患者生活质量。

2. 巩固期治疗 4～9个月，此期间患者病情仍不稳，复燃风险大，原则上应继续使用急性期治疗有效的药物，并强调治疗方案、药物剂量、使用方法保持不变。

3. 维持期治疗 至少2～3年，也可能长期维持治疗，可有效降低复发率和复燃率。

（三）药物相互作用

大多数精神心理药物通过肝脏细胞色素P450酶代谢，主要包括CYP1A2、CYP2C9、CYP2C10、CYP2C19、CYP2D6、CYP3A3、CYP3A4（表5-3-6）。如果某种细胞色素P450酶被某一药物抑制，那么同时服用的另外一种依赖于此酶代谢的药物的血药浓度就会升高。

第一代抗抑郁药，包括单胺氧化酶抑制剂（MAOIs）和三环类抗抑郁药（TCAs），由于药物相互作用复杂，存在较大的风险。

第二代抗抑郁药也主要经肝脏细胞色素P450酶代谢，同时部分药物及其代谢产物又可以诱导或抑制肝脏细胞色素P450酶，从而影响其他合用药物的代谢，可引起有临床意义的药物相互作用（表5-3-7）。

临床意义重大的药动学相互作用包括，当氟西汀和氟伏沙明（2种强效CYP2C9抑制剂）与华法林联合使用时，抗凝作用增强，出血风险增加。美托洛尔和普萘洛尔（CYP2D6的2种底物）与氟西汀联合应用时，出现了严重的心动过缓和心脏阻滞。类似的，美托洛尔可导致心动过缓，与安非他酮合用，由于安非他酮对 CYP2D6 的抑制作用，导致了严重的心动过缓。氟西汀与钙通道阻滞剂维拉帕米和硝苯地平联合使用后，出现水肿、恶心和潮红，可能是氟西汀抑制 CYP3A4 的结果。当与 Ic 类抗心律失常药（氟卡尼、普罗帕酮）一起使用时，应谨慎使用抑制 CYP2D6 的抗抑郁药（如氟西汀）。

表 5-3-6 细胞色素 P450（CYP）的诱导剂和抑制剂

名称	CYP1A2	CYP2D6	CYP3A3/4
诱导剂（药物和物质通过这些酶代谢）	氨茶碱 阿米替林 咖啡因 氯氮平（部分） 丙米嗪 氨苯环庚烯 氟利坦 利鲁唑 雷美替胺 茶碱	多数 BDZs 苯丙胺 可待因 多奈哌齐 哌乙苯醚 氟卡尼 加兰他敏 脂溶性 β 受体阻滞剂 美西律 羟可待酮 TCAs 曲马朵 曲唑酮 Ic 类抗心律失常药 文拉法辛	对乙酰氨基酚 阿普唑仑 胺碘酮 抗心律失常药 钙离子拮抗剂 卡马西平 环孢素 多奈哌齐 右佐匹克隆 乙琥胺 加兰他敏 HMG-CoA 还原酶抑制剂 拉莫三嗪 利多卡因 咪达唑仑 多数抗肿瘤药物 口服避孕药 奥卡西平 硫酸二酯酶抑制剂 匹莫齐特 普罗帕酮

待 续

续表

名称	CYP1A2	CYP2D6	CYP3A3/4
抑制剂	西咪替丁 环丙沙星 依诺沙星 氟利坦 氟伏沙明 酮康唑 洛美沙星 诺氟沙星	丁胺苯丙酮 西咪替丁 度洛西汀 氟西汀 帕罗西汀 奎尼丁 利托那韦 舍曲林	地尔硫草 氟伏沙明 咪唑类抗真菌药 部分大环内酯类 奈法唑酮 蛋白酶抑制剂 维拉帕米

2009 年，美国食品和药物管理局（FDA）发出警告，氯吡格雷不应与包括氟西汀和氟伏沙明在内的各种 CYP2C19 抑制剂联合使用。由于氟伏沙明对 CYP2C19 的抑制导致抗血小板作用降低，因此同时进行氯吡格雷治疗的患者应避免使用氟伏沙明。

表 5-3-7 第二代抗抑郁药物的药效学相互作用

抗抑郁药	相互作用的药物	临床不良反应	建议
SSRIs	NSAIDS 口服抗凝药 抗血小板药 利尿剂 可乐定	出血风险增加 低钠血症 体温过低、镇静	SSRIs 可以抑制 5-HT 再摄取，减少血小板聚集。当与其他增加出血风险的药物合用时，风险增加 艾司西酞普兰可引起低钠血症 艾司西酞普兰与可乐定合用时可增加可乐定的中枢效应
SNRIs	NSAIDS 华法林 抗血小板药	出血风险增加	SNRIs 同样可以抑制 5-HT 再摄取，减少血小板聚集。增加出血风险

待 续

续表

抗抑郁药	相互作用的药物	临床不良反应	建议
米氮平	可乐定 华法林	高血压危象 增加 INR	可能是由于都作用于中枢 α2 受体

（四）精神心理药物与心血管疾病相关的不良反应

1. 代谢综合征 抗精神病药可引起体重增加、糖脂代谢异常等代谢综合征症状。在很大程度上增加了患心血管疾病的风险。第二代抗精神病药更容易引起代谢综合征，如奥氮平、氯氮平，其次是喹硫平、利培酮和氨磺必利，阿立哌唑对代谢影响较小，齐拉西酮最小。

2. 恶性综合征 是一种极为严重的抗精神病药不良反应，几乎所有抗精神病药都有可能引起。主要有四大症状：肌张力障碍（肌肉强直、肌紧张）、高热（可高达 41℃～42℃）、意识障碍、自主神经系统症状（大汗、心动过速、血压不稳等）。实验室检查可发现白细胞升高、尿蛋白阳性、肌红蛋白尿、磷酸激酶活性升高、肝转氨酶活性升高、血铁镁钙升高。应注意与心血管急症鉴别，及时对症处理。

3. 5-羟色胺综合征 是神经系统 5-羟色胺功能亢进引起的一组症状和体征，临床表现有：恶心、呕吐、颜面潮红、多汗、心动过速、激越、震颤、腱反射亢进、肌张力增高等，严重者出现高热、呼吸困难、抽搐、横纹肌溶解，继发肾衰竭、休克和死亡。是一种严重的不良反应，需及时诊断、停药、急救。该综合征见于一个或多个 5-HT 能药物使用时，但在 MAOIs 和另一种 5-HT 能药物合用时最常见和最严重，在应用 MAOIs 前后必须至少有 2 周的清洗期。

4. 撤药反应 抗抑郁药突然或过快停药可以引起撤药症状，常见表现有易激惹、恶心、共济失调、出汗、感觉异常、梦多等。撤药症状通常发生在停药 5 天内，尤其是停用半衰期短的药物，如所有 MAOIs、阿米替林、丙米嗪、帕罗西汀和文拉法辛。氟西汀则很少有撤药反应。撤药症状有时被误认为疾病复燃或其他躯体疾病，应注意鉴别。通常，停用某种抗抑郁药的过程需要 4 周，减药后期速度更应缓慢。

5. 戒断反应　患者长期服用苯二氮䓬受体激动剂后，易产生依赖性及耐受性，突然停药可出现戒断反应。此时应在医生指导下，逐渐将该类药物缓慢减量，最后减停；或换用半衰期较长的药物进行替代治疗，并逐渐将该药物减量；或同时可换用成瘾性较小的药物来改善睡眠，如褪黑素受体激动剂雷美替胺、具有镇静作用的抗抑郁药多塞平、曲唑酮、米氮平等；禁止与酒精等其他中枢神经系统抑制剂同时服用；慎用于既往存在物质滥用或依赖的患者。美国 FDA 规定，苯二氮䓬类药物作为催眠药使用不宜超过 4 周，以防发生依赖或成瘾。

参 考 文 献

[1] Joynt KE, Whellan DJ, O'Connor CM. Depression and cardiovascular disease: mechanisms of interaction. Biol Psychiatry, 2003, 54 (3): 248-261.

[2] Hamer M, et al. Antidepressant medication use and future risk of cardiovascular disease: the Scottish Health Survey. Eur Heart J, 2011, 32 (4): 437-442.

[3] Pizzi C, et al. Effects of selective serotonin reuptake inhibitor therapy on endothelial function and inflammatory markers in patients with coronary heart disease. Clin Pharmacol Ther, 2009, 86 (5): 527-532.

[4] Beach SR, et al. Meta-analysis of selective serotonin reuptake inhibitor-associated QTc prolongation. J Clin Psychiatry, 2014, 75 (5): e441-e449.

[5] Kim YH, et al. Use of hypnotics and the risk of or mortality from heart disease: a meta-analysis of observational studies. Korean J Intern Med, 2018, 33 (4): 727-736.

[6] Maruyoshi H, et al. Clonazepam-associated Bradycardia in a Disabled Elderly Woman with Multiple Complications. Intern Med, 2017, 56 (17): 2301-2305.
[7] Marano G, et al. Cardiologic side effects of psychotropic drugs. J Geriatr Cardiol, 2011, 8 (4): 243-253.
[8] Shah AA, Aftab A, Coverdale J. QTc prolongation with antipsychotics: is routine ECG monitoring recommended? J Psychiatr Pract, 2014, 20 (3): 196-206.
[9] Fanoe S, et al. Risk of arrhythmia induced by psychotropic medications: a proposal for clinical management. Eur Heart J, 2014, 35 (20): 1306-1315.
[10] Potocnjak I, et al. Cardiovascular side effects of psychopharmacologic therapy. Int J Cardiol, 2016, 219: 367-372.

第四节　中医学论治双心疾病

内蒙古自治区中医医院　张　晶

中医学作为祖国传统医学，发源于中国，有着数千年的悠久历史，是中华民族传统文化的重要组成部分，是中华民族在长期的生产、生活和医疗实践中，认识生命、维护健康、防治疾病宝贵经验的不断积累、反复总结，是历代传承和发展创新的原创性医学理论体系，为中华民族的繁衍昌盛作出了巨大的贡献。世界卫生组织对于传统医学的定义：利用基于植物、动物、矿物的药物，利用精神疗法、肢体疗法和实践中的一种或多种方法来进行治疗、诊断和防止疾病或者维持健康的医学。中医学是具有独特理论风格的传统医学体系，是一个独立于现代西方科学体系之外的认知体系。中医学经过数千年的传承与发展，现在已传播到世界各地，对全人类的健康保健和疾病防治，产生了重要影响和促进作用。

中医学是一个多学科交互渗透的知识体系，中医学是以自然科学知识为主体，与人文社会科学等多学科知识相互交融的综合性医学科学知识体系。中医学作为生命科学的组成部分，其研究对象是人，包括健康人，亚健康人和患者，主要探讨的是人体的形态结构、生理功能、生老病死的生命规律、病理变化和疾病的预防规律等。中医学以人-自然（环境）-社会（心理）为医学模式，强调“以人为本”，不仅注重人的自然物质（生物）的属性，尤其重视人的社会属性。人生活在社会中，必然受到社会环境的影响，由此引起一系列有关健康和疾病的医学问题。社会环境的变更，人的社会地位、经济条件、文化因素、人际关系等的变化对人体身心健康及疾病的发生具有较大的影响。

中医学蕴含着中国传统文化的丰富内涵，充分体现出中国传统文化的背景和特点，特别是受到中国古代哲学思想的深刻影响，为中医学的形成和发展奠定了自然观和方法论的基础。在古代哲学思想的影响下，中医学运用精气、阴阳、五运六气等学说，阐述关于生命、健康、疾病等一系列医学问题，构建了自己独特的医学理论体系。中医学扎根于中国传统文化，中医学理论体系的形成与发展不仅受到中国古代哲学的影响，还受到古代天文学、地理学、人文学、气象学、历算学、物候学、生物学、物矿学、植物学、农学、军事学、数学、音律学、酿造技术、冶炼技术等的影响。中医学是集这些学科知识为一体的学科，是中国传统文化的精华体现。这些科学技术知识渗透和影响着中医学理论的形成。如气象学知识促进了中医外因致病学说的产生，天文、地理、历算学促成了中医学“天人相应”思想的建立，军事知识奠定了中医学治则、治法的确立基础。中医学理论体系是以中国古代的精气学说和阴阳五行学说为思维模式，以整体观念为主导思想，以脏腑经络和气血精津液的生理病理为基础，以辨证论治为诊疗特点的医学理论体系。中医学理论体系遵循“天人合一”的系统整体观，是包括理、法、方、药在内的中医学基本概念、基本原理、基本方法的科学知识体系，是对于人体和自然的认知体系。

一、中医学对双心疾病的认识

精气学说、阴阳学说和五行学说等中国古代哲学思想，作为世界观和方法论培育了中医学特有的思维方式。世界观是思维方式形成的基础。世界观为人们认识和把握外部世界提供了思维背景和认识框架，从而决定了人们的思维空间和思维内容。中国古代哲学的精气、阴阳、五行等思想，作为中医科学共同体的世界观，培育了中医学的天地人一体思维方式、形象思维方式、辩证思维方式和类推思维方式。思维方式，是思维活动中相对稳定模式、程序和习惯，这与西方的分析性思维方式完全不同。

中医学关于疾病和防治认识，是通过对疾病病因、发病、病机（发病机理、病变机制）和防治原则四部分。其中病因学说，研究的是病因分类、致病途径、致病特征及探究病因方法的理论；主要阐述内伤七情、外感六淫、饮食、劳逸、病理产物（痰饮、血瘀、结石）、疫疠之气等致病因素。而双心疾病的发病特点符合中医的内伤七情致病的特点，所以中医在辨证论治心脏基础病的同时更要重视情志致病特点，辨清病因，梳理情志，精准论治。中医学对脏腑功能的认识不同于现代医学，中医学对于心的认识也不仅限于现代医学对于心脏结构和功能的认识范畴，还包括精神心理方面的内容，这与双心医学的心脏疾病与心理疾病的共病内涵相吻合。

二、中医学对双心疾病的论治

（一）心的生理功能和特点

中医学对于心脏的认识，认为心的主要生理功能，是主血脉，主藏神。称心为“君主之官”，心在体合脉，其华在面，在窍为舌，在志为喜，在液为汗，手少阴心经与手阳明小肠经相互络属而成表里关系。心在五行属火脏，为阳中之阳脏，与自然界夏季相通应。

1. 心主血脉 心主血脉的一个内涵是指心主运血和生血作用，

指心气推动和调控血液在脉道中运行，流注全身，发挥营养和滋润作用。心主血脉的另一个内涵是指主脉，指心气推动和调控心脏的搏动和脉管的舒缩，维持脉道的通利作用。

2. 心主神志　心主神志，又称主藏神，指心统帅人体生命活动和主宰意识、思维等精神活动的机能。《素问·灵兰秘典论》说“心者，君主之官也，神明出焉。”人体的脏腑、经络、形体、官窍，虽然各有不同的生理机能，但都必须在心神的主宰和协调下分工合作，共同完成整体生命活动。心神正常，各脏腑功能协调有序，则身心康泰。心神通过驾驭协调各个脏腑之精气以达到调控各脏腑功能之目的。同时心又具有接受外界客观事物和各种外界刺激并做出反应，进行意识、思维、情感等活动的功能。《灵枢·本神》记载“所以任物者谓之心”。认为复杂的精神意识思维活动是在心神的主导下，由五脏协作共同完成的。由于心是藏神之脏，故情志所伤，首伤心神，次及相应脏腑，导致脏腑气机紊乱。心藏神，为精神之所舍，故称“五脏六腑之大主”（《灵枢·邪客》）。心主血与藏神的功能密切相关，病理情况下，两者相互影响，如心血不足，则心神失养，可致心神失常，而见精神恍惚、心悸失眠等症。这与现在的双心医学的双心疾病情况相一致。

中医学认为心脏的主要生理特点：心主通明；心气下降。①心主通明，是指心脉以通畅为主，心神以清明为要。心位于胸中，五行属火脏，《血证论》说“心为火脏，烛照万物”。说明心以阳气为用，心阳有推动心脏搏动，温通全身血脉，兴奋精神，使生机生生不息的作用；心阳必须与心阴相协调，才能维持心主血脉与藏神的生理功能，才能使心脉通畅，心神清明。若心阳不足，失于温煦、鼓动，既可导致血液运行迟缓，瘀滞不畅，又可引起精神委顿，神志恍惚；而心阴不足，失于凉润、宁静，则可导致血液运行加速与心神不宁，出现心慌、心烦、失眠等症。②心气下降，是指心位于身体上部，其气宜下降。心阴牵制心阳，化为心气下行以助肾阳，制约肾阴，使人体上部不热，下部不寒，维持人体上下寒温的平衡与动静协调。

（二）心与五脏的关系

中医藏象学说是以五脏为中心，以气血精津液为物质基础，通过经络系统，将脏腑沟通成有机整体。心、肝、脾、肺、肾五脏，既各司其职，又存在密不可分的生理关系。五脏之间的关系不仅局限于五行之间的关系，还应注重精、气、阴阳及其生理功能之间的相互制约、相互滋生、相互协调关系。

从中医学与双心医学相关联的角度，这里着重从心与脾、心与肝、心与肾的关系上进行论述。

1. 心与脾　心与脾的关系，主要表现在血液生成与运行的相互作用上。脾脏主运化，为气血生化之源，水谷之精微经脾转输至心肺，贯注于心脉而化赤为血。心主血脉，心血养脾，以维持其运化功能。病理上，若脾失健运，化源不足，可导致血虚而心失所养。若劳神思虑过度，不仅暗耗心血，又可损伤脾气，形成心脾两虚，临床可见心悸、眩晕、多梦、精神萎靡等症。

2. 心与肝　心与肝的关系，主要表现在行血、藏血和精神情志调节方面。心主行血，肝主藏血，两者相互配合，共同维持血液的正常运行。心气充沛，心血充盈，则血行正常，肝有所藏；肝藏血充足，疏泄正常，有效进行血量调节，也有利于心行血功能的正常发挥。心血与肝血基本上概括了全身的血液。

在精神神志方面，心藏神，主宰精神、意识、思维及情志活动。肝主疏泄，调畅气机，维护情志的舒畅。两者相互为用，共同维持正常的精神情志活动。心血充盈，心神健旺，有助于肝气疏泄，情志调畅；肝气疏泄正常，情志舒畅，也有利于心神内守。如两者异常，则可出现精神恍惚、情绪抑郁或心烦失眠、急躁易怒为主的病症。

3. 心与肾　心与肾的关系，主要表现在“心肾相交”，包括水火既济，君相安位，精神互用。心居上属阳，在五行属火；肾居下属阴，在五行属水。心火须下降于肾，使肾水不寒；肾水须上济于心，使心火不亢。心为君火，肾为相火，君火在上，如日照当空，为一身之主宰；相火在下，为神明之臣辅。君火相火，各安其位，则心肾上下交济。

心藏神，肾藏精。精能化气生神，为气、神之基础；神能统精驭气，为精、气之主。《类经·摄生类》有云，“虽神由精气而生，然所以统驭精气，而为运用之主者，则又在吾心之神”。故集积精可以全神，神全可以统驭精气。如果心与肾之间水火、阴阳、精神的动态平衡失调，成为“心肾不交”，则可能出现水火不济的阴虚火旺、或心肾阳虚的水湿泛滥、或心神与神精失调的精亏神逸等病理变化。

（三）病因病机

心之阴、阳、气、血是其进行生理活动的基础。心气、心阳主要起到温煦、推动血液运行的作用，心阴、心血主要起到濡养心神的作用。心系疾病的病因，主要有情志失调、饮食劳倦、年老体虚、外邪侵袭等。心系疾病的病理，主要表现为血脉运行的障碍和情志思维活动的异常。心系疾病的病机，包括虚实两个方面，虚者为阴阳气血亏虚，心失所养；实者为痰饮火瘀等阻滞，心脉不畅；正虚邪扰，血脉不畅，心神不宁，则为心悸；寒、痰、瘀等邪，闭阻心脉，胸阳不展，则为胸痹；阳盛阴衰，阴阳失调，心肾不交则为不寐；痰气或痰火扰动心神，神机失灵则为癫狂；痰凝气郁，蒙蔽清窍，元神失控则痫病；痰瘀痹阻脑络，神机失用，则为痴呆；气血逆乱，阴阳之气不能相接，则为厥证。所以中医将心悸、胸痹、不寐、癫狂、痫病、痴呆等病证归属为心系病症。其中情志失调导致的心系病症与双心疾病的病因、症状一致。此外，还有郁证、梅核气、脏躁亦属双心疾病一类。

双心疾病即有心脏疾病或心脏症状的同时，又伴随由于心理或情志变化引起的心理或情志病症。这一点与中医内伤七情（情志）导致心系疾病的病因、病机、症状基本相同。七情致病，可直接损伤内脏精气，故可导致或诱发多种情志疾病和身心疾病。七情包括喜、怒、忧、思、悲、恐、惊七种正常的情志活动，是人体脏腑生理和精神活动对内外环境变化产生的情志反应。过于突然、强烈或持久不解的七情变化，超越了人体生理、心理的适应调节能力，导致脏腑精气损伤，功能失调；或人体正气虚弱，脏腑精气虚衰，对情志刺激的适应和调节能力低下可以诱发疾病。七情致病即可以直接伤及内脏，也可以影响脏腑气机。脏腑之气的运动变化，在情志活动产生中发挥着重要作用。而脏腑之气的升降出入，又与情志变化密切相关。情志内伤脏腑而致病，首先影响的是脏腑气机，导致脏腑气机升降失常而出现相应的临床表现。故《素问·举痛论》云"百病生于气也，怒则气上，喜则气缓，悲则气消，恐则气下……惊则气乱……思则气结"。

中医学认为精神思维意识均出于五脏，《灵枢·本神第八》有云"两精相搏谓之神，随神往来者谓之魂，并精而出入者谓之魄。所以任物者谓之心，心有所忆谓之意，意之所存谓之志，因志而存变谓之思，因思而远慕谓之虑，因虑而处物谓之智"。做了明确的解释。而情志是中医学对情绪特有的称谓，是不同于意识、思维等精神活动的一类心理现象。情志与七情是一般与个别的关系，情志是对包括七情在内的所有情志特征与属性的抽象和概括，七情则是情志概念下的具体的七种情志。七情代表中医学对人的基本情绪的认识，除七情之外，爱与恨、自豪与羞愧、尊严与蔑视，也是人类基本情志表现。七情太过会伤及五脏，《素问·阴阳应象大论》说："人有五脏化五气，以生喜怒悲忧恐"。五脏的精气应答外界环境而产生情志活动，即心在志为喜，肝在志为怒，脾在志为思，肺在志为悲、忧，肾在志为恐、惊。七情致病发于心而应于五脏，《类经·疾病类·情志九气》解释为"心为五脏六腑之大主，而总统魂魄，兼赅志意，故忧动于心则肺应，思动于心则脾应，怒动于心则肝应，恐动于心则肾应，此所以五志为心所使也”。《灵枢·口问》也说“心者，五脏六腑之大主也……故悲哀愁忧则心动，心动则五脏六腑皆摇”。所以七情内伤均可以作用于心神、损伤相应脏腑，影响心神导致心神不宁，甚至精神失常。

（四）诊查要点

1. 自觉心中悸动不安，心搏异常，或快速，或缓慢，或跳动过重，或忽跳忽止，呈阵发性或持续性不解，常兼见精神紧张，心慌不安，不能自主等症状，伴随数、促、结、代、涩、缓、沉、迟等脉象。

2. 胸憋闷或心胸疼痛不舒，易于激动，伴心烦，寐差，颤抖乏力，头晕等症状，甚者喘促，疲乏，口干，汗出肢冷，甚者晕厥。

3. 出现心情抑郁，情绪不宁，胸胁胀满疼痛，或易怒易哭，或咽中如有异物梗塞，吞之不下，咯之不出等特殊症状。

4. 发病常与情志刺激有关，如惊恐、紧张、抑郁恼怒、忧愁、焦虑、悲哀、劳倦、饮酒、饱食等，并反复发作，可见郁证、梅核气、脏躁等并发症或称共病。

5. 患者大多数有严重心脏病史、或有心脏病手术史。严重者除心脏症状外，常伴身体多部位疼痛不适；且病情的反复常与上述情志所伤史有关。

6. 部分患者无心脏疾病病史，仅有由于情志诱发的症状，易紧张激动，伴出汗，无力，恶心，失眠，过度担心或心境低落，寡言少语，便意或尿急。

（五）辨证论治

1. 辨证要点

（1）辨病性的虚实

大凡有气血阴阳不足，导致心失所养者为虚证；痰湿阻滞、气滞血瘀或外邪内传扰心，痹阻心脉者为实证；亦常见虚实夹杂者，临床上应分清虚实主次。

（2）辨病情轻重

胸痛或心悸，持续时间短，瞬息即逝者多为轻；持续时间长，反复发作者为重；持续数小时甚至数日不休者常为重症或危候。大多发作频次与病情轻重呈正相关，但也有例外现象，应结合临床，具体分析判断。

（3）辨本脏与他脏疾病

本病病位在心，心脏疾病可以导致其他脏腑功能失调或亏损，其他脏腑病变亦可直接或间接影响心脏，故临床应分清心脏与它脏的病变情况，有利于决定治疗的先后缓急。

2. 治疗原则 该病应分虚实论治，虚证分别给予补气、养血、滋阴、温阳治疗；实证则应给与祛痰、行瘀、化饮、清火、理气治疗。但本病以虚实错杂为多见，或气机逆乱，或升降出入失常，或阴阳之气不相顺接，而且虚实的主次缓急各有不同，故治当相应兼顾。同时由于该病伴有情志病的改变，故应酌情配合宁心、安神、镇心之法。而补虚泄实、顺气开郁、调畅气机、调节脏腑、调整阴阳则贯穿该病治疗始终。

3. 证治分类

（1）心神失养证

症状：胸憋闷，心慌，伴精神恍惚，心神不宁，多疑易惊，悲忧善哭，喜怒无常，或时时伸欠，舌质淡，苔薄白，脉沉弦。

此种证候，常见于女性，更年期多见，素体虚弱，又情感多变故，有些患者有基础心脏病，有些无，但临床表现多种多样，同一患者多为同样几种症状反复发作。《金匮要略·妇人杂病脉证并治》记录“妇人脏躁，喜悲伤欲哭，像如神灵所作，数欠伸，甘麦大枣汤主之”。

证机概要：气血不足，气机不利，心神失养。

治法：甘润缓急，养心安神。

代表方：甘麦大枣汤加减。本方养心安神，和中缓急，自西汉以来，即已将本方作为治疗本证的主要方剂。

常用药：甘草甘润缓急；小麦补益心气；大枣益脾养血；郁金、合欢花解郁安神。

随证加减：血虚严重者见面色苍白，加当归、生地、熟地、珍珠母、钩藤等；躁扰失眠者，加酸枣仁、柏子仁、茯神等养心安神；气逆喘息的加五磨饮子，理气降逆；伴有阳虚的加附子、干姜、肉桂之类；若气虚甚者，可予红参、太子参、黄芪等补体虚之气；如阴精不足者，宜用龟板胶、枸杞等滋补阴精。

（2）心虚胆怯证

症状：心悸不宁，善惊易恐，坐卧不安，少寐多梦，而易惊醒，恶闻声响，食少纳呆，苔薄白，脉细略数或弦细。

证机概要：气血亏虚，心虚胆怯，心神失养。

治法：镇惊定志，养心安神。

代表方：安神定志丸加减，本方益气养心，镇静安神，用于心悸不宁，善惊易恐，少寐多梦，食少纳呆者。

常用药：龙齿、琥珀镇惊安神；酸枣仁、远志、茯神养心安神；人参、茯苓、山药益气壮阳；天冬、生地、熟地滋养心血；配伍少许肉桂，有鼓舞气血生长之效；五味子收敛心气。

随证加减：气短乏力，头晕目眩，动则尤甚，静则悸缓，为心气虚损明显之象，易重用人参，加黄芪以增强益气之功；兼见心阳不振，用附子温通心阳，并佐用肉桂替代桂枝；兼心血不足，加龙眼肉、阿胶、何首乌以滋养心血；兼心气郁结，心悸烦闷，精神抑郁，加柴胡、郁金绿萼梅、合欢皮以疏肝解郁；气虚夹湿，加白术、泽泻、茯苓；气虚夹瘀，加红花、丹参、川芎、郁金等治疗。

（3）气阴两虚证

症状：心胸隐痛，时作时止，心悸气短，动则益甚，伴倦怠乏力，声息低微，心烦口干，大便微结，面色㿠白，易汗出，舌质淡红，舌体胖，边有齿痕，苔薄白，脉虚细缓或结代。

证机概要：心气不足，阴血亏耗，血行瘀滞。

治法：益气养阴，活血通脉。

代表方：生脉散合人参养荣汤加减。两者皆能补益心气。前方长于益心气，敛心阴，用于心气不足，心阴亏耗者；后方补气养血，安神宁心，适用于胸闷气短，头晕神疲者。

常用药：人参、黄芪、炙甘草大补元气，通经利脉；肉桂温通心阳；麦冬、玉竹滋养心阴；五味子收敛心气；当归，丹参养血活血。

随证加减：伴气滞血瘀者，可加郁金、川芎；兼见痰浊者，加白术、茯苓、白蔻仁以健脾化痰；兼见食少、失眠等心脾两虚者，加茯神、远志、半夏曲、柏子仁、酸枣仁等。

（4）阴虚火旺证

症状：心悸易惊，心烦失眠，五心烦热，口干，盗汗，思虑劳心则症状加重，伴耳鸣腰酸，头晕目眩，急躁易怒，舌红少津，苔少或无，脉细数。

证机概要：肝肾阴虚，水火不济，心火内动，扰动心神。

治法：滋阴清火，养心安神。

代表方：天王补心丹合朱砂安神丸加减。

常用药：生地、麦冬、玄参、天冬滋阴清热；丹参、当归补血养心；人参、炙甘草补益心气；黄连清热泻火；朱砂、远志、石菖蒲、茯苓、柏子仁、酸枣仁养心安神；五味子收敛耗散之精气；桔梗引药上行，以通心气。

随证加减：肾阴亏虚，虚火妄动，遗精腰酸者，加龟板、熟地、黄檗、知母，或加用知柏地黄丸；如阴虚火热不明显者，可单用天王补心丹；若阴虚兼有瘀热者，加赤芍、丹皮、郁金、桃仁、红花等清热凉血，活血化瘀。

（5）心肾阳虚证

症状：胸憋闷，疼痛，心悸，气短，动则更甚，自汗，面色晄白，神倦怯寒，四肢欠温或肿胀，舌质淡胖，边有齿痕，苔白或腻，脉沉细迟。

证机概要：阳气虚衰，心阳不振，气机痹阻，血行瘀滞。

治法：温阳补气，振奋心阳。

代表方：参附汤合右归饮加减。补益阳气，前方大补元气，温补心阳；后方温肾助阳，补益精气。

常用药：人神大补元气；附子温补真阳；肉桂振奋心阳；炙甘草益气复脉；熟地、淫羊藿、山萸肉、补骨脂温养肾气。

随证加减：若肾阳虚，不能制水，水饮上凌心肺，见水肿、喘促、心悸，用真武汤加黄芪、车前子、泽泻、汉防己、猪苓；若阳虚欲脱者，用四逆汤加独参汤治疗。

（6）心脾两虚证

症状：心悸，不寐，多梦易醒，健忘，神疲食少，头晕目眩，四肢倦怠，腹胀便溏，面色少华，舌淡苔薄，脉细无力。

证机概要：脾虚血亏，心神失养，神不守舍。

治法：补益心脾，养血安神。

代表方：归脾汤加减。本方益气补血，健脾养心，适用于不寐健忘，心悸怔忡，面黄食少，等心脾两虚证。

常用药：人参、黄芪、白术、当归、炙甘草健脾益气补血；远志、茯神、酸枣仁、龙眼肉补益心脾安神；木香行气舒脾。

随证加减：若心血不足较重者，加阿胶、熟地、芍药以养心血；寐差重者，加夜交藤、五味子、柏子仁养心安神，或加生龙骨、生牡蛎、琥珀以镇静安神；兼见脘闷纳呆，舌苔腻，重用茯苓、白术、苍术、半夏、陈皮以健脾燥湿，理气化痰。

（7）气滞心胸证

症状：心胸满闷，隐痛阵发，时欲太息，遇情志不遂时，容易诱发或加重，或兼有脘部胀闷，得嗳气或矢气则舒，苔薄或薄腻，脉弦细。

证机概要：肝失疏泄，气机郁滞，心脉不和。

治法：疏肝理气，活血通络。

代表方：柴胡疏肝散加减。本方疏肝理气，适用于肝气抑郁，气滞上焦，胸阳失展，血脉失和，导致的胸胁疼痛等症。

常用药：柴胡、枳壳、疏肝理气；陈皮、香附理气解郁；赤芍、川芎活血通脉。

随证加减：胸闷胸痛明显者，为气滞血瘀之象，可合用失笑散，加苏木、薤白；若郁热日久化热，见心烦易怒、口干、便秘、舌红苔黄、脉弦数者，加丹栀逍遥散。

（8）肝火扰心证

症状：胸闷，心悸，少寐多梦，甚则彻夜不寐，伴头晕头胀，目赤耳鸣，口干口苦，便秘溲赤，舌红苔黄，脉弦而数。

证机概要：肝郁化火，上扰心神。

治法：疏肝泻火，镇心安神。

代表方：龙胆泻肝汤加减。本方有清泄肝胆实火之效，适用于肝郁化火上炎所致的症状。

常用药：龙胆草、栀子、黄芩清肝泻火；泽泻、车前子清利湿热；当归、生地滋阴养血；柴胡疏畅肝胆之气；甘草和中；生龙骨、生牡蛎、磁石镇心安神。

随证加减：如果胸胁胀闷、善太息者，加郁金、香附、佛手疏肝解郁；若肝胆实火重，伴头晕目眩、头痛欲裂、大便秘结者，加服当归龙荟丸。

（9）痰火扰心证

症状：心悸时发时止，易受惊吓，胸闷烦躁，失眠多梦，口干苦，大便秘结，小便短赤，舌红，苔黄腻，脉弦滑。

证机概要：痰浊停聚，郁久化热，痰火扰心，心神不安。

治法：清热化痰，宁心安神。

代表方：黄连温胆汤加减。该方清心降火，化痰安中，用于痰热扰心而见心悸发作，胸闷烦躁，尿赤便结，失眠多梦等症。

常用药：黄连、栀子苦寒泻火，清心除烦；胆南星、竹茹、半夏、瓜蒌、陈皮等清化痰热，和胃降逆；枳实、生姜化痰行气；酸枣仁、远志、石菖蒲、龙骨、牡蛎宁心安神。

随证加减：若心悸重者，加珍珠母、石决明、磁石重镇安神；痰热互结，大便秘结者，加大黄；火郁伤阴，加麦冬、天冬、生地、玉竹养阴清热；兼见脾虚者，加白术、党参、砂仁、炒麦芽益气醒脾。

（10）痰气郁结证

症状：心悸，胸部闷塞，抑郁，胁部胀满，咽中如有异物梗塞，吞之不下，咯之不出，苔白腻，脉弦滑。

本证即《金匮要略·妇人杂病脉证并治》所说："妇人咽中如有炙脔，半夏厚朴汤主之"证。《赤水玄珠·咽喉门》将本证称为"梅核气"。

证机概要：气郁痰凝，阻滞胸咽。

治法：行气开郁，化痰散结。

代表方：半夏厚朴汤加减。本方行气开郁，化痰降逆。

常用药：枳壳、厚朴、紫苏理气宽胸，开郁畅中；茯苓、半夏、生姜化痰散结，和胃降逆。

随证加减：伴湿郁气滞而兼胸脘痞闷、嗳气、苔腻者，加佛手、香附、苍术理气除湿；痰郁化热而见烦躁、舌红苔黄腻者，加黄芩、黄连、竹茹、瓜蒌清热化痰；病久入络而见瘀血之象，胸胁刺痛、舌质紫暗或有瘀点瘀斑、脉涩者，加丹参、郁金、降香、姜黄活血化瘀。

（六）中医的其他治疗方法

根据中医学辨证论治理论，以及阴阳消长论、营卫循行论、心主神明论、天人一体论，并结合中医的经络循行理论，结合临床实践经验，下面介绍一些能够治疗本病的中医外治方法。

1. 穴位针刺法 在神门、内关、合谷、曲池、风池、太阳、足三里、三阴交、涌泉等选出上下对称的双穴4个，也可用百会、中脘、气海、肾俞、大椎、关元、命门等单穴针刺治疗。

2. 电针疗法 在针刺治疗的基础上，加以适当的电流（电流大小因人而异，以能忍耐为度），用下行直流电2~6毫安，20分钟。也可用低频脉冲的方波、三角彼或感应电，频率20~100赫兹，1~2毫安。感应电用小到中等量，每日1次，15~30分钟，10次为1个疗程。

3. 拔火罐疗法 在穴位针刺法中介绍的穴位中选取适宜拔罐处，进行拔罐疗法。1次4~6穴，每日1次，每次20分钟。或在临睡时，在脐上的中脘穴、脐下的气海穴及大腿的正面（胃经循行）拔罐。每次10分钟，然后再睡觉，有安神宁志之功。

4. 穴位敷贴疗法 在穴位贴上一定配方的中药膏制剂，也可以起到改善症状及睡眠，调整身心、情志的效果，对心脾两虚、心肾不交、肝火扰心，以及精神压力过大导致的本病均有良好的效果。

（七）预后转归

本病的预后与心脏基础疾病有关。一般预后良好，病程长短不一，一般可治愈；但在心脏基础疾病加重，或精神、情志受到刺激后，病情常有反复或波动，易使病情延长。若单纯情志疾病而病因未解除者，往往需要较长时间的治疗，才能收到比较满意的疗效。

（八）预防调护

根据心脏基础疾病的轻重缓急，合理安排一些文体活动，增强体质。调整生活规律，避免熬夜，建议晚上11点以前睡觉，早睡早起，养成一个良好的睡眠习惯；睡前不要喝咖啡、浓茶、吸烟等，可以喝牛奶；睡前可以用微烫的热水浴足，至额头微微汗出为佳。

正确对待各种事物，保持乐观、知足常乐的良好心态，防止七情（喜、怒、忧、思、悲、恐、惊）过极诱发对人体的伤害。同时医务人员深入了解病情、病史，细致解释病情，使患者能正确认识和对待疾病，增强治愈疾病的信心，解除病因以促进本病的好转乃至痊愈。

（九）临证备要

在辨证论治的基础上酌情加用：①用芳香温通之法治疗胸痛的中成药，冠心苏合丸、速效救心丸、复方丹参滴丸等药；②有循证医学证据，对双心疾病确有疗效的中成药，振源胶囊；③经现代药理研究证实的有调节心律失常作用的中草药，如快速型常加用苦参、柏子仁、生地黄等，缓慢型常加用麻黄、细辛、桂枝、附子等。

临证如出现严重心律失常或急性冠脉综合征等，能够导致严重的血流动力学异常的等急、危、重症时，需及时运用中西医两法加以救治。

（十）医案举隅

某女，73 岁。

2015 年 4 月 15 日，因情志不畅，导致胸闷痛，气短，易急易怒，心情烦躁明显，偶有心慌，时有头晕，头麻木感，偶有口干，食欲不振，纳少，眠可，舌淡暗，苔薄白，脉弦。中医辨证属肝气郁滞，肝阳上亢证。考虑中医诊断：胸痹；西医诊断：双心疾病。处方：合欢花 15 g，郁金 20 g，茯神 15 g，柴胡 10 g，薄荷（后下）6 g，当归 20 g，柏子仁 30 g，白芍 20 g，天麻 20 g，川牛膝 15g，木蝴蝶 6g，荷叶 10 g，水煎服每日 1 剂。14 剂后患者焦虑情绪明显好转。

按：患者为老年之人，肝肾之阴损耗，阴不潜阳，肝阳上亢，肝气郁结；气郁心胸故见烦躁，气短，胸闷；肝阳上亢故见头晕、头麻。治疗以解郁合欢汤为主方，方中柴胡、薄荷、郁金行气解郁；

白芍养肝阴；柏子仁和茯神滋阴安神；酌加当归补肝血，行肝气，使精血充足，血和则肝和，血充则肝柔；天麻、川牛膝平肝潜阳，引血下行；荷叶清热利湿，使邪有出路；木蝴蝶利咽；诸药合用，使肝气得疏，肝阴得补，诸证得愈。

临床中遇到的患者可能为以上一种病机，也可能是久病多种病机的复杂结合，临证需抓住主要病机，制定主法主方，兼顾整体，加减用药；同时注意与患者亲切交流，心理疏导。身心合一符合中医整体观的基本原则，中医治疗双心疾病具有很大的前景，发挥中医优势治疗双心疾病将是医学模式发展的必然。

（十一）古代文献精选

《灵枢·本藏篇第四十七》："心藏脉，脉舍神，心气虚则悲，实则笑不休""心者，君主之官，神明出焉。心者，生之本，神之变也，其华在面，其充在血脉，通于夏气"。

《素问·举痛论》："惊则心无所倚，神无所归，虑无所定，故气乱矣。脉痹不已，复感与邪，内舍于心。心痹者，脉不通，烦则心下鼓"。

《医学正传》："怔忡者，心中惕惕然动摇而不得安静，无时而作者是也；惊悸者，蓦然而跳跃惊动，而有欲寐厥之状，有时而作者是也"。

《丹溪心法》："气血冲和，百病不生，一有怫郁，诸病生焉"。

《类经·疾病类》中有云："情志之伤，虽五脏各有所属，然求其所由，则无不从心而发……此所以五志唯心所使也"。

《灵枢·口问》云："悲哀愁忧则心动，心动则五脏六腑皆摇…"

《类经·疾病类》中，张介宾更是提出："心为五脏六腑之大主……故忧动于心则肺应，思动于心则脾应，怒动于心则肝应，恐动于心则肾应，此所以五志唯心所使也"。

《杂病源流犀烛·心病源流》说："总之七情之由作心痛，七情失调可致气血耗逆，心脉失畅，痹阻不通而发心痛”。

《东医宝鉴》曰：“古之神圣之医，能疗人之心，预使不致于有疾。今之医者，惟知疗人之疾，而不知疗人之心，是犹舍本逐末，不穷其源，而攻其流，欲求疾愈，不亦愚乎？虽一时侥幸而安之，此则世俗之庸医，不足取也”。

《太平圣惠方·治心痹诸方》载：“夫思虑烦多则损心，心虚故邪乘之”。

《灵枢·邪客》曰：“心者，五脏六腑之大主也，精神之所舍也，其脏坚固，邪弗能容也，容之则伤心，心伤则神去，神去则死矣…”

《素问·调经论》曰：“气血以并，阴阳相倾，气乱于卫，血逆于经，血气离居，一实一虚，血并于阴，气并于阳，故为惊狂…”

《血证论》中，清代医家唐容川主张“血虚则神不安而怔忡，有瘀血亦怔忡…”

《温热论》中，叶天士说：“营分受热，则血液受劫，心神不安，夜甚无寐，或斑疹隐隐…”

《湿热病篇》中，薛生白指出“湿热证，壮热口渴，舌黄或焦红，神昏谵语或笑，邪灼心包，营血已耗”。

《温病条辨》中，吴鞠通讲“脉虚夜寐不安，烦渴舌赤，时有谵语，目长开不闭，或喜闭不开，暑入手厥阴也”。

参考文献

[1] 吴勉华，王新月．中医内科学．北京：中国中医药出版社，2016：126-154.
[2] 孙广仁，郑洪新．中医基础理论．北京：中国中医药出版社，2013：214-216.
[3] 刘梅颜．双心（心脏心理）疾病在综合医院筛查与诊疗流程模式探讨．医学与哲学，2013，34（2B）：20-22.
[4] 刘梅颜．双“心”一体——双心医学发展历程回顾．中华医学信息导报，

2013，28（6）：19-20.
[5] 胡大一，魏万林. 双心医学. 北京：人民卫生出版社，2016：269-275.
[6] 宋本影印. 黄帝内经. 北京：中医古籍出版社，2003：8-28.
[7] 王文慧，张萍，徐凤芹. 徐凤芹治疗双心疾病的临床经验. 中西医结合心脑血管病杂志，2016. 14（5）：555-557.

第六章　特殊人群的双心疾病

第一节　老年双心疾病患者的识别与处理

北京大学第一医院　王茜婷

目前，全球已逐渐进入老龄化时代，我国老龄化进程更是日趋增快。根据第六次全国人口普查数据，截至 2010 年，60 岁以上的老年人口高达 1.78 亿，约占总人口的 13.26%，较 2000 年人口普查数据上升 2.93%；其中 65 岁以上人口高达 1.19 亿，约占总人口的 8.87%，较 2000 年人口普查数据上升 1.91%，预计 2020 年我国老年人口总数将达到 2.48 亿。据联合国数据资料显示，到 2049 年，中国 60 岁以上的老年人口将占总人口的 31%。鉴于我国如此迅速的老龄化发展速度及庞大规模，老年人群的健康问题越来越受到社会各界的关注。

随着老年人群平均寿命的延长，老年相关疾病的患病率也在逐年上升。《2017 中国心血管病报告》指出，中国心血管疾病的患病率及死亡率仍处于上升阶段。推算目前我国心血管病现患人数约 2.9 亿，其中心血管疾病死亡占居民疾病死亡构成 40%以上，居死亡原因首位。高血压、血脂异常、糖尿病、代谢综合征等心脑血管疾病高危因素的患病率均随年龄增长而显著升高。《中国居民营养与慢性病状况报告（2015 年）》显示，2012 年中国成年城市居民高血压患病率为 26.8%，农村居民为 23.5%，而 60 岁以上城市居民高血压患病率高达 60.6%，农村居民高达 57%，均较平均患病率显著增高。2017 年发表的一项研究，2007—2014 年间对中国中部农村地区 10 145 例非高血压患者展开随访，结果显示男性和女性的高血压累积发病率分别为 19.9%和 19.2%，而 60 岁以上男性高血压累积发病率为 30.4%，女性为 35.1%，均显著高于平均累积发病率。《中国卫生和计划生育统计年鉴（2016年）》数据指出，2015年中国城市居民脑血管病死亡率为128.23/10万，农村居民为153.63/10万，且死亡率随年龄增加呈指数增长。同样的趋势也在冠心病、急性心肌梗死、心功能不全等严重心血管疾病的死亡率中得到体现。中国心力衰竭患者注册登记研究（China-HF）收集了多家中心2012—2014年共8516例心力衰竭住院患者的资料，结果显示中国心力衰竭患者平均年龄为66±15岁，且患病率随年龄增长呈上升趋势。

综上所述，心脑血管疾病在老年人群中患病率及死亡率显著增高，已成为老年人群致死致残的首要疾病，更需要临床医生的格外关注。同时，由于老年人群随年龄增长而出现多脏器功能衰退和代谢能力下降，以及社会及家庭角色的转变，老年患者也是精神心理疾病的高发人群。

抑郁和焦虑是老年心血管疾病患者最常见的精神心理障碍。首先，老年患者往往合并冠心病、高血压、脑卒中等多种慢性心脑血管疾病，出于对靶器官损害、并发症的恐惧及终生服药的思想负担，更容易出现疾病相关心理应激，并可能由于过度紧张、惊恐而引发焦虑、抑郁等不良情绪，对心脑血管疾病的预后造成负面影响。有Meta分析结果显示，普通人群中焦虑、抑郁的患病率约为6%，而冠心病患者出现焦虑、抑郁等心理问题的患病率可高达35%~45%。其次，合并焦虑、抑郁及睡眠障碍等心理问题的老年患者更容易出现心血管疾病，长期不良的社会心理因素可显著增加心血管事件的发生率和病死率。研究表明，抑郁和焦虑均为冠心病的独立危险因素。2004年发表的Meta分析结果提示，校正其他危险因素之后，抑郁症患者发生冠心病的概率是非抑郁症者的1.5~2.0倍。2010年发表的另一项Meta分析结果发现，焦虑相关冠心病发生率和心脏死亡的相对危险度分别为1.26（95% CI：1.15~1.38）和1.48（95% CI：1.14~1.92），且独立于其他冠心病危险因素。最后，焦虑、抑郁等心理问题往往外化为类似心绞痛、心功能不全、头痛、眩晕等与心脑血管疾病极为相似的躯体化症状，导致临床上往往难以完全鉴别和区分心理问题与心脑血管疾病，很多患者花费大量的财力和精力反复进行躯体疾病的检查和诊治，但由于忽略了心理问题，往往难以实现真正意义上的康复。

在此基础上，双心医学的概念应运而生。在高度重视老年患者的心脑血管疾病的同时，还必须明确社会心理因素对老年人群健康及疾病所产生的影响。但由于目前双心疾病仍为比较新颖的概念，我国目前对老年双心疾病患者的研究证据仍极为有限，如何早期识别并处理老年双心疾病患者复杂隐蔽的躯体化症状，仍为临床医生面临的巨大挑战。

一、老年人群的心理特点

随着年龄的增长，老年患者全身各脏器逐渐老化，生理功能日趋衰退，导致自理能力、生活能力及社交能力等不断下降；子女离家在外工作，或配偶亲朋逐渐离世，使得老年患者缺乏亲人的陪伴及情感支持；自己彻底离开工作岗位，丧失“被需要感”及“价值感”，缺乏未来生活的目标等情况，均使得老年人群更容易出现心理状态的改变，从而出现孤独、焦虑、抑郁等不良情绪。老年人群常见以下心理特点。

1. 处事谨慎 老年患者在处事时往往延循既往固有的观念，且学习能力下降，接受新生事物的意愿及能力均差，导致处理问题的时候格外谨慎小心。由于慢性疾病病程长，治疗难度大，需要患者长期配合，定期往返医院治疗随访，坚持定期服药等特点，使得罹患慢性疾病的老年患者往往更易出现焦虑、抑郁等不良情绪，从而更易合并双心疾病。

2. 性格固执 老年患者的人生观、价值观、世界观早已形成并根深蒂固，有自己处理问题的方式，但随着社会的进步和文明程度的提高，也许一些固有的为人处世之道已经无法适应时代的变化。

很多老年患者年轻时性格开朗随和，但随着年龄的增长及慢性疾病负担的加重，性格会发生明显变化，变得更加固执己见，难以被社会环境所改变，来自家庭成员的负面评价等，给老年患者造成了较为严重的心理负担。

3. 言语赘述 老年人由于认知功能、记忆力及接受新鲜事物能力的下降，往往出现唠叨、重复、词不达意、表述不清、命名障碍等问题，影响表达能力的同时，对老年患者的自信心也会产生严重打击。

4. 偏执易激 部分老年患者随着年龄的增长认知能力显著下降，以及慢性躯体疾病及心理疾病的长期折磨，使得脾气性格越来越偏执易激惹，往往表现出不符合年龄的幼稚行为，容易激动，情绪失控，时刻要求亲朋过多的关注等。脾气性格明显的变化往往会使家人朋友对待老年患者失去耐心，或产生偏见，使得老年患者更加难以寻求情感及社会支持。

5. 怀旧依赖 老年患者由于接受新鲜事物能力下降，以及因退休或失业而逐渐丧失被需要感及社会荣誉感，容易陷入怀旧情绪，日常更多回忆过去，怀念过去，而感到目前生活索然无味，对未来生活没有信心。此外，随着老年患者社会地位、经济收入、身体状况、思维能力等多重能力的下降，依赖心理越来越强，无论在经济生活、日常行为、社会活动、人际交往等各方面都对子女、家庭产生明显的依赖性，更需社会及家人给予格外关注。

二、老年人群发生双心疾病的机制

存在精神心理问题的患者长期处于精神应激状态，具有更高的交感神经张力、高皮质醇和儿茶酚胺水平。慢性应激会损毁冠状动脉内皮系统，进一步产生动脉粥样硬化病变。若已存在动脉粥样硬化斑块，在高交感状态、高儿茶酚胺水平、炎症因子激活及内皮功能紊乱的状态下，很容易出现斑块破裂，从而导致急性心脑血管疾病。研究指出，精神心理问题和心脑血管疾病可能存在相似的发病途径，存在基因变异及环境相互作用，其中神经内分泌因素在老年患者双心疾病中起到非常重要的调节作用，多种炎症因子、肾素血管紧张素系统、肾上腺素系统等在交感神经应激兴奋之后激活，从而引起靶器官损伤。近年研究发现，慢性炎症性疾病本身可以直接加速机体老化过程，因此炎症因子的激活可能为老年双心疾病的核心发病机制和干预靶点。因此，心理疾病和心脏疾病互为因果，相伴而生，早期识别并处理双心疾病对于老年患者的康复及预后意义重大。

三、老年心血管疾病患者常见心理问题

1. 焦虑　焦虑是老年患者常见的心理障碍，一项关于中国老年患者焦虑症患病率的荟萃分析显示：我国老年人群焦虑障碍的患病率为7.1%，显著高于社区普通人群焦虑障碍的患病率（约1%）。因为焦虑障碍的躯体化症状易和心血管疾病临床症状混淆，故焦虑障碍通常容易被忽视，患者无法得到及时有效的诊断和治疗，会导致这部分患者社会功能严重受损，临床预后明显变差。当机体处于焦虑状态时，交感-肾上腺能系统激活，肾上腺素大量释放，血小板活性改变从而导致炎性因子释放增加，诱发冠状动脉痉挛，促进动脉粥样硬化斑块破裂，甚至可导致恶性心律失常从而引发严重后果。

焦虑障碍在临床上主要表现为广泛性焦虑障碍和惊恐发作。惊恐发作是焦虑障碍的急性发作形式，临床表现可与缺血性胸痛极为类似，包括突然发作的胸闷、胸痛、心悸、呼吸困难、窒息感、濒死感、头晕、头痛、眩晕、晕厥、大汗等，症状可持续数十分钟，且易反复发作，难以与躯体性疾病相鉴别。部分患者可因躯体化症状常年反复就诊于心血管内科、神经内科、呼吸内科等，耗费大量的精力及财力，但却难以明确病因。有研究显示，在系统检查排除冠心病的不典型胸痛的患者中，约有50%左右为惊恐发作。广泛性

焦虑障碍为焦虑障碍的慢性表现形式，可表现为紧张不安、注意力难以集中、与外界刺激不相称的过分焦虑及担心等精神症状，以及交感神经过度兴奋、紧张性头痛、震颤、入睡困难、失眠多梦等躯体化症状，病程多在6个月以上。

对于因以上症状反复就诊，但经多次检查未发现器质性疾病的老年患者，需在排查躯体疾病的同时，考虑进行焦虑障碍的筛查及评定。

2. 抑郁障碍 有研究显示，抑郁障碍是老年患者的常见心理疾患，在冠心病患者中，抑郁障碍的发病率为15%~23%，其中老年女性是抑郁症高发群体。由于目前对于抑郁障碍的诊断主要采用专业的精神病学诊断工具，而在大多数综合医院，老年患者往往因心血管疾病及类似心血管疾病发作的躯体化障碍症状就诊，抑郁障碍不易被识别，可能会低估抑郁障碍在老年患者中的实际发病率。

抑郁障碍是老年心血管疾病患者预后不良的独立危险因素。既往研究表明，心肌梗死患者合并抑郁障碍后预后显著变差，在梗死后6~18个月，死亡风险仍明显增加。即便是已经严格控制危险因素，陈旧性心肌梗死、心功能不全等伴随疾病均得到有效治疗，合并抑郁障碍的患者心血管疾病的风险仍然较无抑郁障碍的患者升高。究其原因，可能是由于抑郁障碍和心血管疾病之间存在共通的病理生理学机制所致。抑郁障碍患者下丘脑-垂体-肾上腺皮质（HPA）轴兴奋性增加，交感-肾上腺系统兴奋性增强，血小板受体改变，炎性介质分泌增加及神经内分泌激素的水平变化，均可进一步导致心电活动的不稳定和心肌缺血的加重。首先，当人体处于精神应激状态时，下丘脑释放促肾上腺皮质激素释放激素，作用于垂体后，促肾上腺皮质激素释放增加，肾上腺分泌更多的皮质醇，这是正常人体适应应激状态的生理机制。而当患者处于重度抑郁状态时，皮质醇大量释放，高皮质醇血症会导致肥胖、糖尿病、高脂血症和高血压的发生，从而加速心脑血管疾病进程，此外，过量的皮质醇作用于血管内皮细胞，会显著促进动脉粥样硬化的发生发展；其次，抑郁障碍患者交感-肾上腺系统的功能明显失调。正常人体在应激状态下，肾上腺髓质释放肾上腺素，交感神经末梢、肾上腺髓质和嗜铬细胞分泌去甲肾上腺素，共同导致血压升高、心率加快。当患者处于抑郁状态时，儿茶酚胺浓度和代谢产物均会显著增加，影响血压及心率，增加恶性心律失常及心肌缺血的风险。再次，儿茶酚胺还可直接作用于血小板受体，改变其释放和聚集功能。最后，重度抑郁患者血浆中的炎症因子、白介素、肿瘤坏死因子-α 和 C 反应蛋白、纤维蛋白原等炎性介质水平明显升高，导致血管内皮功能损伤及粥样硬化斑块产生。以上因素共同导致了合并抑郁障碍的老年心血管疾病患者出现不良预后。

3. 睡眠障碍 睡眠障碍是老年人群常见的疾患，发病率随年龄而增加，60 岁以上老年人中约 57%存在睡眠障碍，给老年患者带来身体上的痛苦和精神上的巨大压力。老年人群通常睡眠时间较短，但并非睡眠需要减少，而是睡眠能力减退。老年人群睡眠障碍的原因复杂，可能为社会因素、个人因素、不良睡眠习惯、年龄、合并躯体疾病及联合用药等多因素的共同作用。随年龄增长，老年患者脑内网状激活系统的神经调节能力逐渐下降，与睡眠有关的神经递质水平随之改变，进而导致睡眠功能明显减退。睡眠障碍在老年人群中可表现为入睡与维持睡眠困难、嗜睡及特殊类型的睡眠障碍，如睡眠呼吸暂停低通气综合征（SAHS）、不宁腿综合征（RLS）、睡眠中周期性肢体运动（PLMS）、生理节律紊乱和失眠等，根据发病机制不同，主要可分为以下方面：

（1）继发于躯体疾病的睡眠障碍

老年患者常伴有夜尿增多或尿失禁，是造成老年人睡眠障碍的常见原因，在合并前列腺疾病的老年男性患者中尤其常见；合并支气管哮喘、冠心病、心功能不全等基础疾病的老年患者，夜间睡眠时更易发作缺血性胸痛、支气管痉挛；合并慢性疼痛、胃食管反流病、消化性溃疡的老年患者，夜间随体位及胃排空时间的影响，疼痛、反酸等症状也会明显加重，以上躯体疾病均会导致或增加老年患者的睡眠问题。嗜睡主要常见于老年心血管疾病合并神经系统疾病（如脑萎缩、脑动脉硬化、脑血管病、脑肿瘤等）、多系统疾病（肺部感染、心力衰竭、甲状腺功能低下等）及滥用镇静安眠药物的患者。

（2）继发于精神障碍的睡眠障碍

合并阿尔茨海默病、血管性痴呆、监护室综合征的老年患者，早期其认知障碍可表现为“晨轻暮重”的特点，即神智状态夜间明显恶化，白天可明显好转甚至与正常人无异。老年抑郁症及焦虑症患者多存在严重的睡眠障碍，焦虑状态可导致入睡困难、多梦、失眠、早醒等，除会加重焦虑及抑郁情绪、显著降低生活质量外，合并睡眠障碍的高龄抑郁症患者，自杀的风险显著增加，因此，需对合并精神疾病的老年患者进行睡眠障碍评估。

（3）与药物有关的睡眠障碍

老年人群通常合并多种疾病，常需联合用药，很多药物也会导致或加重睡眠障碍。老年人常用药物如糖皮质激素、甲状腺激素、β受体阻滞剂、钙离子拮抗剂、利尿剂、支气管扩张剂、抗抑郁药等，均可能导致失眠。存在睡眠障碍的老年人群多需服用镇静安眠药物，部分患者可能需要长期服用，而过度地镇静可能会加重OSHAS，进而增加老年人夜间慢性缺氧及多器官损伤的风险。此外，不合理服用镇静安眠药物及酒精滥用可能会引起药源性失眠等“反跳”现象，需格外关注。

（4）与睡眠相关的呼吸疾病

近年来睡眠相关的呼吸疾病备受关注。SAHS是老年人常见的睡眠呼吸障碍，也是老年心血管疾病的独立危险因素，SAHS在肥胖或合并基础心血管疾病的老年患者中风险明显增高，且发病率随增龄而增加。随着年龄的增长，软腭变长、咽部脂肪垫增厚、气道周围骨结构形状变化等咽部局部解剖结构的改变及吞咽反射等神经功能的减弱，会导致睡眠时出现呼吸暂停，可反复引起低氧及高碳酸血症。长期的慢性缺氧及多器官功能损伤会增加老年人的死亡率。

四、老年双心疾病患者的识别与处理

1. 接诊老年双心疾病患者的沟通技巧　老年双心疾病患者多首诊于综合医院的心血管内科或神经内科等非精神专科，因患者无法准确判断躯体不适症状是否与心理疾病有关，在交流沟通过程中，可能会有意放大自身的躯体症状，需要临床医生仔细甄别。此外，老年人群或可能因在病程中反复就诊多次完善各项检查，仍无法确诊并得到有效治疗，导致患者对医生丧失信任，不愿与医生交流或故意隐瞒部分病史；或可能会详细记录并向医生仔细描述数十年来全部病史及就诊经过，大大延长就诊时间，给门诊及病房工作造成困扰，导致临床医生对患者心理问题的筛查及识别存在困难。因此，在与老年双心疾病患者沟通的过程中，需要临床医生更加尊重并关怀患者，使患者能够更加信任医生，更愿意与医生进行配合和沟通；同时需要更加耐心、细心地了解患者的病史及诊疗经过，在积极处理躯体疾病的情况下，通过关注老年患者的情绪情感、睡眠状况、生活环境、社会交往情况及陪同人员的语言、行为、态度等，及时识别患者的心理问题。

2. 老年双心疾病常用筛查工具　对于心理疾病的评定，因无实验室检查、影像学指标等客观辅助检查结果支撑，故合适的筛查工具对于临床识别双心疾病患者格外重要，目前中国专家共识推荐使用《躯体化症状自评量表》《患者健康问卷-9 项（PHQ-9）》《广泛焦虑问卷 7 项（GAD-7）》《综合医院焦虑抑郁量表（HAD）》等量表，对患者的心理状况进行评估。针对谵妄可采用“意识模糊评定法”（confusion assessment method，CAM）进行评估。但是，目前常用的精神障碍评定量表也存在着一定程度的局限性。首先，不同量表有着各自的适用范围，有些量表患者可自行填写，但仅可用作患者的症状评定，以便于综合医院医生为患者提供是否需要转诊至精神心理专科的建议，有些量表需经培训过的专业人士才能填写，综合医院非精神心理专科的医生及患者本人均未接受过专业培训，并不具备诊断精神障碍的资质，不能自行进行精神障碍疾病诊断。其次，不同类型精神障碍症状之间存在交叉，若非接受过专业培训及资质认证，不能简单根据量表评分而随意诊断精神障碍。因此，早期识别可能患有双心疾病的老年患者，并了解不同精神障碍评估工具的适用范围尤其重要。

3. 老年双心疾病患者的临床处理 老年双心疾病患者临床症状表现多样，难以应用统一的处理模式进行诊治。对于老年双心疾病患者的临床处理，主要可分为非药物治疗及药物治疗两部分。

（1）非药物治疗

非药物治疗为老年双心疾病患者的首选治疗，主要包括心理支持及运动治疗两部分。心理支持方面，首先是要对双心疾病患者加强健康宣教，使其了解自身所患心脑血管疾病的特点、治疗方式、并发症情况及预后，以从心理层面纠正患者对疾病负面的认知，使其了解疾病，尽快恢复自信，从而有效缓解焦虑及抑郁的情绪；其次，医生在接诊患者过程中耐心仔细地询问病史，认真倾听患者的诉求并关注情绪，从生活环境、社会交往、家庭支持等方面全面了解病情，有助于加强患者对医生的信任，从而增加患者依从性，更好地配合诊疗；最后，规律的随访对于定期了解患者的病情变化，有针对性地指导患者进行康复治疗至关重要，长期有效的随访可对患者起到心理支持的作用。运动治疗方面，多项研究结果证明，适量的运动训练对于改善合并心脑血管疾病的老年患者的焦虑、抑郁等情绪障碍具有积极作用。为保证老年患者运动的安全性，在运动治疗前，须对老年患者进行包括身体情况、精神状态及运动能力等在内的综合评估，并根据患者的兴趣爱好、基础疾病情况及治疗目的制定个体化的运动处方。对于高龄患者，肌力训练及平衡协调训练的重要性相对年轻患者更高。运动处方包括运动频率、强度、时间和方式等多方面内容，需以老年综合评估结果为依据进行危险分层，并根据危险分层个体化制定。

（2）药物治疗

对于非药物治疗后仍存在严重精神障碍或躯体化症状改善不良的老年双心疾病患者，可根据适应证加用相应的药物治疗，对于缓解心理及心脏疾病均有助益。但在启动药物治疗前，需与精神专科医生充分沟通，以评估病情严重程度及药物启用时机。老年人群往往多器官功能减退，共病及合并用药情况复杂，在启动药物治疗之前，需要接受多学科综合评估。此外，需与患者及家属充分沟通药物的副作用及用药过程中的注意事项，老年患者记忆力衰退，可能会存在漏服、误服、多服药物的情况，需要陪护人员多加关注，家庭及社会的支持对于老年双心疾病患者的康复具有重要意义。最后，老年患者是药物不良反应高发人群，在服药之前，需要认真阅读说明书，高度关注药物不良反应及药物之间相互作用，如出现不适，需及时就诊。

目前临床上可用于缓解老年患者焦虑及抑郁的药物主要包括以下几种：①选择性五羟色胺再摄取抑制剂（SSRI）：SSRI 是用于老年焦虑、抑郁障碍患者的一线用药，包括氟西汀、帕罗西汀、舍曲林、西酞普兰等，可适用于各种类型和不同程度的焦虑、抑郁障碍、恐惧症、强迫症、创伤后应激障碍等，药物不良反应小，无潜在的成瘾性，老年患者使用相对安全。但由于 SSRI 多经肝细胞色素酶 P450 代谢，与临床常用的一些药物存在相互作用，为减少不良反应及药物相互作用，老年患者应从小剂量开始使用，并根据患者病情酌情调整药物剂量。SSRI 类药物镇静作用相对较轻，可白天服用，为减轻胃肠道刺激，通常建议餐后服药。建议老年双心疾病患者从最低剂量的半量开始服药，高龄体弱者建议从 1/4 最低剂量开始服药，根据临床情况每周缓慢加量直至最低有效剂量。SSRI 起效相对缓慢，在药物起效前的 6~8 周，可适量加用苯二氮䓬类药物控制症状；②苯二氮䓬类药物：可用于老年焦虑症和睡眠障碍患者的治疗，抗焦虑及镇静安眠作用起效相对较快。根据药物代谢半衰期可分为两类，常用的长半衰期药物包括地西泮、艾司唑仑、氯硝西泮等，更适合用于伴有失眠的患者，可入睡前用药，次日仍存在抗焦虑作用；常用的短半衰期药物包括劳拉西泮、阿普唑仑、咪达唑仑、奥沙西泮等。老年患者使用苯二氮䓬类药物时应注意防治体位性低血压并警惕跌倒，合并呼吸系统系统疾病及心功能不全的老年患者，需警惕其呼吸抑制的副作用。此外，由于该类药物有一定成瘾性，现一般用作抗焦虑治疗初期的辅助用药，需在医生指导下慎重服药，建议连续应用不超过 4 周，病情好转后需逐渐减量停药；③新型镇静药物：如唑吡坦和佐匹克隆等，没有肌松作用和成瘾性，对入睡困难效果好，但不能改善早醒，没有抗焦虑作用，部分老年患者使用唑吡坦后，可能出现入睡前幻觉；④三环类和四环类抗抑郁药：过去曾是抗焦虑及抑郁的一线用药，但因不良反应多，药物相互作用复杂，目前已退出一线用药行列。该类药物有导致 QT 间期延长及诱发恶性心律失常风险，不建议用于老年心血管疾病患者，尤其禁用于心肌梗死急性期、严重房室传导阻滞等心电节律异常的患者。

（3）药物不良反应的监测

对于老年双心疾病患者，在进行药物治疗的时候，需对药物不良反应进行密切监测。首先需关注患者的精神状态，尤其对于合并脑血管及多系统疾病的患者，在用药过程可能会出现如谵妄、严重抑制或兴奋等精神状态的异常，需要严密监测；其次，需关注患者睡眠改善状况，抗精神障碍药物往往同时存在镇静安眠作用，对于合并呼吸系统疾病、心功能不全患者，需警惕呼吸抑制可能，建议合并相关疾病的患者在用药前常规行睡眠呼吸监测检查；最后，需定期对患者进行心电图检查，很多抗精神障碍药物有延长 QT 间期、诱发恶性心律失常甚至导致猝死等严重不良反应。老年患者代谢缓慢，药物浓度可逐渐蓄积，用药期间需常规监测心电图。

总之，双心疾病是老年人群常见的疾病，心理疾病对老年心脑血管疾病患者的生活质量及疾病预后具有重要的影响。但目前临床上对于双心疾病仍存在认识不足，双心疾病临床症状复杂多样，患者多首次就诊于综合医院，迫切需要非精神专业的临床医生加强学习，提高认识，与精神科医生密切合作，在临床工作中对老年双心疾病患者及时识别及准确处理，方可使患者得到全面有效的治疗，改善老年患者的生活质量。

参 考 文 献

[1] 国务院人口普查办公室，国家统计局人口和就业统计司．中国2010年人口普查资料．北京：中国统计出版社．

[2] 国家心血管病中心．中国心血管病报告2017．北京：中国大百科全书出版社，2007．

[3] 国家卫生计生委疾病预防控制局，中国居民营养与慢性疾病状况报告（2015年）．北京：人民卫生出版社，2015．

[4] Ming Z，Yang Z，Sun H，et al. Effect of dynamic change in body mass index on the risk of hypertension：Results from the Rural Chinese Cohort Study. International Journal of Cardiology，2017，238：117-122.

[5] 国家卫生和计划生育委员会．中国卫生和计划生育统计年鉴（2016年）．北京：中国协和医科大学出版社，2017．

[6] 张健，张宇辉．多中心、前瞻性中国心力衰竭注册登记研究——病因、临床特点和资料情况初步分析．中国循环杂志，2015，30（5）：413-416.

[7] Rutledge T，Reis VA，Linke SE，et al. Depression in heart failure a meta-analytic review of prevalence，intervention effects，and associations with clinical outcomes. J Am Coll Cardiol，2006，48（8）：1527-1537.

[8] Lett HS，Blumenthal J，Babyak M，et al. Depression as a risk factor for coronary artery disease：evidence，mechanisms，and treatment. Psychosom Med，2004，

66 (3): 305-315.

[9] Roest AM, Martens EJ, de Jonge P, et al. Anxiety and risk of incident coronary heart disease: a meta-analysis. J Am Coll Cardiol, 2010, 56 (1): 38-46.

[10] Jiang W, Samad Z, Boyle S, et al. Prevalence and clinical characteristics of mental stress-induced myocardial ischemia in patients with coronary heart disease. J Am Coll Cardiol, 2013, 61 (7): 714-722.

[11] 刘梅颜. 双心医学：精神心理因素引发心脏损伤. 中华内科杂志，2017 (56) 11: 857-858.

[12] 丁荣晶. 老年双心疾病的研究进展. 实用老年医学，2016 (9) 30: 711-714.

[13] 胡强，万玉美，等. 中国普通人群焦虑障碍患病率的荟萃分析. 中华精神科杂志，2013，46 (8): 204-210.

[14] Zellweger MJ, Osterwalder RH, Langewitz W, et al. Coronary artery disease and depression. Eur Heart J, 2004, 25 (1): 3-9.

[15] Roose SP, Miyazaki M. Pharmacologic treatment of depression in patients with heart disease. Psycho-som Med, 2005, 67 (Suppl 1): S54-S57.

[16] 刘梅颜. 老年心血管疾病患者抑郁焦虑的识别和处理. 中华老年多器官疾病杂志，2010，9 (10): 391-394.

[17] Ancoli-Israel S. Sleep disorders in older adults. Geriatrics, 2004: 59 (1): 37-40.

[18] 刘永华，伏杭江，等. 老年人睡眠障碍的研究现状. 中国老年学杂志，2007，1 (27): 190-193.

[19] Mallon L, Broman JE, Hetta L. Relationship between insomnia, depression, and mortality: a 12-years follow-up of older adults in the community. Int Psychogeriatr, 2000: 12 (3): 295-306.

[20] 中国康复学会心血管病专业委员会，中国老年学学会心脑血管病专业委员会. 在心血管科就诊患者的心理处方中国专家共识. 中华心血管病杂志，2004，1 (42): 6-13.

[21] Lavie CJ, Milani RV. Adverse psychological and coronary risk profiles in young patients with coronary artery disease and benefits of formal cardiac rehabilitation. Arch Intern Med, 2006, 166: 1878-1883.

[22] Milani RV, Lavie CJ. Impact of cardiac rehabilitation on depression and its associated mortality. Am J Med, 2007, 120: 799-806.
[23] 中华医学会老年医学分会, 75岁及以上稳定性冠心病患者运动康复中国专家共识写作组. 75岁及以上稳定陛冠心病患者运动康复中国专家共识. 中华老年医学杂志, 2017, 6 (36): 599-607.

第二节　更年期女性双心疾病患者的常见症状与治疗

福建省立医院　王热华　郭延松

女人的一生要排出400~500个卵子，也就是说女性从月经初潮到完全停经，持续30~40多年的时间，一般而言，女性的停经年龄应该在50岁左右。然而，女性从35岁以后，卵巢功能逐渐衰退。卵泡不能发育成熟并排卵。女性的卵巢功能逐渐衰退到卵泡不能排卵这个时候就是女性的更年期。女性更年期是妇女性成熟至老年衰老的过渡时期，卵巢功能逐渐衰退至完全消失是完全进入老年的标志。更年期的开始年龄因人而异，可始自40岁，历时20年左右。更年期分成三个时期：绝经前期、绝经期及绝经后期。围绝经期、绝经期是每一位女性必经的生理过程，在世界范围内，中老年人口增长速度明显加快，人口众多。我们国家在2000年时，50岁以上的妇女约为1.2亿，到2030年将增加到2.8亿，占人口的1/8。在围绝经期，超过50%的妇女经历更年期症状，这些症状涉及多个器官、多个系统而且复杂多变。在临床上看并没有特异性的临床表现，我们心血管科门诊也可以看到很多。

一、症状

（一）围绝经症状的临床表现

（1）临床上比较多的是血管舒缩症状，表现为无诱因的突然一阵潮热涌向头颈部以至遍及全身、脸红、发热后出汗。患者感到胸部、颈部及脸部突然有一阵热浪向上扩展的感觉，同时上述部位的皮肤发红。手心、足心燥热，量体温后并没有体温的升高。而后在很短的时间内迅速变怕冷，在这一冷一热间很多人自我诊断感冒，或者在中医生那诊断为肝火使用清凉中药降火，甚至部分患者自行在药店买感冒药吃。根据不同的地域、不同的人种有不同的差别，日本人的潮热发生率低，大概是20%；欧美人的潮热发生率比较高的，为60%~70%；中国人的潮热在大约在50%左右。该症状是部分女性进入更年期的首发症状。

（2）神经精神的症状表现为：焦虑和抑郁症状并存，焦虑往往比抑郁更突出，同时常伴有潮热出汗、心悸、性功能障碍及月经紊乱等症状。精神症状可分为以下四种。①悲观心理反应：情绪不够稳定，易激动，易怒，易紧张焦虑，有些人常有负性回忆，终日以泪洗面，思维零乱。②焦虑心理反应：其表现为顾虑重重，外界的一点点刺激就引起很大的情绪波动和紧张，注意力不够集中，不易集中自己的思想与精力。③个性行为改变：心理敏感性增强，出现感情的不稳定，多疑、唠叨、自私、急躁、不近人情，有时过度兴奋，有时则伤感、绝望，常有孤独及有抑郁感。④其他心理表现：对社会上的一些活动失去兴趣，又不想建立新的兴趣；自感记忆力下降，力不从心等。

（3）心血管系统的症状表现为高血压、假性心绞痛、心悸等。进入更年期后很多女性因为情绪波动和睡眠欠佳可能引起血压的波动，在更年期过后出现血压的持续升高。就诊于心血管科后因为血压频繁高于140/90 mmHg，被诊断为高血压、冠心病。甚至有患者在难以忍受的持续胸闷痛后坚决要求行冠脉造影，造影后并没有发现冠脉的问题，但是使用硝酸甘油舌下含服后胸闷缓解，若不使用药物，胸闷持续出现。

病例：患者，女，48 岁，因“反复胸闷痛 2 年，加剧 2 个月”就诊，既往于当地医院诊为高血压病。本次就诊前 2 年无明显诱因出现胸闷痛，放射至背部，左上臂。一般持续几分钟至 2 小时，休息后可以缓解。多于心情不好时发生，无恶心、气促，于当地医院检查心电图提示：窦性心律，ST 段低平。诊为冠心病可疑，使用口服药治疗，胸闷有所缓解，偶有发作。2 个月前因家庭突发事件后出现胸闷加剧，情绪低落睡眠欠佳，心前区呼吸不畅感，伴心悸。无胸痛、气促，无恶心、呕吐。就诊于我科后行雌激素全套检查，安排了冠脉 CTA 检查结果提示：呈左冠优势型，左、右冠脉未见有意义狭窄。动态血压监测提示：血压波动于 150～120/80～90 mm Hg。给予调整睡眠治疗和改善微循环治疗 2 周后胸闷有所缓解，血压回降至正常范围。后再季节变化的时候上述症状反复出现。频繁使用前述药物均能缓解

（4）骨关节肌肉的症状表现为疼痛、骨质变疏松、骨关节炎等。背部肌肉的疼痛是骨质疏松的一个早期信号。脊柱骨丢失骨质，骨质变疏松，人体为了保持直立，后背部的竖脊肌保持紧张的状态，乳酸堆积，表现为背部的酸痛。另外因为激素的低落，骨关节发生一些退行性的变化，骨关节炎也疼痛。

（5）皮肤的改变：皮肤色素沉着，皮肤皱纹增加和衰老，尤其是皮肤皱纹的增加，皮下的一些弹力纤维的分布与雌激素密切相关，缺雌激素，皮下弹力纤维的成分减少，皮肤变得多褶，有皱纹。

（6）生殖器官：子宫萎缩、宫颈萎缩、卵巢功能减退。泌尿系统：尿道萎缩、压力性尿失禁、尿频、感染。性功能的改变：性欲降低，性交痛和性高潮缺乏。它可以影响到夫妻关系，因为阴道的萎缩，上皮的层数减少，弹性下降，会造成性交疼痛，性交后出血，性欲低下，女性的自信心下降，影响夫妻的关系和谐。

（二）漏尿和泌尿系统感染

生殖系统和泌尿系统就像水龙头，年轻时水龙头拧得紧，不易漏水，随着年龄的增加，器官组织退化，水龙头拧不紧，就会漏尿。如绝经后女性的外阴，她的外阴是豁开的。本来女性的尿道又短又宽，绝经后盆地肌肉松弛，导致阴道松弛 。另外，阴道内缺乏雌激

素，正常的细菌乳酸杆菌比例减少，而其他致病细菌增加，这些细菌因为阴道松驰而聚集到会阴口。

另外直肠、肛门、括约肌也变得松弛，肠道细菌也积聚在会阴部分。尿道的抵御功能变差，细菌就会乘虚而入，引起膀胱感染，甚至继发肾盂感染。所以老年妇女，30%有泌尿系统感染史，有10%泌尿系统感染者会出现反复发作

（三）发生围绝经症状的原因

发生围绝经症状的根本原因是性激素大幅度波动和快速低落，每个女性都会有激素大幅度的波动和下降的过程，尤其是绝经前切除双侧附件、应用卵巢功能抑制的药物（GnRHa、三苯氧胺等），症状会更加明显。为什么人和人之间的症状不相同？为什么会表现在各个不同的器官和系统？在各个不同的时期又有不同的表现呢？那是因为神经递质在其中起到一个桥梁的作用。神经递质是在神经细胞间传递信息的化学物质，传递速度快、作用强、选择性高。每一个女性在围绝经期时，都经历着性激素的快速波动和下降这样一个共性。激素的波动引起脑内神经递质的失协调，这种失协调展现出个体之间的不同和差异，所以体现出症状的多样性。

（四）神经递质与更年期症状

由于更年期脑垂体与卵巢间内分泌平衡失调，神经系统出现不稳定现象，使更年期女性常有情绪不稳定的表现，如：容易激动、紧张等，不仅给身边的人带来很多困扰，而且会影响自己的身体健康。激素剧烈的波动和消失是造成更年期症状的基本原因，所以第一补充激素；第二调节神经递质，平衡神经递质，不管身体的激素怎么变化，只要平衡了神经递质，症状就会缓解，进入健康的绝经状态。所以现在更新的治疗方法是调节神经递质。神经递质紊乱，可以引起相应的症状，比如肾上腺去甲肾上腺素系统紊乱可以引起潮热、烦躁和焦虑；5-羟色胺的减少可以引起失眠、抑郁和疲乏；乙酰胆碱的减少引起记忆力的下降；多巴胺的减少引起失眠抑郁和

疲乏。

（五）察觉症状

更年期症状多而繁杂，察觉症状非常重要。容易察觉到的症状是：潮热、出汗和性交疼痛。容易被误解的症状是其他不典型症状，比如失眠、烦躁、抑郁、焦虑、心悸、疼痛等，国内的文献报道中国围绝经期妇女出现围绝经综合征未就医者占 71.2%，到妇产科就医者仅 20.5%，其他患者往返于中医科、神经科、精神科、心内科、骨科等等，极大加重医疗负担。

二、诊断

中年女性抱怨诸多症状，而客观检查并未提示器质性疾病，应该考虑围绝经综合征；从卵巢功能衰退入手，分析与其他难以解释的症状之间的时间关系，若卵巢功能衰退与其他症状的发生在时间点上颇为相关，则几乎没有悬念。

（一）评价卵巢功能

卵巢功能衰退怎么判断？第一是月经延迟来潮。月经推迟超过 7 天，是更年期来临的征兆，如果超过 40 天且伴有 FSH 增高，几乎 2 年之内会绝经。对于育龄女性而言，应该排除妊娠的可能性，尿妊娠试验是简单易行的检查方法。若阴性，则提示卵巢功能可能下降。第二是晨起潮热，无诱因在凌晨或刚刚醒来的时候，感到上身热，甚至出汗，提示围绝经期来临。第三是测定性激素水平，在自然月经的第 2~4 天，或症状严重，停经或闭经者，查血卵巢雌激素 FSH 和雌二醇。

（二）卵巢功能下降的提示

当 FSH/LH>1 时，提示卵巢的储备功能下降，FSH 至少 >10 U/L，提示卵巢功能开始下降，可以说已经进入围绝经期。如果 E_2<20 pg/ml 时，提示卵巢功能明显下降。所以从病史、化验结果就可以判断卵巢功能是否下降。

（三）评价心脏功能

常规做好心电图、心脏彩超检查。必要的时候需要行冠脉造影检查

三、治疗

（一）治疗的指征

治疗的指征：有更年期症状。刚开始进入月经稀发状态时，女性意识到更年期要来，往往不能够接受，希望采取一些治疗方法让月经按时来临。如果没有更年期的症状，如潮热、出汗，烦躁、焦虑、抑郁，性交疼痛或阴道干燥。如果只是月经不能按时来，没有必要治疗。治疗方法是：生活调理和药物治疗。如果是心脏方面的不适，如胸闷、心悸等症状，可以考虑使用对症处理的药物以缓解症状。

（二）药物治疗

第一补充性激素（雌激素、利维爱、孕激素），要个体化，最低剂量、最短时间来应用；进一步的治疗是调节神经递质（植物黑升麻的提取物、莉芙敏、Remifemin），为植物来源的药物，它的疗效类似性激素，不良反应低于性激素，是非处方药，可安全用于乳腺癌等患者；第三抗焦虑和抗抑郁的药物（舍曲林和氟西汀）。

（三）激素治疗

激素治疗的药物和方法在临床应用已有半个多世纪的历史，它的药物种类繁多，应用范围广，如卵巢早衰，中枢性的闭经，围绝经综合征，子宫内膜损伤等。

1. 何时需要补充雌孕激素　两个方面，一个是“雪中送炭”，一个是“锦上添花”。“雪中送炭”是体内的雌孕激素贫瘠时，需要补充雌孕激素，比如卵巢早衰、中枢性的闭经（下丘脑性闭经和垂体性闭经），围绝经症状、GnRHa 反向添加、先天性性腺发育不全。“锦上添花”是局部组织器官需要额外滋养时，需要补充雌孕激素，

比如子宫内膜损伤、子宫纵隔切除术后的时，要额外补充雌孕激素，滋养子宫内膜，促进周期性的剥脱。

2. 性激素治疗用于缓解围绝经症状的原则 第一是以天然或接近天然的性激素，因为在围绝经期的女性身体的一些代谢开始逐渐的倾向于紊乱，比如高血脂、高血压。如果还用合成的激素，它可以影响到肝脏的代谢、血脂和血压。而且这种性激素治疗，需要时间长。所以建议用天然和接近天然的性激素。

第二是针对个体不同的症状和对月经的要求来选取药物。不同的药物对症状的缓解有一些细微的差别。比如雌激素缓解潮热、出汗的症状非常好，但是缓解精神症状要略逊于替勃龙。雌激素对月经周期的建立和孕激素配伍，要优于替勃龙。替勃龙为雌、孕、雄三种激素合三为一，对于月经周期的建立是很难的。

第二是用最低的有效剂量和适宜的配伍方式，雌激素佳乐，用到0.5~1 mg。孕激素和雌激素配伍，起到保护子宫内膜、建立月经周期的作用。

第四是用最短的用药时间。症状缓解以后，稳定一段时间就可以停药，提高用药安全性。

第五是从症状出现并有性激素低落证据时开始用药。

最后要充分考虑长期用药的风险，而且要定期的体检，确保用药的安全性。

3. 性激素治疗缓解围绝经症状的适应证 第一，围绝经相关症状（A 级推荐），尤其是血管舒缩障碍，潮热、盗汗、睡眠障碍，用性激素治疗非常有效。可以改善疲倦、情绪不振、易激动、烦躁、轻度抑郁的症状。

第二，泌尿生殖道萎缩相关的问题（A 级推荐），如阴道干涩、疼痛、排尿困难、反复性阴道炎、细菌感染引起的膀胱炎、性交后膀胱炎，夜尿多、尿频和尿急。

（四）更年期的心理调养

首先要明确，更年期是一个正常的生理变化过程，可持续几个月甚至几年，因此出现一些症状是不可避免的，不必过分焦虑，要解除思想负担，保持豁达、乐观的情绪，以丰富生活乐趣。注意改进人际关系，及时疏导新发生的心理障碍，以保持精神愉快，稳定情绪。

参 考 文 献

[1] 陈欣燕，张嘉文，苏俊杰，等. 女性生理周期中医指导原则的拟定与评价. 广东医学，2017，38（11）：1649-1653.

[2] 张思嘉. 北京社区妇女更年期症状与生殖衰老分期、性激素水平的关系探讨. 北京协和医学院，2013.

[3] 侯雯莅，李莉，宋瑞，等. 围绝经期妇女现状调查及影响因素研究. 中国妇幼保健，2009，24（6）：840-842.

[4] 郭紫缪，罗阳，王翠雪，等. 围绝经期妇女血管舒缩症状测量及应用进展. 护理学杂志，2016，31（24）：99-102.

[5] 李瑞霞，马敏，肖喜荣，等. 40~55 岁社区妇女围绝经期症状和焦虑、抑郁症状评分及相关因素分析. 复旦学报（医学版），2017，44（1）：27-33.

[6] 吴瑞瑾，汪银锋. 女性围绝经期常见症状与识别. 中华全科医生杂志，2016，15（12）：904-906.

[7] 田丰莲，杨冬梓，张小庄，等. 广东地区围绝经期妇女健康状况和需求调查. 第一军医大学学报，2004，24（8）：928-932.

[8] 初怡静，王福玲，娄艳辉，等. 青岛地区女性围绝经期症状流行病学调查分析. 现代妇产科进展，2012，21（7）：553-556.

[9] 丁凤，梁晓星，李萍，等. 金水相生论治更年期综合征. 中华中医药杂志，2006，21（2）：107-108.

[10] 沈兰，杨晓慧. 围绝经期女性泌尿系统感染病原菌分布与耐药现状调查. 中国医院统计，2016，23（1）：41-43.

[11] 秦家云，刘晓燕，王丽平，等. 血清性激素、血脂水平与围绝经期症状的

相关性. 中国妇幼保健，2013，28（9）：1483-1486.
[12] 雷鹏琼，李彦洁. 身心疗法对围绝经期症状影响的研究进展. 中国老年学杂志，2016，36（21）：5467-5470.
[13] 张幼梅，周军. 更年期综合征防治及调养探讨. 中外医疗，2010，29（25）：3-4.

第七章　双心疾病患者的转诊、康复与随访

第一节　社区双心疾病患者的转诊指征与管理

北京昌平区医院　王　军

当前，尽管心血管疾病诊治新技术、新药物飞速进展，但心血管疾病的发病率、死亡率仍持续上升，治疗疗效仍难以乐观。其重要原因是心血管疾病与心理障碍共病问题即双心疾病没有得到足够的重视，导致双心疾病患者被漏诊、误诊，被过度检查或治疗，没有得到及时的转诊和恰当的管理。为缓解百姓看病难、看病贵，国家推行分级诊疗，社区医疗机构成为心血管疾病防治的主战场，社区全科医生成为百姓健康的守门人。但目前全科医生对“双心”知识的了解远不能满足临床需要，如何早期识别社区双心疾病患者、适时的转诊及做好社区双心疾病患者的管理，已经成为全科医生在实际工作中必须面对又迫切需要解决的问题。

【案例一】 张先生，48 岁，公交司机。4 个月前因“发作性胸闷、胸痛 5 小时”在当地三级医院诊断为“急性前壁心肌梗死”，行急诊冠状动脉造影，于冠状动脉前降支中段置入支架 1 枚，坚持口服阿司匹林肠溶片 0. 1/d、波立维 75 mg/d、依那普利 10 mg/d、博苏5 mg/d治疗。术后 1 个月回居住地附近社区卫生服务中心复诊取药。张先生时常自觉胸闷不适、隐痛、乏力、出汗，多次做心电图示窦性心律、陈旧性前壁心肌梗死，接诊的全科医生担心耽误张先生病情，多次将其转诊至三级医院心内科。心内科医生多次检查心肌损伤标志物、B 型脑钠肽、心脏彩超、动态心电图均无明显异常。1 个月前遂收入院复查冠脉造影，显示支架贴壁良好，其内无血栓，其他冠状动脉无异常。请精神科医生会诊，追问病史，患者述家境一般，担心患心肌梗死后不能正常工作养家和再次心肌梗死，经常

失眠、多梦，心情焦躁，精神科医生诊断“焦虑状态”，给予黛力新治疗，1周后患者不适症状明显改善。

案例分析：在社区医疗机构就诊的患者中，像张先生这样存在有精神心理问题的心血管疾病患者不在少数，每每遇到这样的患者，社区医生往往处于两难境地，一来怕耽误患者心血管疾病的诊治导致医疗纠纷，二来对精神心理问题知识不甚了解，怕说患者有此类问题导致患者不认可，索性转往心血管专科了事。如果社区医生对张先生存在的精神心理问题有所认识，第一时间转诊至精神科医生而不是心血管科医生，张先生的精神心理问题不至于延误诊治，生活质量低下；如果心血管科医生也对张先生存在的精神心理问题有所认识，就可避免张先生再次的冠状动脉造影检查。

一、双心疾病概况

1818年，德国精神病学家Heinroth率先提出心身疾病的概念。1884年，法国精神病学家Jacobi用心身的概念强调心理因素在疾病发病过程中的重要地位。1943年，Harold Wolff通过客观的实验室检查手段，发现心理因素导致的生理学变化则可能引起机体结构的变化，开创地开展了双心医学的研究工作。1980年，美国心身医学研究所把心身疾病定义为由环境心理应激引起的、可加重躯体病变的疾病；并明确了与精神心理因素相关联的心血管疾病包括：原发性高血压、原发性低血压、冠心病、冠状动脉痉挛、神经源性心绞痛、阵发性心动过速、原发性心动过缓、功能性期前收缩和心脏神经症等，即目前双心疾病的范畴。

双心医学是心身医学的一个重要分支，遵循生物-心理-社会医学模式，研究心血管疾病与精神心理疾病的相关性，将“精神心理因素”作为“心脏病整体防治体系”的组成部分，研究与心脏疾病相关的情绪、社会环境及行为因素；强调在关注患者躯体疾病的同时，关注患者的精神心理状态，尊重患者的主观感受，倡导心身的全面和谐统一。国内双心医学是由著名的心血管病学者胡大一教授1995年引入的，一直在艰难的探索中。近年来在他的倡导下，在刘梅颜、丁荣晶、毛家亮等双心专家的努力下，“以人为本”双心理念逐渐深入人心。但由于医学教育、医疗体制及就医观念等原因，双心医学的开展仍举步维艰。全科医学是医学未来发展的方向，其主旨是强调以人为中心、以家庭为单位、以整体健康的维护与促进为方向的长期负责式照顾，理应契合双心理念，但由于全科医生对双心疾病识别、处理能力有限，不可避免地导致双心疾病患者的漏诊、误诊、转诊及管理不当，有必要加强社区全科医生双心疾病的培训，达到早期识别、及时正确转诊、规范管理。

（一）双心疾病的流行病学

我国心血管疾病防治工作已取得初步成效，但仍面临严峻挑战。《中国心血管病报告2017》指出：总体上中国心血管病患病率及死亡率仍处于上升阶段，推算心血管病现患人数2.9亿，其中高血压2.7亿，冠心病1100万，心力衰竭450万。心血管病死亡占居民疾病死亡构成40%以上，居首位。随着社会老龄化和城市化进程加快，今后10年心血管疾病患病人数仍将快速增长，防治刻不容缓。心血管疾病与心理疾病之间的相关性日益受到研究者重视，大量循证医学证据证明了两者的临床表现及发病风险之间的密切联系。Taylor研究显示：抑郁症、社会孤立和情绪异常这三大心理社会危险因素与心血管疾病的发病密切相关。

1. 高血压伴发心理障碍 相比于正常人群，高血压患者中伴发焦虑、抑郁等心理障碍的发生率及严重程度均较高。有数据显示，顽固性高血压患者中存在着焦虑、抑郁等心理障碍的比例达到50%～80%。比如白大衣高血压患者，表面上看是血压升高的问题，实际上是所处的环境变了血压就会升高，连接这两者的一个重要的因素就是焦虑机制。血压控制、卒中发生及心血管相关死亡率均与抑郁症状密切相关。还有某些治疗高血压的药物，如利血平、甲基多巴等，也可以引起抑郁的发生。

2. 冠心病伴发心理障碍 冠心病的发生、发展及预后都与心理障碍（如焦虑、抑郁等）密切相关。循证医学研究已经证实焦虑、抑郁是各类冠心病预后的独立危险因子。随着社会的快速发展，冠心患者群中合并焦虑及抑郁等心理障碍的发病率有增无减。对住院患者流行病学调查，发现冠心病患者中伴发抑郁的发病率达到16%~18%；急性心肌梗死患者中伴发抑郁的发病率达到40%左右，其中重度抑郁的发生率占15%~20%。Wang等在中国大陆7市11中心的现况调查中发现冠心病住院患者中，抑郁症状合并率达46.6%，焦虑症状合并率达54%，共病合并率达38%。

3. 心律失常伴发心理障碍 室性心律失常是临床常见的心血管疾病之一，大多不伴有心脏器质性病变。临床上许多功能性室性早搏患者只是在偶然的检查中发现，并没有相应的临床表现，部分患者可能会有与心律失常程度不相符的胸闷、心悸等症状。有调查发现，伴有症状的室性心律失常患者中80%有不同程度的焦虑抑郁障碍；房性及结性期前收缩心律失常患者中高达90%有不同程度的焦虑抑郁障碍。

4. 心力衰竭伴发心理障碍 由于心力衰竭患者病程迁延、反复加重、反复住院治疗，经济条件有限、病程长使患者对疾病恢复失去信心，是导致心力衰竭患者产生心理障碍的主要原因。国外已发表的研究中，慢性心力衰竭患者的抑郁发生率为10%~60%，焦虑发生率为11%~45%。国内心力衰竭患者的抑郁发生率为13.4%~80%，焦虑发生率为17.5%~71.4%。心力衰竭无论抑郁还是焦虑的发生率，均显著高于一般人群。

（二）双心疾病的发病机制

由于高昂的医疗费用；患者及家属对疾病的发生、发展及预后不了解；患者及家属对疾病康复及预后缺乏自信心等，使得患有心血管疾病的患者较正常人更易出现心理障碍。这些社会心理因素反复刺激患者的网状结构、边缘系统、海马回等情绪中枢，导致去甲肾上腺素、5-羟色胺、多巴胺等分泌紊乱或减少，进一步导致下丘脑（神经体液中枢）和脑垂体（神经内分泌中枢）的神经体液和神经内分泌失衡，引起植物神经功能紊乱，产生多系统躯体症状，甚至心理障碍症状。

二、如何识别社区双心疾病患者

据报道心血管疾病合并心理障碍的患者中会有 90% 以上被漏诊其患有心理障碍，对心理障碍漏诊的结果势必会造成对心血管疾病的过度检查和过度治疗，这会严重影响患者的生命质量和预后。所以临床上，经过心血管内科专科治疗后心血管疾病患者的疗效不明显，特别是存在患者主观感觉和客观检查不相符时，排除其他躯体疾病之后要充分考虑躯体形式障碍，并对此进行鉴别诊断。双心疾病患者需要两条线来评估，第一个是躯体的评估，需要检查患者心脏供血情况及有无血管狭窄、期前收缩、心脏电活动的异常等。第二个是进行情绪和心理的筛查，看患者的神经功能和心理状态是否稳定，这两者之间有没有关联，然后再行合理的判断。国外内科医生对于躯体疾病伴发心理障碍患者的识别率约为 40%~50%，而我国识别率相对较低，仅 20% 左右。为尽早识别心血管疾病合并心理障碍，全科医生首先要掌握基本的双心医学知识，了解心血管疾病伴发心理障碍患者的临床表现。建议全科医生在诊疗的同时，采用简短的三问法，初步筛出可能有精神心理问题的患者。3 个问题如下：

（1）是否有睡眠不好，已经明显影响白天的精神状态或需要用药？

（2）是否有心烦不安，对以前感兴趣的事情失去兴趣？

（3）是否有明显身体不适，但多次检查都没有发现能够解释的原因。

3 个问题中如果有 2 个回答是，符合精神障碍的可能性 80% 左右。因心理量表是检测心理障碍患者非常有效的方法，故一旦发现可疑伴有心理障碍的患者，应及时采用心理量表测定。中国医师协会双心学组建议对于冠心病患者应该常规进行抑郁筛查，推荐首先应用患者健康问卷-2（patient health questionnaire-2，PHQ-2）开始。

（1）在过去的2周内，您是否常觉得难过，没有兴趣做事情？

（2）在过去的2周内，觉得悲观、绝望？

评分：完全没有为0分，仅有少数的几天内有为1分，超过一半的时间有为2分，几乎天天有为3分。总评分0~6分。如果患者评分0分可除外抑郁；≥3分，抑郁症的敏感度为83%，特异度为92%；3分以上推荐继续应用患者健康问卷-9（patient health questionnaire-9，PHQ-9）测评，见表7-1-1。PHQ-9会帮助进一步判断抑郁症诊断是否能够成立，以及病情的严重程度，以决定后续的治疗方案。

表7-1-1　患者健康问卷-9（PHQ-9）

在过去的2周内，以下情况烦扰您有多频繁？

项目	完全没有	好几天	超过一半	几乎每天
1. 做事缺乏兴趣	0	1	2	3
2. 感到沮丧、失落、绝望	0	1	2	3
3. 睡眠不好，睡眠不深或睡眠足	0	1	2	3
4. 感觉疲惫	0	1	2	3
5. 食欲不好，或者暴饮暴食	0	1	2	3
6. 感觉自己失败，或感觉给你自己或者家庭带来失败	0	1	2	3

待　续

续表

项目	完全没有	好几天	超过一半	几乎每天
7. 阅读或者看电视时不能集中注意力	0	1	2	3
8. 他人可以察觉到你说话或者移动速度变慢了，或者跟往常比因为烦躁不安而走动增多	0	1	2	3
9. 有自杀的念头或者想用某种方式伤害自己	0	1	2	3

注：5~9 分为轻度抑郁，10~19 分为中度抑郁，>20 分为重度抑郁

大部分患者都能在 5 分钟内完成，可用作治疗和随访的参考。PHQ-9 对冠心病患者有明确的特异性和敏感性，对于有轻微抑郁症状的患者，应进行系统的随访。对于抑郁评分较高者（PHQ-9≥10 分）应通过精神专科医生做更系统的评估，确定合理的治疗方案。尚可采用《躯体化症状自评量表》《广泛焦虑问卷 7 项》《综合医院焦虑抑郁筛查量表》等进行筛查，对心理量表仍无法确定或评分较高的患者，应及时请精神专科医生会诊或转诊。

三、社区双心疾病患者的转诊指征

【案例二】 郭女士，56 岁，退休职工。2 个月前因其姐肺癌晚期陪床，1 个月前其姐病逝，之后患者经常自觉胸闷、气短、乏力，睡眠不佳、多梦，在社区多次检查心电图正常，检查胸片正常，为明确诊断予以转诊上级医院心血管科，经检查心肺结构和功能均正常，冠脉造影正常，诊断“神经衰弱综合征”，给予心理干预好转。

案例分析：像郭女士这样精神心理障碍以躯体症状为表现的患者也并不少见。通常人们在日常生活中因个人或亲属患病，所处环境变化等各种原因所致的短暂不安、焦虑、情绪低落等各种反应，

是人对环境的适应性应激反应，不会对他们的日常生活产生明显影响，这是“正常”人的心理健康反应，往往通过自行调节可以解决。但当各种因素使这种应激反应变得过分强烈和持久，人们的不安、焦虑、情绪低落等不良情绪反应达到一定程度，持续到一定时间，可显著影响或损害患者的正常心理健康及社会适应能力，这种不良情绪反应往往不能自行缓解，临床上表现出各种精神心理健康问题，如焦虑障碍、抑郁障碍、躯体形式障碍、神经症等，患者常有迫切求医的愿望。需要全科医生尽早识别，及时转诊，有效干预。

转诊是全科医疗中全科医生为了患者的需要和患者的利益，协调各种医疗资源和医疗服务的一项重要工作内容。全科医疗转诊的目的包括：对疑难病进一步诊断和治疗，对危重病进行急诊急救，对需要其他临床专科治疗的患者进行专科治疗，使需要做一些特殊检查的患者得到检查的机会等。社区卫生服务中，全科医生是首诊医生，应该具有以症状学为导向的临床思维模式，应该提高对生命的伦理学的认识高度，时时督促和要求自己认真了解病情，科学进行临床思维，全面进行诊断与鉴别诊断，准确判断转诊时机，迅速做出转诊决定，为患者选择正确的专科与正确的专科医生，为接诊的专科医生提供患者的有关资料，为患者参谋和协调治疗过程。实际工作中，全科医生需要掌握一定的双心疾病知识，在诊断双心疾病之前，应该先明确患者确实是双心疾病，即同时存在心脏疾病和心理障碍，还是由于心理障碍导致的心脏症状（无心脏病依据），或者是医源性情绪问题（心脏疾病导致的情绪问题或者是情绪问题引起的一过性的心脏症状）。针对双心疾病的不同情况，给予双心疾病患者正确、适时的转诊。

（一）社区常见心血管疾病患者的转诊指征

1. 高血压转诊指征　对符合下列指征之一的患者，需要向上级医院心血管科转诊。

（1）初诊患者：①合并严重的临床情况或靶器官损害；②患者

年龄小于30岁且血压水平达到3级；③疑似继发性高血压；④妊娠和哺乳期妇女；⑤需要进一步明确诊断。

（2）随诊患者：①按治疗方案用药2～3个月，血压仍不达标者；②血压控制平稳的患者，再度出现血压升高并难以控制者；③血压波动较大，临床处理有困难者；④随访过程中出现新的严重临床疾患或靶器官损害；⑤患者服降压药后出现不能解释或难以处理的不良反应或并发症；⑥高血压伴发多重危险因素或靶器官损害而处理困难者。

2. 冠心病转诊指征 对符合下列指征之一的患者，需要向上级医院心血管科转诊。

（1）首次发生心绞痛。

（2）无典型胸痛发作，但心电图ST-T有动态异常改变。

（3）首次发现的陈旧性心肌坏死。

（4）新发心肌梗死或可疑心肌梗死。

（5）不稳定心绞痛。

（6）新近发生的心力衰竭。

（7）正在恶化的慢性心力衰竭。

（8）需要调整的治疗方案者：①心律失常治疗药物的调整；②经强化药物治疗但仍有一般活动明显受限；③需要药物治疗的危险因素控制不理想；④需要介入、外科搭桥手术治疗；⑤抗凝治疗药物调整。

（9）需要做进一步检查者：需要做运动试验、核素成像检查、超声心动图检查、多层螺旋CT或冠状动脉造影检查等。

（10）病情稳定的患者，定期到专科的常规随访。

（11）患者要求转诊。

3. 心力衰竭转诊指征 对符合下列指征之一的患者，需要向上级医院心血管科转诊。

（1）急性心力衰竭抢救治疗时病情持续加重者，在维持生命体征平稳的前提下及时转诊。

（2）慢性心功能不全患者经治疗病情加重，为难以纠正的顽固心力衰竭均应在维持生命体征平稳的前提下转诊。

（3）已接受治疗的患者出现药物不良反应需调整治疗方案。

（4）出现肺部感染等并发症需做抗生素药敏监测者。

（5）慢性心力衰竭出现肝肾功能损害，顽固肢体水肿者。

（6）原有基础心脏病患者，出现可疑心力衰竭症状者，或需做心功能的定期评估者。

4. 心律失常转诊指征 对符合下列指征之一的患者，需要向上级医院心血管科转诊。

（1）新出现的各种室性心律失常、心房颤动及Ⅱ度以上的房室传导阻滞，引起血流动力学改变者。

（2）室上性心动过速（包括复律后）及室性心动过速。

（3）怀疑病态窦房结综合征者需明确诊断，或出现与心动过缓有关的心脏、脑、肾等供血不足症状者。

（4）出现抗心律失常药物的不良反应。

（5）需安置体内埋藏式起搏器或定期随诊者。

（6）正在使用β受体阻滞剂之外的抗心律失常药物治疗。

（二）社区双心疾病患者的转诊指征

社区接诊的心血管疾病合并精神心理障碍患者中，符合下列指征之一，需要向上级医院精神专科转诊。

1. 有自伤或自杀危险，或有伤人危险者。

2. 症状迁延超过3周且日益加重者。

3. 躯体疾病业已稳定而好转而心理障碍症状仍然不好转者。

4. 有心理障碍症状，同时家族史中有自杀者或精神病者。

5. 以往曾经有过发作，且程度较重者。

6. 心理障碍治疗效果差者。

7. 虽然心理障碍较轻，但社会功能严重受损者。

8. 医生和患者交流困难，患者抱怨不同医生处理不当，理据并不充分者。

9. 不良的疾病适应行为者，即在医生恰如其分地交代病情和处理必要性、注意事项前提下，仍反复中断治疗，导致病情波动。

四、社区双心疾病患者的管理

心血管疾病患者群具有较高的精神心理障碍发病率，心血管疾病合并焦虑抑郁后，患者具有较高的病死率，预后较差。所以社区全科医生不但要加强心血管病的二级预防，还要注意干预精神心理障碍。目前对心血管疾病共病心理障碍的干预治疗主要有以下三方面。

1. 心理治疗 恰当的心理干预有利于心血管疾病患者的快速康复，加强治疗效果，减少复发。心理干预首先要做好医患沟通，全科医生要从心理上帮助患者重新认识心血管疾病的发生、发展过程。合理解释患者心血管疾病的转归和预后，建立医患互信，树立患者恢复疾病的自信心。

2. 抗抑郁焦虑药物治疗 研究显示，在充分进行心血管疾病治疗的基础上，对心血管疾病合并心理障碍（如焦虑、抑郁）的患者，可加用抗焦虑抑郁药物，以缓解或消除患者的心理障碍症状。宜选用有安全性证据用于心血管疾病患者的抗抑郁焦虑药物有 3 种：①选择性 5-羟色胺再摄取抑制剂；②苯二氮䓬类；③氟哌噻吨美利曲辛（黛力新）。需要遵从 7 条药物治疗原则：

（1）诊断要确切。

（2）全面考虑患者的症状特点、年龄、躯体状况、药物的耐受性、有无并发症，个体化用药。

（3）剂量逐步递增，采用最低有效量，使不良反应降到最低，提高治疗的依从性。

（4）一般药物治疗在 2 周左右开始起效，治疗的有效率与时间呈线性关系，如果足量治疗 6~8 周无效，考虑换药。

（5）治疗持续时间一般在 3 个月以上，根据病情决定用药时间。

（6）如第一种药物治疗无效，可考虑换药，换用同类另一种药物或者作用机制不同的另一类药物。

（7）与患者有效的沟通治疗的方法、药物的性质、作用、可能的不良反应及对策，增加患者治疗的依从性。

3. 体力运动为主的心脏综合康复计划治疗 有利于改善双心疾病患者的心脏功能和控制心理障碍症状，是集运动物理、心理辅导、营养、医疗健康教育、职业训练等为一体的综合临床康复项目，能有效改善心力衰竭、高血压、心律失常、冠心病、介入手术及外科手术康复期患者的预后，提高其生命质量，降低再发病率和死亡率等。

目前，心血管疾病合并心理障碍的发生率越来越高，如果社区医生不能及时识别、正确转诊和有效管理，势必导致社区双心疾病患者误诊、漏诊或过度检查和治疗，不但会增加患者的经济负担和心理负担，而且不利于心血管疾病患者的治疗效果和预后。因此，迫切需要加强社区全科医生“双心”知识培训，提高全科医生及时识别、正确转诊和有效管理能力，“双心”同步，对促进医患关系和谐、对心血管疾病防治将起到事半功倍的效果。

参考文献

[1] 刘梅颜，陆林，耿庆山. 双心医学. 北京：人民卫生出版社，2016.

[2] 中国康复学会心血管病专业委员会，中国老年学学会心脑血管病专业委员会. 在心血管科就诊患者的心理处方中国专家共识. 中华心血管病志，2014，42（1）：6-13.

[3] Taylorj. Psychosocial risk factors and heart disease. EurHeartJ，2012，33（10）：1178-1179.

[4] 李艳芳，薛宇全，刘长海，等. 慢性心力衰竭患者焦虑抑郁影响因素调查.

医学临床研究，2012，29（2）：301-303.
[5] 陈礼学，吴安爽. 慢性心力衰竭患者伴发抑郁的相关危险因素分析. 中华临床医生杂志：电子版，2012，6（6）：1584-1585.
[6] 华先平，胡锦全，曹政，等. 796 例慢性心力衰竭患者并发抑郁障碍的相关因素分析. 中华老年心脑血管病杂志，2011，13（7）：595-597.
[7] 林卫，吴爱勤，万好. 认知行为治疗对伴有躯体症状抑郁症的疗效对照研究. 四川精神卫生，2010，23（2）：97-98.
[8] 陶贵周，王爱梅. 循环系统. 北京：人民卫生出版社，2016：196.
[9] 陶贵周，毛慧子. PCI 术前术后的心理障碍识别与处理. 医学与哲学，2014，35（3B）：86-90.
[10] 刘梅颜. 心血管疾病与精神心理关系最新研究进展：双心医学发展述评. 山东医药，2012，52（4）：1-3.
[11] 谢南姿，马文林，刘光辉，等. 急性冠脉综合征焦虑抑郁情绪的随访. 老年医学与保健，2013，19（1）：49-51.
[12] 毛家亮. 综合医院非专科心理障碍诊治的现状、困难及对策. 医学与哲学，2013，34（2）：9-12.
[13] 国家心血管病中心. 中国心血管病报告 2017. 北京：中国大百科全书出版社，2017.
[14] 梁万年. 全科医学. 北京：高等教育出版社，2004.

第二节　心血管疾病患者康复期的心理评估及干预

北京昌平区中医院　王　军

【案例】 王先生，45 岁，主诉“突发胸闷、胸痛 3 小时”来院。既往患高血压 3 年，最高 150/100 mm Hg，未介意，未治疗。父亲 50 岁死于急性心肌梗死。经急诊医生检查心电图提示急性前壁 ST 段抬高型心肌梗死、床旁肌钙蛋白 I 增高，诊断“冠状动脉粥样硬化性心脏病—急性前壁 ST 段抬高型心肌梗死，心功能 I 级（killip）；高血压 2 级，极高危”，进行急诊冠状动脉造影及前降支中段支架置入术。术后患者坚持按医嘱服药，但仍觉阵发胸闷、胸部隐痛不适，3 个月内反复急诊就诊 6 次，经心电图、心肌损伤标志物、心脏彩超等检查均无异常发现，再次住院复查冠脉造影提示原支架内畅通，心血管医生告诉患者没问题，但患者担心再次心肌梗死或像父亲那样突然死亡，不敢活动和上班，日常生活受到严重影响，苦不堪言。

循证医学时代的到来和心血管疾病新技术的发展，使心血管疾病患者的预后显著改善，带病生存人数不断增加。心血管疾病患者不仅劳动能力下降，而且易合并有精神心理问题，给家庭和社会带来巨大经济负担和劳动力损失，需要更多的医疗服务维护。人们逐渐认识到仅通过药物和手术治疗并不能有效持久改善心血管疾病患者的预后，如何使心血管疾病患者尽可能恢复正常生活和工作，使患者活得有尊严，避免心血管事件再发、反复住院或英年早逝，心脏康复应运而生。现代心脏康复通过采取药物、运动、营养、心理和社会支持等综合干预手段，使患者生理、心理和社会功能恢复到最佳状态，降低心血管发病率和死亡率，延长患者寿命同时提高患者的生存质量。心血管疾病患者康复期的药物、营养、运动干预手段在临床中日益得到推广和应用，但心理问题由于表现不典型、认识不足、相关知识缺乏及环境、社会等因素，基层医生难以识别，造成误诊、漏诊、过度检查和治疗，如何早期识别和适时干预，是目前我们不得不面对和亟待解决的问题。

由于传统的单纯生物医学模式，常忽视精神心理因素，使心血管疾病患者的治疗依从性、临床预后和生活质量明显降低。1995 年，我国著名的心血管病学者胡大一教授提倡发展“双心医学”，遵循生物-心理-社会医学模式，强调治疗患者躯体上存在的心血管疾病的同时关注患者的精神心理问题，实现心血管和精神心理的“双心”康复。

一、我国心血管疾病患者精神心理问题现状

随着生活方式城市化，生活、工作节奏加快，岗位竞争激烈，

越来越多的心血管疾病患者合并有精神心理问题，两种疾病互为因果，互相影响，导致患者病情恶化，两者的共病问题已成为我国最严重的健康问题之一，应引起临床医务工作者的高度重视。

（一）心血管疾病患者伴发精神心理问题患病率高

由于高昂的医疗费用、患者及家属对疾病的不了解及预后缺乏信心等，使得心血管疾病患者较正常人更易出现心理障碍。Taylor 研究显示：抑郁症、社会孤立和情绪异常这三大心理社会危险因素与心血管疾病的发病密切相关。临床上心血管疾病患者伴发精神心理问题的常见原因如下。

1. 心血管疾病继发的心理障碍 患有器质性心脏病的患者经历的急救、手术等打击及患病后的多种不适应，再加上对疾病预后的不了解、不知情，从而导致心灵的创伤，产生焦虑、抑郁等心理问题。

2. 精神障碍相关的"心脏病症状" 以"心血管疾病症状"就诊的"精神障碍"患者也很常见，其根本的原因可能是抑郁、焦虑或躯体化障碍。患者出现躯体不适或躯体症状，但无相应躯体患病的证据。

3. 医源性的"情绪问题" 由于医务工作者没有客观、中肯地评价患者病情和预后，有意或无意地加重了患者精神负担，或者因为缺乏与患者的有效沟通，造成不必要地误解。

（二）心血管疾病患者伴发精神心理问题识别率低

国外内科医生对于躯体疾病伴发心理障碍患者的识别率约为40%~50%，而我国识别率相对较低，仅20%左右。导致误诊、漏诊的主要原因有以下三方面。

1. 医生方面 传统的医学教育模式导致医生忽视患者的心理状况，同时未经专业的精神科训练，缺乏对精神障碍的基本识别技能。虽然有些内科医生能及时认识到患者有明显的情绪问题，但认为这只是心理问题而不是疾病，无须治疗。

2. 患者方面　由于在东方文化背景下，往往否认心理问题，拒绝精神心理医生，有普遍的病耻感，担心自己被看作精神病患者，或被别人嘲笑意志薄弱。

3. 医学模式　还有一个重要的原因在于受传统的单纯生物医学模式的引导，治疗模式是以疾病为中心，而不是以患者为中心，强调过细、过专的分科，导致医学的整体性被分割，致使大量有心理疾患的患者因躯体症状分散于各个科室，不能被及时识别和有效治疗。

因此，临床上患者经过心血管专科治疗后，疗效不明显，特别是存在患者主观感觉和客观检查不相符时，排除其他躯体疾病之后要充分考虑躯体形式障碍，并进行识别。

（三）心血管疾病患者伴发精神心理问题干预率低

我国综合医院和各类基层卫生保健机构调查显示，以各种症状就诊的患者中，25%～40%有心理问题或伴有心理问题，但总识别率只有21%，治疗率只有10%。

二、心血管疾病患者的精神心理问题如何识别

心血管疾病患者的精神心理问题表现，从普通人的患病反应，到患病行为异常及适应障碍，到慢性神经症患者的特殊应对方式，到药物不良反应造成的精神症状及心脏疾病严重时出现的脑病表现，纷繁杂乱。为尽早识别心血管疾病患者的精神心理问题，心血管科医生首先要掌握基本的双心医学知识，了解心血管疾病患者伴发精神心理问题的临床表现，其次要学会对可能存在心理障碍的患者使用心理量表评价是否存在精神心理问题及其程度，必要时请精神科医生会诊或转诊至精神卫生医疗机构。

（一）心血管疾病患者伴发精神心理问题的临床表现

心理障碍常见的临床表现有情感症状、躯体症状和关联症状。临床医生在诊疗过程中，要仔细观察患者的言谈举止和面部表情，

以察觉患者内心的情感活动。

1. 情感症状 包括担心害怕、容易激动、罪恶感、自杀意念、缺乏兴趣、悲伤等症状。

2. 躯体症状

（1）心血管系统表现：胸闷、胸痛、恶心、气急、失眠、头晕等症状。

（2）急性心脏病症状：突发强烈的惊恐感、濒死感，伴有呼吸困难、胸闷、气急、心悸、发抖、出汗等症状。

（3）情绪症状：失眠、紧张、惊恐、疲劳、精力减退、丧失兴趣，同时可伴有尿频、尿急等症状。

（4）求医行为：反复求医、反复向医生主诉其症状。

3. 关联症状 包括郁闷、强迫性穷思竭虑、易激惹、对躯体健康过度担忧、疼痛、易哭、焦虑或恐惧等症状。

（二）心血管疾病患者伴发精神心理问题的筛查方法

1. 初步筛查 心血管科的临床诊疗节奏快，对患者的情绪体验难以逐一澄清。心理问题筛查尤为重要。可在诊疗同时，采用简短的三问法，初步筛出可能有问题的患者。3 个问题如下：

①是否有睡眠不好，已经明显影响白天的精神状态或需要用药？

②是否有心烦不安，对以前感兴趣的事情失去兴趣？

③是否有明显身体不适，但多次检查都没有发现能够解释的原因。

3 个问题中如果有 2 个回答是，符合精神障碍的可能性 80% 左右。

2. 量表筛查 由于大部分自评问卷属于症状评定，不能据此直接得出精神科诊断，非精神专科医生一般给予症状学或综合征诊断，即抑郁状态或焦虑状态，不提倡轻易下精神疾病的诊断。推荐以下量表：

（1）患者健康问卷-2（patient health questionnaire-2，PHQ-2）：PHQ 是一个简明、自我评定的工具，常被广泛应用于基层医疗单位有关精神障碍的诊断。中国医师协会双心学组建议对于冠心病患者应该常规进行抑郁筛查，推荐首先应用 PHQ-2 开始。

1）在过去的 2 周内，您是否常觉得难过，没有兴趣做事情？

2）在过去的 2 周内，觉得悲观、绝望？

评分：完全没有为 0 分，仅有少数的几天内有为 1 分，超过一半的时间有为 2 分，几乎天天有为 3 分。总评分 0~6 分。如果患者评分 0 分可除外抑郁；≥3 分，抑郁症的敏感度为 83%，特异度为 92%；3 分以上推荐继续应用患者健康问卷-9 测评。

（2）患者健康问卷-9（patient health questionnaire-9，PHQ-9）：见表 7-2-1。

PHQ-9 会帮助进一步判断抑郁症诊断是否能够成立，以及病情的严重程度，以决定后续的治疗方案。

表 7-2-1 患者健康问卷-9（PHQ-9）

在过去的 2 周内，以下情况烦扰您有多频繁？（0 完全没有；1 好几天；2 超过一半；3 几乎每天）

项目	0	1	2	3
1. 做事缺乏兴趣				
2. 感到沮丧、失落、绝望				
3. 睡眠不好，睡眠不深或睡眠足				
4. 感觉疲惫				
5. 食欲不好，或者暴饮暴食				
6. 感觉自己失败，或感觉给你自己或者家庭带来失败				
7. 阅读或者看电视时不能集中注意力				
8. 他人可以察觉到你说话或者移动速度变慢了，或者跟往常比因为烦躁不安而走动增多				
9. 有自杀的念头或者想用某种方式伤害自己				

注：5~9 分为轻度抑郁，10~19 分为中度抑郁，>20 分为重度抑郁

大部分患者都能在 5 分钟内完成，可用作治疗和随访的参考。PHQ-9 对冠心病患者还是有明确的特异性和敏感性，对于有轻微抑郁症状的患者，应进行系统的随访。对于抑郁评分较高者（PHQ-9 ≥10 分）应通过精神专科医生做更系统的评估，确定合理的治疗方案。

（3）广泛性焦虑评定量表-7（generalized anxiety disorder-7，GAD-7）：见表 7-2-2。

表 7-2-2 广泛性焦虑评定量表-7（GAD-7）

在过去的 2 周里，你生活中以下症状出现的频率有多少？（0 没有；1 有几天；2 一半以上时间；3 几乎每天）

项目	0	1	2	3
1. 感觉紧张、焦虑或着急				
2. 不能停止担忧或自我控制担忧				
3. 对各种各样的事情担忧过多				
4. 很难放松下来				
5. 由于不安而无法静坐				
6. 变得容易烦恼或急躁				
7. 感到似乎将有可怕的事情发生而害怕				

结果分析：0~4 分为没有广泛性焦虑；5~9 分为轻度广泛性焦虑；10~14 分为中度广泛性焦虑；15~21 分为重度广泛性焦虑。

（4）综合性医院焦虑抑郁量表（hospital anxiety and depression scale，HAD）。

情绪对大多数疾病的发生、发展起着重要作用，如果医生了解你的情绪变化，他们就可以更加全面地了解你的病情，从而给你更多的帮助。请您根据近 1 个月的感受回答如下问题。

综合医院焦虑情绪测定题（分）

1）我感到紧张（或痛苦）（3~0 分）

a. 几乎所有时候；b. 大多数时候；c. 有时；d. 根本没有

2）我感到有点害怕，好像预感到有什么可怕的事情要发生（3~0 分）

a. 非常肯定和十分严重；b. 是的，但并不严重；

c. 有一点，但并不使我苦恼；d. 根本没有

3）我的心中充满烦恼（3~0 分）

a. 大多数时间；b. 常常如此；c. 时时，但并不经常；d. 偶然如此

4）我能够安闲而轻松地坐着（0~3 分）

a. 肯定；b. 经常；c. 并不经常；d. 根本没有

5）感到一种令人发抖的恐惧（0~3 分）

a. 根本没有；b. 有时；c. 很经常；d. 非常经常

6）我有点坐立不安，好像感到非要活动不可（3~0 分）

a. 确实非常多；b. 是不少；c. 并不很多；d. 根本没有

7）我突然有恐慌感（3~0 分）

a. 确实很经常；b. 时常；c. 并非经常；d. 根本没有

综合医院抑郁情绪测定题（分）

1）我对以往感兴趣的事情还是有兴趣（0~3 分）

a. 肯定一样；b. 不像以前那样多；c. 只有一点儿；d. 基本上没有了

2）我能够哈哈大笑，并看到事物有趣的一面（0~3 分）

a. 我经常这样；b. 现在已经不大这样了；c. 现在肯定是不太多了；d. 根本没有

3）感到愉快（3~0 分）

a. 根本没有；b. 并不经常；c. 有时；d. 大多数时间

4）我好像感到人变迟钝了（3~0 分）

a. 几乎所有时间；b. 经常；c. 有时；d. 根本没有

5）我对自己的外表（打扮自己）失去兴趣（3~0 分）

a. 肯定；b. 经常；c. 并不经常；d. 根本没有

6）我怀着愉快的心情憧憬未来（0~3 分）

a. 差不多是这样做的；b. 并不完全是这样做的；

c. 很少这样做；d. 几乎从来不这样做

7）我能欣赏一本好书或一段好的广播或电视节目（0~3 分）

a. 常常；b. 有时；c. 并非经常；d. 根本没有

HAD 量表给出了 2 套测定题，可分别评定焦虑和抑郁的状况，每个项目分 4 级评分。将 2 套项目分别叠加即得出各自的总分。总分 0~7 分代表正常，8~10 分表示轻度抑郁和（或）焦虑，11~14 分表示中度抑郁和（或）焦虑，总分 15~21 分表示严重抑郁和（或）焦虑。

对心理评估量表仍无法确定的患者，应及时请精神专科医生会诊。目前很多医院已经建立了双心门诊、双心查房制度，对于早期识别心血管疾病患者是否合并心理障碍有很大帮助。

三、心血管疾病患者的精神心理问题干预措施

由于心血管疾病患者的精神心理问题通常是亚临床或轻中度焦虑抑郁，没有达到精神疾病的诊断标准，而且心血管疾病属于致命性疾病，精神科医生处理心血管疾病常常觉得棘手而不愿接手，加之这些患者很多会拒绝转诊至精神科，所以基层医生掌握心血管疾病患者合并心理障碍的干预措施并恰当实施，安全而必要。目前对心血管疾病患者的精神心理问题干预治疗主要有以下三方面。

（一）心理干预

恰当的心理干预有利于心血管疾病患者的快速康复，加强治疗效果，减少复发。心理干预首先要做好医患沟通，医生从心理上帮助患者认识心血管疾病的发生、发展过程，合理解释患者心血管疾

病的转归和预后，建立医患互信，树立患者自信心。具体做法：

1. 心理支持　心血管疾病患者常因对疾病不了解、误解和担忧导致情绪障碍，正如案例中提到的王先生，因为其父亲死于急性心肌梗死，加之对冠状动脉支架术不了解，担心自己也像父亲一样突然死亡及支架移位，主管医生对其进行 HAD 评测，诊断焦虑状态，从心理上帮助患者重新认识了疾病，合理解释了心肌梗死转归和预后，让其了解精神心理障碍对心血管疾病发生的影响，纠正该患者不合理的负性认知，恢复其自信心，1 月后王先生焦虑情绪得到了有效缓解。

2. 提高治疗依从性　研究显示，合并有精神障碍的患者治疗依从性差，表现为对抗焦虑抑郁治疗的不依从，对心血管康复/二级预防的不坚持。因此，提高患者的治疗依从性对改善患者预后非常重要。

3. 随访　有利于定期了解患者病情变化和指导患者进一步治疗，可提高治疗依从性，提高患者对治疗的信心。随访从患者接受治疗开始，1~2 周 1 次，之后适当延长随访时间。

（二）抗抑郁焦虑药物干预

研究显示，在充分进行心血管疾病专科治疗的基础上，对心血管疾病合并心理障碍（如焦虑、抑郁）的患者，可加用抗焦虑抑郁药物，以缓解或消除患者的心理障碍症状。有安全性证据用于心血管疾病患者的抗抑郁焦虑药物主要有以下几种：

1. 选择性 5－羟色胺再摄取抑制剂（selective serotonin reuptake inhibitors，SSRI）　SSRI 是当今治疗焦虑、抑郁障碍的一线用药。一般 2 周以上起效，适用于达到适应障碍或更慢性的焦虑和抑郁情况，如焦虑症、疑病症、恐惧症、强迫症、惊恐障碍、创伤后应激障碍等。禁忌证：SSRI 类过敏者；禁止与单胺氧化酶抑制剂、氯米帕明、色氨酸联用。用法：镇静作用较轻，可白天服用；若患者出现困倦乏力，可晚上服用；通常餐后服药（表 7-2-3）。建议心血管疾病患者从最低剂量的半量开始，老年体弱者从 1/4 量开始，每 5~7 天缓慢加量至最低有效剂量。

表 7-2-3 常用 SSRI 类药物剂量和用法

药名	半衰期	常用治疗量（mg/d）	最高剂量（mg/d）	用法
氟西汀	4~6 d	20~40	60	1 次/d
帕罗西汀	24 h	20~40	60	1 次/d
舍曲林	22~36 h	50~100	200	1 次/d 或分次口服
西酞普兰	35 h	20~40	60	1 次/d

2. 苯二氮䓬类 用于焦虑症和失眠的治疗。特点：抗焦虑作用起效快。常用的长半衰期药物：适合于伴有失眠的情况，睡眠时用药，如地西泮、艾司唑仑、氯硝西泮等。由于老年患者代谢慢，第 2 天上午往往也有抗焦虑效果，需注意其肌松作用，老年人要防止跌倒、体位性低血压，重症患者注意呼吸抑制。由于有一定成瘾性，一般作为抗焦虑初期的辅助用药，较少单独使用控制慢性焦虑。长期使用会产生药物依赖，突然停药可引起戒断反应。建议连续应用不超过 4 周，逐渐减量停药。常用的短半衰期药物：劳拉西泮、阿普唑仑、咪达唑仑、奥沙西泮等。注意事项：呼吸系统疾病者慎用，易引起呼吸抑制。唑吡坦和佐匹克隆是在苯二氮䓬类基础上开发的新型助眠药物，没有肌松作用和成瘾性，对入睡困难效果好，晨起没有宿醉反应。但相应缺乏改善中段失眠的作用，也不能改善早醒。没有抗焦虑作用。部分老年患者用唑吡坦后，可能出现入睡前幻觉（视幻觉为主）。

3. 氟哌噻吨美利曲辛 为复合制剂，含有神经松弛剂（氟哌噻吨）和抗抑郁剂（美利曲辛）。适应证：轻中度焦虑抑郁、神经衰弱、心因性抑郁、抑郁性神经官能症、隐匿性抑郁、心身疾病伴焦虑和情感淡漠、更年期抑郁、嗜酒及药瘾者的焦躁不安及抑郁。禁忌证：心肌梗死急性期、循环衰竭、房室传导阻滞、未经治疗的闭角性青光眼、急性酒精中毒、巴比妥类药物及鸦片中毒。禁与单胺氧化酶抑制剂同服。用法：通常每天 2 片，早晨及中午各 1 片；严重病例早晨剂量可加至 2 片；老年患者早晨服 1 片即可。维持量通常每天 1 片，早晨口服。停药宜缓慢。对失眠或严重不安的病例，建议在急性期加服镇静剂。

（三）运动干预

运动治疗对冠心病的益处已经是医学界的共识，大量研究也证明运动改善冠心病患者的生存率的同时能够改善患者的焦虑、抑郁症状。鼓励患者进行每周 3~5 天，最好每天，每次 30~60 分钟中等强度有氧锻炼，辅以日常活动如散步、园艺、家务，2 次的抗阻训练，包括哑铃、弹力带等应用。

虽然现阶段我国心血管疾病患者伴发精神心理问题的患病率高、识别率低、干预率低，仍然受社会环境影响和政策法规限制，早期识别和干预手段尚不完善，但随着医学模式由传统的单纯生物医学模式向生物-心理-社会医学模式转变，有诸如胡大一教授等老一辈心血管学者孜孜不倦的引领，诸如刘梅颜教授等青年才俊不辞辛劳的践行，从薄弱入手，从基层抓起，相信会有越来越多的基层医生重视心血管疾病患者伴发的精神心理问题，尽早识别和适时干预，使双心疾病患者达到身心康复，早日回归社会。

参　考　文　献

[1] 中华医学会心血管病学分会，中国康复医学会心血管病专业委员会，中国老年学学会心脏血管病专业委员会. 冠心病康复与二级预防中国专家共识. 中华心血管病杂志，2013，41（4）：267-275.

[2] 中国康复学会心血管病专业委员会，中国老年学学会心脑血管病专业委员会. 在心血管科就诊患者的心理处方中国专家共识. 中华心血管病志，2014，42（1）：6-13.
[3] 刘梅颜，陆林，耿庆山. 双心医学. 北京：人民卫生出版社，2016.
[4] 毛家亮. 综合医院非专科心理障碍诊治的现状、困难及对策. 医学与哲学，2013，34（2）：9-12.
[5] 林卫，吴爱勤，万好. 认知行为治疗对伴有躯体症状抑郁症的疗效对照研究. 四川精神卫生，2010，23（2）：97-98.
[6] 陶贵周，王爱梅. 循环系统. 北京：人民卫生出版社，2016：196.
[7] 庄琦，毛家亮，李春波，等. 躯体化症状自评量表的初步编制及信度和效度研究. 中华行为医学与脑科学杂志，2010，19：847-849.
[8] Taylorj. Psychosocial risk factors and heart disease. EurHeartJ，2012，33（10）：1178-1179.
[9] Lichtman JH，Bigger JT Jr，Blumenthal JA，et al. Depression andcoronary heart disease：recommendations for screening，referral，and treatment：a science advisory from the American Heart Association Prevention Committee of the Council on Cardiovascular Nursing，Council on Clinical Cardiology，Council on Epidemiology and Prevention，and Interdisciplinary Council on quality of careand outcomes research：endorsed by the American Psychiatric Association. Circulation，2008，118：1768-1775.
[10] Yang Y，Ding R，Hu D，el al. Reliability and validity of a Chinese version of the HADS for screening depression and anxietyin psycho-cardiological outpatients. Compr Psychiatry，2013：8-12.
[11] 陶贵周，毛慧子. PCI 术前术后的心理障碍识别与处理. 医学与哲学，2014，35（3B）：86-90.
[12] 刘梅颜. 心血管疾病与精神心理关系最新研究进展：双心医学发展述评. 山东医药，2012，52（4）：1-3.

第三节 双心疾病患者的随访与管理

内蒙古自治区人民医院 要海玲 斯琴高娃

心血管疾病患者的心理问题在世界范围内越来越受到关注和重

视，但国内双心医学刚刚起步，双心医生的培训、双心疾病的诊治还在学习提高中，双心疾病的随诊与管理更是如此，下面结合已有的双心医学的经验及国家相关医学法律法规，初探双心疾病患者的随访与管理问题。

一、双心疾病患者随访与管理的目的及意义

躯体疾病导致的心理障碍或由于精神心理问题导致的躯体症状的双心疾病患者，躯体疾病如心肌梗死、心力衰竭、心律失常及高血压、糖尿病、高脂血症、肥胖症等等危险因素的治疗，精神卫生中心或者心理咨询中心的治疗效果都不甚理想或无法处理，而对心理问题，心血管内科也不能进行专业的精神心理治疗。一般双心疾病患者的治疗周期为较长，在此期间双心疾病患者能够获得双心医学的诊疗、心脏康复及随访与管理，可以及时评估治疗效果，及时调整治疗方案，规范治疗，对双心疾病的预后有很大的影响。

双心疾病患者的治疗与康复是一个长期的过程，加强住院及门诊双心疾病患者的出院及后续管理，及时掌握出院患者的心血管及心理问题康复状况，了解患者对出院跟进医嘱的后续进展情况，给予延续性的健康指导，将医疗服务延伸到家庭、社会，巩固双心疾病患者的医疗效果，缩短双心疾病患者康复疗程，提高双心疾病患者生活质量，延长寿命，从而提高医院双心治疗的医疗质量和服务水平。

双心患者随访与管理可以满足双心疾病患者对双心知识的需求，解除双心疾病患者在康复过程中出现的疑问，及时发现并纠正患者不恰当的心理行为方式，同时提醒双心疾病患者保持乐观的心态，指导患者养成良好的生活习惯，如不抽烟，不醉酒，不熬夜，生活起居有规律，不能太劳累，适度锻炼身体，保持良好的心理状态，为患者答疑解惑，增强患者康复治疗和生活信心。双心疾病患者的随访工作是将门诊或病房患者的院外继续治疗和双心康复得到科学、

专业、便捷的技术服务和专业指导。

双心疾病患者随访与管理可以充分发挥双心治疗的优势，缩短医患之间的距离，建立信任的医患关系，增加患者对医护人员的信任，既可以使双心疾病患者得到有效的治疗和连续的照顾，又能减轻医疗负担，促进和谐医患关系的建立。

二、双心疾病患者随访与管理的具体内容

双心疾病患者需要接受双心治疗的随访与管理，包括心血管疾病的随访及心理疾病的随访两个方面。同时双心疾病患者需要接受心脏康复五大处方的随访与管理，门诊或病房患者的院外继续治疗和双心康复治疗是基于心脏康复五大处方（药物、运动、营养、心理睡眠及戒烟）的治疗，因而双心疾病患者的随访亦是心脏康复五大处方的落实情况的指导及管理。这种基于心脏康复五大处方的治疗与随访是现代生物-心理-社会医学模式的落实与实现。通过对心脏康复五大处方以及心理健康状况的定期评估与管理，更好的帮助双心疾病患者康复。

为了改善双心疾病患者的预后及生活质量，双心疾病患者需要接受基于心脏康复技术的双心治疗及随访与管理，基于心脏康复技术的双心治疗包括心理治疗（个人访谈及认知行为治疗每周 2 次，互动小组每周 3 次），心理健康教育（每周 1 次），个人和团体艺术治疗（每周 1~2 次），个人和团体心脏康复运动治疗（每周 3 次），抗阻运动及肌力训练（每周 2 次）。放松训练每周 3~5 次，体外反搏治疗和或生物反馈治疗每周 5 次。这些密集治疗与康复需要通过随访与管理，并贯穿患者的治疗康复全过程。

心理障碍及心血管疾病的药物治疗，也需要通过随访与管理，疗效、疗程、药物不良反应有效精准管理，提高患者的治疗及康复效果。

双心疾病患者的营养随访与管理不容忽视，精准的适合患者的

营养管理，有效控制肥胖、血糖、血脂危险因素，增强患者的自信，改善代谢情况，可以促进双心疾病的治疗康复效果。双心疾病患者的睡眠情况的随诊与管理，促进心血管疾病的康复，评估及心理问题康复情况。双心疾病患者的戒烟管理，因人而异，强行戒烟，可能加重双心病情。

三、双心疾病患者随访与管理的主要形式

随访的方式包括电话随访、微信、互联网+医疗随访，门诊预约面对面随访、家访、书信、集体随访等。医院随访中心以电话随访、门诊随访为主，其他形式的随访为辅。

电话随访：主管医生对所诊疗双心疾病患者进行适时的电话随访，询问并记录随访内容。

提供患者咨询服务：各科室需将科室电话、医院预诊电话或总值班电话、特殊情况特殊患者可将主管医生或科室主任电话告知患者，以便患者咨询。

预约诊疗：主管医生应有预约地对所管出院双心疾病患者进行定期或者不定期的诊疗及指导；主管医生不在科室时科室主任可指定其他医生进行诊疗及指导。

集体随访：有条件的医院可以开设讲座、义诊等集体形式的随访活动，普及双心治疗的预后管理工作内容，发放随访记录卡，针对发现的问题进行个别针对性的随访。

互联网+医疗随访：互联网随访可以突破时间和空间的限制，让双心疾病患者通过专业的患者随访 App，网络问卷调查，电子邮件，网络视频更好的进行方便快捷的随访管理。

四、双心疾病患者随访与管理模式及流程

主管医生或门诊医生负责出院后或首诊后双心疾病患者的随访，原则上出院后半个月内首次随访，随后 1、3、6、9、12 个月进行门

诊随诊（可根据患者个人情况进行调整）。通过随访了解患者出院后的治疗效果、病情变化和恢复情况，了解双心疾病患者心脏康复五大处方的落实情况，即口服药（心血管药及精神心理药）的服用情况、运动康复情况、营养管理情况、睡眠心理康复情况及戒烟情况。

临床医生随访时候仔细听取双心疾病患者或家属的病情描述，采纳合理的建议，认真书写随访记录，随访信息建立电子档案，以便随时了解患者的病情及治疗康复情况。随诊内容包括患者姓名、性别、年龄、身份证号、病历号、诊断、出院日期、治疗康复计划及联系电话、家庭住址再次随诊根据患者的病情、治疗康复需要而定。

随访详细记录双心疾病患者是否坚持用药，治疗后血脂、血压、血糖是否达标，如未坚持服药，了解原因并记录。询问是或否出现药物不良反应，或者有没有服药后自行停药的情况，并指导患者恢复用药。如因药物价格无法承受，尽量为患者选择国产价格低廉的药物代替。

五、双心疾病患者管理具体措施

基于心脏康复的双心治疗的心理治疗部分主要包括心理咨询及心理治疗，双心工作室是医院心理健康教育、心理咨询、心理治疗的专业工作场所。要求室内环境整洁，舒心、温馨的空间。要求心理咨询师及心理治疗师必须有执业资格，专业、细致、认真，以诚相待，倾情相助。咨询人员在咨询时，必须学会倾听，做好记录，及时整理咨询或治疗材料，做好分析和总结，将咨询情况归档，为慢病管理提供医疗资料。咨询人员要严守个人秘密，保护患者隐私，履行保密原则，对严重心理障碍的双心疾病患者，可通知其家属，取得社会家庭支持和配合。咨询人员若遇到不能解决的问题，需查阅相关资料后再次约定时间解决问题，或者必要时请精神卫生科或精神卫生中心专家会诊，进一步治疗或转介。心理咨询师认真学习专业知识，定期参加培训，提高咨询水平，保持自身的身心健康。双心工作室主要负责患者心理健康的咨询工作及心理治疗。心理咨询及心理治疗的主要对象是帮助解决有心理障碍的心血管疾病患者及主要临床表现为心血管躯体症状的心理问题患者。心理咨询的主要服务内容包括心理测试和结果分析，进行鉴别、疏导。双心疾病患者心理治疗，包括心理治疗和心脏康复。如采用案例教学、科研或写作时，应适当隐去那些可能会据以辨认出双心疾病患者的有关信息。每次咨询或治疗结束后，预约下次咨询及治疗时间，并及时整理咨询记录，分类存档。在心理咨询及治疗过程中，无关人员未经允许严禁随意进入双心工作室，严禁翻阅咨询档案。

六、双心疾病患者随访与管理工作要求

双心医院随访管理工作，是一项专业性、技术性、政策性很强的工作。作为双心疾病患者随访管理的工作人员，除了要有基本医学专业知识、职业道德和心理咨询沟通技巧、交流能力外，还要对国家、医院双心疾病患者防治治疗的新方法新政策及相关法法规相当熟悉掌握并理解其内涵，在随访管理工作中宣传新的关怀救助政策等。

通过对双心疾病患者的随访干预，树立“管理也是一种关怀，自觉接受随访管理也是一种责任”的观念，同时积极开展大众健康教育，倡导大众接受和更好的认识双心疗法，让双心疾病患者主动参与到双心疾病患者防治活动中，积极配合随访干预。

作为双心疾病患者随访工作人员，在随访管理工作中保持良好的职业道德同时加强双心医学专业知识的学习、要掌握纯熟的协调沟通能力和交流技巧，同时还要认真学习掌握相应丰富的心理知识针对双心疾病患者不同心理状况开展针对性的心理咨询，增强其自身康复能力，提高其生活质量延长寿命。

要求心理咨询师及心理治疗师必须有执业资格，专业、细致、

认真，以诚相待，倾情相助。咨询人员在咨询时，必须学会倾听，做好记录，及时整理咨询或治疗材料，做好分析和总结，将咨询情况归档，为慢病管理提供医疗资料。咨询人员要严守个人秘密，保护患者隐私，履行保密原则，对严重心理障碍的双心疾病患者，可通知其家属，取得社会家庭支持和配合。

随访管理工作要以患者为中心，倾心交流，对随访工作高度重视，不断对随访干预工作提供有力的组织保障和条件支持，以高度的责任心完成随访干预工作，使每名双心疾病患者接收到随访干预；对随访干预对象从生活、病情恢复情况等方面予以热情关注，晓之以理，动之情，以真情感动其接受随访干预；对随访干预对象以诚心、爱心与其交流沟通，答复的问题和约定的随访时间，切实做到如实解答，守信准时，以诚信引导其接受随访干预；对个别拒绝接受随访干预或逃避在外不愿接受随访干预的，随访人员要上门进行劝解引导，通过多种渠道，进行说服动员，通过有效的随访干预，传播双心医学知识，使其由被动转为主动接受随访干预。

附：双心疾病患者治疗与随访管理过程案例

患者基本资料：姚女士，年龄 55 岁，身高 154 cm，体重 67. 5 kg，于 2013 年诊断发现患有冠心病、糖尿病、脑梗死，普通治疗未见好转，2014 年再次更换医院诊断为脑梗死、糖尿病、冠心病、缺血性心肌病，诊断发现焦虑、抑郁症。2017 年 12 月再次诊断高血压、2 型糖尿病、高脂血症、冠心病、心绞痛、颈动脉粥样硬化、躯体化症状障碍、中度焦虑症、抑郁症。2018 年 2 月精神科门诊诊断出现睡眠障碍，2018 年 3 月突发胸闷心悸医院急诊就诊，2018 年 5 月经网络了解到心脏康复的双心治疗后开始接受双心治疗。姚女士作为一名典型的双心疾病患者，同时接受了心血管疾病的随访及心理疾病的随访与管理。

姚女士接受了心脏康复五大处方（药物、运动、营养、心理睡眠及戒烟）随访与管理，通过对心脏康复五大处方及心理健康状况的定期评估与管理，姚女士的双心康复得到了很好的效果。下面是姚女士治疗与随访管理具体流程：

药物随访与管理：双心疾病患者的药物治疗，也需要通过随访与管理，疗效、疗程、药物不良反应有效精准管理，以提高患者的治疗及康复效果。姚女士服用了心血管疾病、降压药、降脂药及治疗焦虑抑郁的药物、睡眠药物，双心治疗医生每半月对姚女士进行药物服用的随访与管理，叮嘱姚女士按时服药，并询问其效果，有无不良反应，每次随访后根据恢复状况做出减药指导，2018 年 5 月随访评估姚女士可以正常睡眠，减掉所有的睡眠药物，睡眠恢复到正常状态，仅服用降压药物。

心理随访与管理：2018 年 4 月医院精神科诊断为焦虑抑郁症，用药后加重。随后接受心理治疗（个人访谈及认知行为治疗每周 2 次，互动小组每周 3 次），心理健康教育（每周 1 次），个人和团体艺术治疗（每周 1~2 次）共 36 次，音乐治疗 36 次，冥想放松训练 5 次。

2018 年 5 月 10 日对患者进行随访并再次心理评估，SSS，47 分，PHQ-9，9 分，GAD-7，6 分。

2018 年 6 月 6 日对患者进行随访并再次心理评估，SSS，32 分，PHQ-9，1 分，GAD-7，1 分。

2018 年 9 月 11 日对患者进行随访并再次心理评估 SSS，36 分，PHQ-9，1 分，GAD-7，2 分，患者已经基本恢复到正常的心理健康状况，而且可以保持。

姚女士不曾有吸烟历史，无须进行戒烟管理。

运动随访与管理：2018 年 5 月 21 日开始有氧运动（每周一、三、五 3 次），个人和团体心脏康复运动治疗（每周 3 次）共 36 次，每次运动康复对患者的心率、血压进行监控。通过心肺运动对患者的运动能力进行随访评估管理后发现姚女士运动能力及精神状况明显改善。

2018 年 5 月 15 日患者开始体外反搏训练，每周 10 次，每次 20 分钟，共进行体外反搏训练 138 次，体外反搏前后监测患者血压、血糖，对患者每周对患者的体外反搏及血压血糖进行评估随访管理，患者血糖每周逐渐下降，从开始的最高值 13.9 逐渐下降并稳定在 6~7 之间。

营养随访与管理：2018 年 5 月 10 日为患者进行首次人体成分分析，患者体重 67.5 kg，脂肪 34.8%，骨质 4.3%，蛋白质 13.3%，水分 47.4%，根据人体成分评估，患者蛋白质不足、无机盐不足、脂肪过量，根据人体成分测验结果为患者进行营养指导，营养建议总能量 1219 kcal，碳水化合物 177 g，蛋白质 51 g，脂肪 34 g。三餐分配：早餐 30%，午餐 40%，晚餐 30%，主食每日 125 g 左右，其中粗粮、杂粮占 1/3 左右。蛋白质类建议摄入瘦肉、蛋类、鱼虾、低脂牛奶、豆制品。蔬菜一斤左右，水果每日 200~300 g，两餐间食用，植物油小于 20 g/d，盐小于 6 g/d，饮水 1500~1800 ml，以淡茶与白开水为主。同时告诉患者食物禁忌。

2018 年 6 月 28 日对患者进行营养随访管理，为患者再次进行了人体成分分析，患者体重 66.9 kg，脂肪 33.5%，骨质 4.4%，蛋白质 13.6%，水分 48.4%，体质成分开始好转，根据人体成分评估再次为患者进行营养指导，同时告诉患者食物禁忌。

2018 年 9 月 11 日对患者进行营养随访管理，为患者再次进行了人体成分分析，根据人体成分评估，根据人体成分测验结果为患者进行营养指导，该患者身体状况逐渐好转，精神状况明显改善。

姚女士经过药物治疗、心理咨询、营养处方及运动指导等心脏康复综合治疗，在规律随访下，目前患者血压、血脂控制达标，血糖明显下降，在无药物辅助的情况下睡眠状况良好，未发生突发胸闷心悸现象，生活质量明显提高，是一例典型的双心治疗、随访管理成功案例。

参 考 文 献

[1] 马峰，王海峰. 双心室起搏治疗心力衰竭及半年随访 1 例. 心脏杂志，2014，16（2）.

[2] 宋剑平，朱蓓蓓. 心脏再同步化治疗患者的随访管理. 护理与康复，2009（7）.

[3] 李薇，尹琼，谢维，等. 对急性心肌梗死患者开展双心诊疗模式影响预后. 医学信息，2015（7）.

[4] Susan Knier，Jaynelle Stichler，LauraFerber，et al. Patients'Perceptions of the Quality of Discharge Teaching and Readiness for Discharge. RehabilNurs，2015（1）.

[5] Martin Siepmann，WilhelmKirch. Psychosomatische Aspekte kardialer Arrhythmien. MedizinischeKlinik，2010（7）.

[6] 杨瑛英，张丽华. 心血管病出院患者电话随访健康教育探讨. 护理与康复，2005（1）.

[7] 张振财. 对慢性心力衰竭患者院内外随访管理的效果评价. 吉林医学，2013（34）23.

[8] 吕微，攸美，刘莹莹，等 . 128 例慢性心力衰竭患者院后随访护理体会. 中西医结合护理，2015（6）.

第八章　临床常用量表

双心医学临床常用量表推荐

中国人民解放军总医院　王梦雨　姜荣环

心理测量是应用心理测验作为测量工具的一种测量。心理测量主要是通过人们的外显行为来推论其内在心理活动，通过标准化程序以控制干扰的变量而达到测量的客观性。而心理测验是根据一定的法则和心理学原理，使用一定的操作程序给人的认知、行为、情感等心理活动给予量化。

在应用心理测量时，既要认识心理测量由于标准化而具有的客观性和可比性；也要认识到心理测验作为一种研究手段和测量工具的间接性和相对性，在临床工作中，正确选择合适的量表，发挥量表在临床诊疗中的价值。

一、心理症状量表评估

（一）综合心理评估

1. 症状自评量表（symptom checklist 90，SCL-90） SCL-90是目前临床比较常用的自评量表，共有90个项目，采用10个因子分别反映10个方面的心理症状情况。该量表包括90个条目，共9个分量表，即躯体化、强迫症状、人际关系敏感、抑郁、焦虑、敌对、恐怖、偏执和精神病性。根据患者近一周的情况，分为5评分，没有计1分：自觉并无该项问题；很轻计2分：自觉有该问题，但发生得并不频繁、严重；中等计3分：自觉有该项症状，其严重程度为轻到中度；偏重计4分：自觉常有该项症状，其程度为中度到严重；严重计5分：自觉该症状的频度和强度都十分严重。总分> 160 分或各因子分> 2 分为阳性，提示有心理问题，且得分越高越严重。

国内外的资料表明，SCL-90 量表有较好的信度和效度。作为准则参照测验，SCL-90 对有心理症状（即有可能处于心理障碍或心理障碍边缘）的人有良好的区分能力，能较好地区分他们的心理健康水平。SCL-90 是发现心理情绪异常的可靠标准，心内科医生也应掌握相应的心理评估技术，使冠心病患者得到全面的治疗和康复，真正实现“双心共治”。

2. 躯体化症状自评量表（somatic self-rating scale，SSS） SSS 是一种针对综合医院心理障碍患者的自评量表，共有 20 个条目，分成 4 个因子分，每条目均为 4 级评分，没有反向评分，1 分表示没有症状，2 分表示程度尚轻，3 分表示程度中等，4 分表示程度严重，总粗分超过 40 分判定为阳性。SSS 更侧重于躯体化症状，对于心脏神经症患者的诊断具有较高的敏感性，可作为综合医院心理障碍患者的筛查工具。

（二）焦虑抑郁评估

1. 焦虑抑郁自评量表：

（1）广泛性焦虑量表（generalized anxiety disorder scale，GAD-7）

GAD-7 是一种焦虑自评量表，主要内容是：在过去两周内，患者是否遇到 7 个焦虑相关问题，每个问题最高分为 3 分。0 分根本没有，1 分有些天存在那些感觉，2 分超过一半的时间都是如此，3 分基本每天都是如此。总分采用切截分 5、10、15 分别代表轻、中和重度焦虑。GAD-7 具有良好的效度和信度，可用于综合医院中对焦虑障碍，尤其对广泛性焦虑障碍、惊恐障碍的初筛、识别和严重程度评估具有较高的应用价值。

（2）患者健康问卷（patient health questionnaire，PHQ-9）

PHQ-9 是临床上常用的用于筛查抑郁症的自评量表，主要内容包括 9 个抑郁核心症状及社会功能损害情况，每个条目评分为 0 分

（几乎不会）~3 分（几乎每天）。总分 0~4，5~9，10~14，15~19，20~27 分值分别代表无抑郁、轻度、中度、中重度和重度抑郁。PHQ-2 只包含了 PHQ-9 中的前两条，即在过去的 1 个月，您曾否经常被以下事情烦扰：①几乎没有兴趣去做事；②感觉情绪低落，抑郁或绝望。

美国心脏协会预防委员对于冠心病合并抑郁的筛查，推荐首先 PHQ-2 评估，若患者回答肯定了上述其中一个，下一步则使用 PHQ-9 做进一步评估。PHQ-2 和 PHQ-9 是心血管门诊患者中焦虑抑郁障碍可靠和有效的筛查工具，有较高的排除诊断价值。

（3）Zung 抑郁自评量表（self-rating depression scale，SDS）和焦虑自评量表（self-rating anxiety scale，SAS）

SDS 和 SAS 用于分析患者的主观症状，评估抑郁焦虑症状的严重程度及其疗效，是心理咨询师、精神科医生最常用的心理测量工具之一。SDS、SAS 采用 4 级评分，主要评定项目所定义的症状出现的频度，其标准为："1" 没有或很少时间；"2" 小部分时间；"3" 相当多的时间；"4" 绝大部分或全部时间。主要统计指标为总分，在由自评者评定结束后，将 20 个项目的各个得分相加即得，再乘以 1. 25 以后取得整数部分，就得到标准分，分数越高，表示这方面的症状越严重。一般来说，SDS 标准分的分界值为 53 分，其中 53~62 分为轻度抑郁，63~72 分为中度抑郁，72 分以上为重度抑郁。焦虑标准分的分界值为 50 分；50~60 分者为轻度，61~70 分者是中度，70 分以上者是重度焦虑。

（4）Beck 抑郁自评量表（Beck depression rating scale，BDI）和 Beck 焦虑自评量表（Beck anxiety rating scale，BAI）

BDI 是临床上用于度量抑郁程度的常用自评量表，目前常用的是贝克抑郁量表第 2 版（BDI-II），共 13 个条目。BDI、BAI 量表各项均为 0~3 分四级评分：0 无该项症状，1 轻度，2 中度，3 严重。Beck 提出，可以用总分来区分抑郁症状的有无及其严重程度，

BDI-13 项：0~4 分基本上无，5~7 分轻度，8~15 分中度，16 分以上严重。BDI 和 BAI 能直观反映患者抑郁焦虑主观感受及其在治疗中的变化，可广泛用于门诊患者粗筛查及情绪状态评定。

（5）综合医院焦虑抑郁量表（hospital anxiety and depression scale，HADS）

HADS 主要应用于综合医院患者中焦虑和抑郁情绪的筛查，该表包括总表 HADS-t 以及焦虑亚量表 HADS-a（7 个条目）和抑郁亚量表 HADS-d（7 个条目），每个分量表 0~21 分。因各项研究特点不同采用不同的临界值，按推荐标准，亚量表分：0~7 分为无表现，8~10 分属可疑，11~12 分属有反应，12~21 分为肯定存在症状。国内外研究表明，HADS 具有较好的信效度，可用于综合医院患者焦虑抑郁情绪的筛查。

（6）老年抑郁量表（geriatric depression scale，GDS）

GDS 由美国心理学家 Brinkt 和 Yesavage 于 1982 年编制，是目前使用最为广泛的老年人群专用抑郁症状筛查量表，具有症状特异性高和问题简单易答的优点。量表适用于 56 岁以上的老人，包括 30 个代表了老年抑郁核心症状的问题（以“是”或“否”作答），其中 10 条反序计分（回答“否”表示抑郁存在），20 条正序计分（回答“是”表示抑郁存在），每项表示抑郁的回答得 1 分，0~10 分正常，11~20 分轻度抑郁，21~30 分中重度抑郁。

CDS 是专为老年人创制并在老年人中标准化了的抑郁量表，可用于心血管疾病患者中抑郁的筛查。心血管疾病以老年人占的比例较多，同时流行病学资料显示，我国 60 岁以上普通人群老年抑郁的患病率较高，因此，临床工作中可应用此表评定心血管疾病中老年患者的抑郁筛查。

（7）心内科抑郁量表（department of cardiology depression scale，CDS）

CDS 是由 Hare-Davis 建立专门用于心血管疾病患者的抑郁筛查

量表，对于躯体症状是由于心血管疾病导致或是抑郁障碍的躯体化表现具有良好的区分作用。CDS包括两个维度，第一个维度包括睡眠、犹豫不决、情感、绝望、活动减少，第二个维度包括快感缺失和认知。量表共有26个条目，每个条目采用7级计分，其中有7项为反向计分，分数越高，提示抑郁的程度越重。心科抑郁量表中文版（C-CDS）是根据中国人的文化差异去除了第26项（我为我的性能力担忧）所制定，采用4级计分，CDS对于心血管疾病患者的抑郁程度筛查具有与较高的敏感性和特异性，是在心血管疾病患者中建立起来的量表，对于心血管疾病中各类型抑郁障碍的筛查均有较高的价值，可广泛用于心血管疾病患者的抑郁筛查。

2. 焦虑抑郁他评量表 汉密顿抑郁量表（Hamilton depression scale，HAMD）和汉密顿焦虑量表（Hamilton Anxiety Scale，HAMA）

HAMD和HAMA是抑郁焦虑评定最常用的他评量表。应由经过培训的医生采用交谈与观察的方式对患者进行评定。HAMD广泛应用于抑郁状态评定，已成为抑郁评定的金标准，常用的HAMD 24项版本包括由焦虑/躯体化、体质量、认知障碍、日夜变化、阻滞、睡眠障碍、绝望感7个因子，大部分条目采用0~4分的5级评分法，各级标准为："0"无，"1"轻度，"2"中等，"3"重度，"4"很重。少数条目采用0~2分的3级评分法，各级标准为："0"无，"1"轻~中度，"2"重度。按照Davis的划界分，总分超过35分，可能为严重抑郁；超过20分，可能是轻或中等度抑郁；如小于8分，患者没有抑郁症状。HAMA主要用于评定神经症及其他患者的焦虑症状的严重程度。包括14个条目，分为躯体焦虑和精神焦虑2个因子，各条目采用0~4分的5级评分法，各级的标准为："0"无症状，"1"轻，"2"中等，"3"重，"4"极重。总分超过29分，可能为严重焦虑；超过21分，明显焦虑；超过14分，肯定有焦虑；超过7分，可能有焦虑；如小于6分，患者没有焦虑症状。

（三）失眠评估

1. 阿森斯失眠量表（assens insomnia scale，AIS） AIS是国际医学界公认的评价失眠的标准量表。该量表以患者对睡眠的主观感受为主要评定内容，共包含8个条目，包括入睡时间、夜间苏醒、早醒、总睡眠时间、总睡眠质量、白天情绪、嗜睡及身体功能的评估。量表各项均按照从无到严重采用0~3分的4级评分法，总分<4分，无睡眠障碍；4~6分，可疑失眠；>6分，失眠。

2. 匹兹堡睡眠质量指数量表（Pittsburgh sleep quality index，PSQI） PSQI适用于睡眠障碍、精神障碍及一般人群睡眠质量的评估。该量表评价被试近1个月的睡眠质量情况，由19个自评和5个他评条目构成，组合成睡眠质量、入睡时间、睡眠时间、睡眠效率、睡眠障碍、催眠药物和日间功能障碍7个成分，每个成分按0~3分四级计分，累计各成分得分为PSQI总分范围0~21分，得分越高表示睡眠质量越差，国内通常以PSQI>7分作为成人睡眠质量问题的参考界值。

目前，诸多研究表明心血管疾病患者睡眠障碍发生率较高，同时，睡眠障碍已经成为心血管疾病发病率和死亡率的独立预测因子，并且与心血管死亡率的逐渐升高相互关联。因此，对失眠患者早期识别、干预，对双心疾病患者及时进行失眠评估，有利于降低心血管事件的发生率，改善心血管疾病患者的预后。

（四）人格和中介因素评估

1. 人格评估

（1）A型行为类型问卷（type A behavior type questionnaire，ABQ）

ABQ用于评价和测定成人A型行为类型，共包含60个条目，分为三个分量表：TH量表：25个条目，表示时间匆忙感，时间紧迫感，做事忙节奏快等特点；CH量表：25个条目，表示竞争性，缺乏耐性和敌意情绪等特点；L量表：10个条目，为测谎题目，不计入总分，L≥7 分为无效答卷。TH 与 CH 两分量表得分相加最高分为 50 分，50~37 分属于典型 A 型；36~29 分属于中间偏 A 型；28~27 分属于中间型；26~19 分属于中间偏 B 型：1~18 分属于典型 B 型。将 50~29 分合并定义为 A 型人格，1~26 分合并定义为 B 型人格。

美国学者在 20 世纪 50 年代提出 A 型人格，主要特点为性情急躁，时间紧迫感争强好斗等。A 型行为模式是冠心病患者的重要危险因素。因此，对 A 型性格人群早期干预，改变其行为模式，可以有效减少心血管疾病的发生。

（2）D 型人格量表（type D personality inventory，DS14）

D 型人格，也称为忧伤的人格，是指经常体验忧虑、烦躁、易怒、悲观等负性情绪，同时在社会交往中抑制自己表达这些负性情绪的倾向，它包含 2 个维度的特质，即负性情感（negative affectivity，NA）和社交抑制（social inhibition，SI）。量表各项均为 0（很不符合）~4 分（很符合）五级评分，NA 和 SI 分量表得分范围均为 0~28 分，当 NA≥10 分，同时 SI≥10 分时及确定为 D 型人格。

（3）艾森克人格量表（Eysenck personality inventory，EPQ）

EPQ 是英国心理学家艾森克等编制的一种有效的人格测量工具，提出决定人格的 3 个基本因素：内外向性（E）、神经质（又称情绪性）（N）、精神质（P）。目前我国最常用的是龚耀先教授修订的版本，它是一种自陈式问卷，共 88 个题目，每项均为“是”与“否”的定式回答，正向计分题目回答“是”加 1 分，反向计分题目回答“否”计 1 分，共含有 3 个维度 4 个分量表。E 量表：21 个条目，主要测量外显或内隐倾向，分值越高越外向，分值越低越内向；P 量表：23 个条目，测量潜在的精神特质，即倔强，；N 量表：24 个条目，测量神经质或情绪稳定性，分值越高，提示对各种刺激的情绪反应越强烈而持久；L 量表：20 个条目，为效度量表，测量被测者的掩饰或防卫。根据被试各量表所得原始总分（粗分），按年龄和性别常模换算出标准 T 分，进而分析被试的个性特点。

2. 中介因素评估　心理中介因素是联结应激源和应激反应的纽带，在一定程度上影响个体的应激评价及应激状态下的反应，对个体的健康起重要的缓冲作用。

社会支持评定量表（social support rating scale，SSRS）

SSRS 为自评量表，共 10 个条目，包括 3 个分量表：①主观支持量表反映主观感受到的支持；②客观支持量表反映客观存在的支持；③支持利用度反映个体对各种支持利用的程度。量表各条目得分相加即为 SSRS 总分（总分范围 12～66 分），总分≤22 分为低水平，23～44 分为中等水平，45～66 分为高水平。反映被测者社会支持的总体状况，评分越高，表明得到的社会支持越多。

调查研究显示，社会支持的强度与心血管疾病的发生、发展、预后密切相关，影响患者的生活质量。同时，患者的社会支持评分与其情绪障碍评分呈负相关。提高患者社会支持水平将有利于双心疾病患者躯体症状及情绪障碍的缓解及预后，有助于改善患者生存质量。

（1）医学应对方式问卷（medical coping style questionnaire，MCMQ）

MCMQ 是为数有限的专用于患者的应对方式量表，共包含 20 个条目，分为面对（8 个条目）、回避（7 个条目）和屈服（5 个条目）3 个分量表。各条目按 1～4 分四级计分，其中 8 个条目反向计分。

心血管疾病患者大多采用回避、屈服的消极应对方式，而较少采用以面对为主的积极面对方式。采用回避或屈服的患者对疼痛及疾病本身采取回避态度，无视疾病症状的加重，对疾病的康复失去信心，进而引发患者焦虑、抑郁、恐惧等一系列负性情绪，同时患者屈服的态度又会引起心绞痛的频繁发作，形成恶性循环，影响患者的生活质量。因此，建立积极的应对方式，对双心疾病的预防、治疗以及预后发挥更为积极的指导作用。

（2）防御方式问卷（defense style questionnaire，DSQ）

DSQ是一种自评问卷，全面测查个体的防御机制特点。该量表有88个条目，为1~9级评分制。量表包括不成熟防御方式（F1），成熟防御方式（F2），中间型防御方式（F3），掩饰（F4）4个分量表。F1包括8个因子：投射、被动攻击、潜意显现、抱怨、幻想、分裂、退缩、躯体化；F2包括3个因子：升华、压抑、幽默；F3包括13个因子：反作用形成、解除、制止、回避、理想化、假性利他、伴无能之全能、隔离、同一化、否认、交往倾向、消耗倾向、期望；F4为掩饰因子，指受测者为了制造较好的社会形象而不能如实作答的倾向。

心理防御机制是人们面临某种心理压力时所采用的一种策略。有研究认为，包括冠心病、原发性高血压在内的多种心身疾病患者较多采用压抑、回避、抱怨等中间型或不成熟的防御策略，拒绝面对疾病或者过度担心疾病，有时讳疾忌医，采取消极逃避等策略应对自身疾病，说明不良的防御方式可能是诱发心身疾病的因素之一。临床上预先检测双心疾病患者的防御方式，并对患者的不成熟型和中间型防御方式进行干预处理促进其向成熟型转化，可在一定程度上改善双心疾病患者的预后和转归。

（五）综合评估和诊断

关于综合评估：一是症状和中介因素的综合评估，全面了解个体心理症状及与心理症状有关的人格、应对、防御等特征；二是症状评估的多量表组合，任何量表的使用都有不足之处，在症状评估时多个量表联合使用，可以提高量表评估的信效度，这种联合包括几种症状量表组合（如HAMA和HAMD联合测评），或者是自评和他评量表的联合使用（如自评量表SAS和SDS联合他评量表HAMA和HAMD）；三是量表联合脑电和脑影像评估：事件相关电位、功能磁共振成像以及近红外成像等为代表的脑电和脑影像技术不断发展，可以作为双心医学临床精神心理症状诊断及疗效评估的重要依据，帮助我们更好地了解双心疾病患者脑功能的改变，从而有望更深入地阐释脑区功能与心功能的内在联系。

关于诊断：临床主要根据ICD-10精神与行为障碍诊断标准，双心疾病通常表现为心血管躯体症状的同时，伴有焦虑、抑郁等精神心理问题，但这里所说的焦虑、抑郁一般不足以达到ICD-10中关于焦虑障碍及抑郁障碍的诊断标准，大多为“焦虑抑郁状态”或“焦虑抑郁障碍，未特定”。在双心医学的临床工作中，一方面积极完善心血管疾病相关指标的检查检验，另一方面综合ICD-10精神与行为障碍诊断标准，以及关于心理症状、情绪、睡眠、人格、中介因素等心理测评量表的评分结果，对患者的健康状况从心血管器质性病变及精神心理层面进行综合诊断，早日实现“双心都治，双心互治”，为双心医学的发展贡献力量！

参考文献

[1] 沈渔邨. 精神病学（第5版）. 北京：人民卫生出版社，2009，238-239.

[2] 冯正直，张大均. 中国版SCL-90的效度研究. 第三军医大学学报，2001（4）：481-483.

[3] Lichtman JH，Bigger JJ，Blumenthal JA，et al. Depression and coronary heart disease：recommendations for screening，referral，and treatment：a science advisory from the American Heart Association Prevention Committee of the Council on Cardiovascular Nursing，Council on Clinical Cardiology，Council on Epidemiology and Prevention，and Interdisciplinary Council on Quality of Care and Outcomes Research：endorsed by the American Psychiatric Association. Circulation，2008，118（17）：1768-1775.

[4] 裴大军，陈芳，石宏伟，等. 心血管疾病患者社会支持与生活质量关系的研究. 医学研究杂志，2011（10）：59-61.

[5] 马梁红，唐柳云，骆桂秀，等. 十五种心身疾病的心理社会因素调查分析. 中国临床心理学杂志，2002（4）：266-269.

第九章　医患沟通与医学人文

“望、闻、问、切”——辩证当今医患沟通的沉疴

上海中医药大学附属龙华医院　邓　兵　屠亦文

曾几何时，医生的职业已经不再是救死扶伤那般单纯，患者求医的时候亦无法放下如影随形的疑虑，随着医疗纠纷数量不断上升，医患关系也变得日益紧张，当伤医事件频频发生，而世人的反应愈来愈麻木的背后，是医患之间仅存的信任被一点点磨灭去，然而根据统计数字显示，随着医疗纠纷的不断增加，医疗事故并未呈正比地增长。换言之，很多的医疗纠纷往往不是医生诊疗水平、操作技术等层面的不足造成的，而是由于一次次不成功的医患沟通所导致的无处安放的负能量，换言之，在当前医疗环境下，医患沟通的问题已经成为引发医疗纠纷的最主要原因之一。

一、从“性命相托”到“无良医生”，医患沟通缘何如履薄冰

（一）谈话≠有效沟通

沟通方式不当和沟通不到位往往是导致无效沟通的主要原因，“医者父母心”虽是句几乎用滥的俗语，然而它本身体现的思想是共情，医生的耐心在高强度的工作中确实很容易被磨灭掉，而面对患者时，往往更关注于“病”而非眼前患病的人，这样的沟通虽然信息量很大，医生也可以把疾病解释得十分清楚，但是患者在面对医生冷淡的态度和一堆听不懂的专业术语时，便很容易主观上给医生打上“缺乏同情心”“态度冷漠”等等的标签，其后果是患者不自主地站到了医生的对立面，关上了寻求帮助的门，对医生的态度也从信任逐渐转化成戒备和怀疑，随着信任危机的加剧，医患双方常常不自觉地处于紧张对立状态，而在这样的情境下，医生面对患者

夹杂着不满和质疑询问中，往往本能地首先选择自我保护、避免医疗纠纷，本着“言多必失”的想法，自然也杜绝了共情的可能。

有一位独居的老太太，曾经是单位里的领导，退休以后本来就一时难以适应过分闲暇的生活，偏偏这个时候血压突然升高达200/100 mm Hg，老人独自打车来医院就诊，后来被门诊医生收入病房诊治。就在住院医生去了解病情的时候，老人表达出了明显的怀疑和焦虑，提了很多关于高血压的问题，很多明显是网上搜索来的，在临床工作过的医生大多都对这些热衷于上网搜索自己病情的患者感到哭笑不得，因为在这种先入为主的观点下，医生再给患者解释病情要困难得多。然而这位住院医生虽然年轻，却善于抓住患者的心理——患者平日里累积起来的失落感、孤独感在患病的情况下瞬时放大，同时又被一直以来的自尊心约束着，不愿让人发现她的脆弱。所以医生在回答她的问题的时候，刻意放慢了语速，用温和的语言，真诚的态度和专业的知识，让患者渐渐放下了戒心，在谈话结束的时候，老人红了眼眶说，“已经很久没有人那么耐心地跟我说话了。”正是这种有效沟通，让患者的血压得到了及时而有效的控制，并且大大提高了患者的依从性，也为进一步的慢病管理创造了一个良性的开端。其实患者在遭受病痛的时候，来自医务人员的关爱比想象中的更加重要。

（二）沟通的模式化

医学与其他学科不同，具有不可控性、风险性和未知性，医生只能对疾病的大致发展作出能力范围内的判断，但是再资深的医学泰斗，也不可能预估到每一位患者疾病进程中的变数并及时防范，而随着科技的进步、生活水平的提高，患者对于自身疾病的期望值已远远超过了现有医疗水平可满足的层面，例如老年肺炎，在大多数人的认识里，并非是急危重症，通过抗生素基本可以控制，然而由此导致的脓毒性休克、多脏器功能衰竭却大大增加了死亡的风险，尤其面对多重耐药菌的时候，医务人员可选择的手段并不如想象中那么多，这就是疾病的不可控性，如果没有有效、及时的沟通，一旦病情加重、危及生命的时候，患者和家属有时往往难以接受。

除此之外，医患信息的不对称、医患知识结构的不同，使得医护人员索然已经将具体诊疗信息详细地告知了患者，但是患者不能理解，或是理解出现严重的偏差，这就是模式化沟通导致的后果。在一项针对我国59家公立医院医患沟通现状的调查结果显示，84.87%的被访者认为需要加强对医务人员医患沟通技能的培训，可见，针对不同群体灵活地运用沟通技巧和语言方式，对于医患之间的有效沟通具有十分重要的意义。

比如与急性心肌梗死患者的沟通，面对受过良好的高等教育、甚至掌握一些基本医学常识的知识分子，和面对只有小学文化程度、略识得几个字的农民，如果选择相同的沟通方式，注定是一次不成功的沟通。对于农民而言，心肌缺血再灌注损伤、心力衰竭等等专业术语无疑是难以理解的“天书”，在这种时候，不妨选择打比方的解释方法，将心肌比作地里种的庄稼，冠脉就是给作物供水的水渠，急性心肌梗死就好比水渠断水了，再灌注损伤则是庄稼干了几天之后突然沤水，同样会对庄稼造成损害。一个善于沟通的医生一定善于因人而异的沟通，俗话说“到什么山上唱什么歌”，沟通技巧和专业知识一样重要，如果说专业知识的极度不对等是医患之间难以跨越的沟壑，那么灵活、生动的沟通技巧就是跨越沟壑的桥梁。

（三）被放大的负能量

随着在市场经济的发展、社会利益格局的调整，医疗体制的缺陷也逐渐显露出来，而在信息社会，一些负面的个案也被无限制地放大，以至于出现伤医、杀医的恶性事件频繁上演，在绝大多数人选择沉默和视而不见的背后，是医患之间本已艰难的信任关系更加雪上加霜。一边是少部分患者不断抱怨“医生就是为了赚钱”“医生就是不想担责任”，另一边则是医生对于医疗体制和医患矛盾的深深叹息，医患双方在不知不觉中走到了相互质疑的对立面，而忽略了彼此原本应该相互信任、共同对抗疾病的初衷。

医务工作者都不会陌生这一场景：一些患有高血压、糖尿病、冠心病等需要长期慢病管理的患者，带着一堆亲戚、朋友或是邻居推荐的药物，到医院找医生开药，而对药物的治疗作用、适应证一无所知，唯一的依据是“他们说这个药很好”，有了这样的固有认识，医生的沟通和宣教都会变得异常困难，甚至有一些坚持己见的患者，宁可自己签字风险自负也不愿听从医生的建议，宁可选择非医学人士的推荐。作为医生，相信大多数人都对天花乱坠的伪科普和三无“保健品”深恶痛绝，然而患者群体却更容易相信“某某食物让你远离医生”“一个动作治好慢性病”“某种治疗可以让癌症痊愈”这些不切实际而又抓眼球的宣传，这些本末倒置的乱象背后，是民众医学常识的严重匮乏，超负荷的医疗工作使得医务人员在实际工作中，难以保证沟通的时间，某三级医院的调查发现：医务人员认为影响医患沟通的自身原因，主要是任务繁忙，没有时间和精力高达 87.3%，而患者对于长时间的候诊和不能再短的就诊时间的不满也与日俱增，医疗体制不健全造成的局面，使得“看病难”的固有认识从媒体到群众都被一遍遍地放大，导致了医患之间的隔阂进一步地加深。

二、“望、闻、问、切”——体现人文关怀的有效沟通

（一）医患沟通中的“望诊”

沟通不是简单的谈话，它往往包含了语言沟通和非语言沟通两部分，非语言沟通的主要技巧包括了接触沟通、目光沟通、表情沟通和动作沟通。很多医生会选择有意识地拉近与患者和家属之间的距离，以此来表达亲和感，然而距离过近，不仅达不到应有的效果，还会引起反感，因此，“望诊”的第一步，就是保持适当的礼节性的距离，就如平时朋友之间聊天时那般自然，而不是一见面就刻意去拉住患者的手或者拍肩膀、手背等，过度而与身份不对等的亲昵，

反而会造成不必要的戒备。

其次要注意谈话时的“望诊”，正视对方眼睛是一种认真倾听和交流的态度，有些医生在谈话时习惯于看着自己手中的笔、眼前的病历或者不自主地回避患者的视线，这不仅是一种内心怯懦的表现，也是对患者的一种不尊重，在交流的过程中要善于从眼神中读出对方的内心活动，如果患者出现斜视、回避视线甚至不耐烦的表情，那么眼下的沟通方式就需要调整，因为患者在表达逃避、拒绝等内心活动，医生应及时调整谈话的语气和表达方式，避免无效沟通；如果患者的面部表情更多地表现为困惑、迟疑和目不转睛，那么他可能并没有完全理解医生的谈话内容，这时医生应尽量放慢语速，用更加通俗的语言去解释病情，跟患者交代病情与讲故事一样，照本宣科永远比不上打比方、举例子来的生动，就如前文提到的水渠和庄稼的故事，用生动的场景描绘让患者能够更好地理解晦涩难懂的专业术语。

最后，“望诊”既是医生在沟通中观察患者的表情、动作，也是医生通过非语言沟通向患者传递自身的思想活动，因此，在表达患者病情恶化时，切忌表现出冷漠、轻视的表情，而是适当地表达同情；在和对方关系紧张时，更应该注意管理自己的情绪，保持平和、从容的态度，既不应轻易地表达愤怒，也不应刻意逢迎、讨好，否则容易给患者造成医生心存愧疚的错误暗示，反而造成气氛的紧张，不利于医患沟通。

（二）医患沟通中的“闻诊”

所谓“闻诊”，顾名思义是指医生在医患沟通中要善于做一个耐心同时能掌控谈话节奏的聆听者。倾诉是一种心理的释放和安慰，对于患者而言，对医生的倾诉尤其是一种寻求内心安全感的需要，因此，医生在沟通的过程中，首先要做到耐心，医者的用心倾听是对患者的尊重，当患者的讲述偏离主题时，不要试图骤然打断，尤其不应使用诸如“你说的这些我不想知道”“别说跟疾病没关系的话”等等冷漠而生硬的语言，也不应该无限制地耗费自己的时间去单纯地聆听，应该是用引导性的话语让患者继续围绕着疾病表述，比如“你说的很好，现在请告诉我……”“关于你的病情，我还想知道……”等等委婉的语言，有助于良好沟通的继续。

除此以外，倾听也是最直接捕捉到患者和家属要表达意思的方式，在患者本人的表述过程中，医生能判断出患者对疾病的了解、重视程度，对治疗的需求，尤其是面对一些急危重症时，一部分患者可能会表现出消极、厌世的心理状态。曾经有一位肥厚性心肌病合并慢性心力衰竭的患者，一直对于医生的告知和谈话很抗拒，在询问平时服用的药物时，说得最多的便是“我想起来就吃”“那么多药我怎么记得清楚”，对于这样的患者，从言语中明显表达出一种悲观的心理，对自己的疾病听之任之，在这种时候，医生应该及时对这种情绪状态加以重视，注意排除抑郁症或者抑郁状态的可能，而不是草率地得出“患者依从性差”的结论。而在医生与患者家属的沟通中，则有助于判断出家属对患者关爱程度、希望达到的治疗效果等信息，比如一些高龄、伴有多种基础病、长期卧床的老年患者，当家属委婉地表达“不想让老人受太多罪”的时候，表达的意思是希望选择一些创伤性小的保守治疗，这个时候医生如果一味地跟家属谈积极的创伤性治疗措施，往往容易引起家属的反感；而面对家属“只要能救好患者，花多少钱都可以”的表述，医生应该意识到家属对于治疗效果很可能存在过高的期望值，这个时候就需要及时地向家属解释疾病可能的进程和结局，在治疗过程中多与家属沟通，让家属对疾病能形成相对理性的认识。

（三）医患沟通中的“问诊”

问诊是医患沟通最主要的组成部分，一次成功的交流可以增加医患之间的信任感，使患者放下对医生的戒备，为进一步的医疗程序营造一个良好的开端，而一次失败的交流有可能将医患推到彼此的对立面，使得以后的交流都变得举步维艰。

医生的谈话技巧对于医患之间的交流举足轻重，每一个医生都要面对来自社会各个阶层的患者，这个时候，对于医生的沟通技能是很大的考验，而医学培养模式基本都针对知识层面的教育，医学生从进医科大学直至参加工作，都没有接受过系统的沟通技巧训练，不少临床专业教师并非一线工作的医生，长期在大学任教，临床医患沟通经验并不丰富，加之其自身同样未接触过太多医学人文方面的知识，导致了医学人文教育的缺失，在面对医患关系紧张的局面，医生虽希望与患者之间保持良性的、互信的沟通，却缺乏言语沟通的技巧，导致一旦出现患者不理解、抗拒等负面情绪出现时，医生或失去耐心陷入无意义的争吵，或为了避免以后的矛盾让患者签一份告知书了事，而这样的做法无疑是加剧了医患矛盾，使本已紧张的医患关系雪上加霜。

语言沟通的主要技巧包括对于声调、语调和语气的控制，语言词汇的选择，以及对于谈话过程的主动掌控能力等。语调要沉稳有力、不快不慢；句调要以平调和降调为主，要坚决避免语气生硬、强求接受、压制对方情绪、大吵大嚷。

在患者表述病情的时候，多以“我理解……”“我明白你的感受……”等语言来表达共情，让患者感觉到医生是在用心与自己交流；在感觉患者无法理解自己的意思时，多使用“我这样说你能明白吗?”“你是不是有地方不太明白?”等等委婉的语气，并且及时调整自己的表达方式，尤其对一些文化程度较低的患者，不要急于把很多专业术语告诉患者，更要控制好自己的情绪，谈话中切忌带有急躁、不耐烦的语气，甚至用“你怎么还不明白?”“我不是跟你讲过了吗?”这些生硬的语言，否则这样的交流效率极低。

很多医生都有这样的感觉，在询问患者的病情时，尤其面对老年人，往往会得到一大堆与病情无关的信息，例如有一个老太太曾有一次晕厥史，当医生询问如何发生晕厥时，老太太详细讲述了她发病当天清早买菜的全过程，细致到买了什么菜、回家怎么烧、家人喜欢吃什么等等，而最后讲到晕厥却是下午在家里发生的事情，医生在边上听了很久，却没有捕捉到多少有诊断价值的信息，因为这个医生的提问是“能讲讲你发生晕厥那天是怎么回事吗?”。这就是一个过于开放式的提问带来的后果。提问的目的主要在于引导谈话主题、引导对方按照医生的思路去思考问题，也可探测患者是否有兴趣听、听得懂等，多用封闭式或选择式提问，减少开放式问答以保证谈话的方向。就像上文提到的这个老太太，如果医生的询问改成“您还记得什么时候发生晕厥的?”“晕厥前你在做什么?”等等，就会有效得多。

（四）医患沟通中的“切诊”

医患沟通中的“切诊”考验的是医生对于患者和家属交流过程的整体判断能力，也即是所谓的切准要点，掌握谈话的主动权。

首先是对交流方式的选择，针对不同的患者群体，采用千篇一律的沟通模式，效果可想而知是难以令人满意的，就如医生面对的是乐观、开朗的患者和焦虑、不安的患者时，对病情的叙述需要采取不同的方式，对于前者，医生不妨客观地讲述病情，在谈话过程中表现得从容、自信，并采用一些鼓励性的语言或方式，如轻轻拍患者的肩膀等，让患者感觉到医生在与自己一同对抗疾病，并且会时时跟自己沟通病情变化。而对于后者，则需要医生给予更多的关爱和同理心，让患者感觉到医生一直站在自己的角度来理解其处境、感受和观点，在沟通的时候多运用安慰的语言和手势，并且注意让患者对治疗建立起信心，配合医生的医疗过程。

其次是表述内容的选择，患者受教育程度的不同，对医生谈话内容的理解能力也不尽相同，因此，医生谈话的目的是让患者可以理解自己的病情，而不是拘泥于专业的医学术语，就如一个不识字的农村老太太，医生如果想解释为什么心电图不能代替心超检查，不妨做个比喻，心脏就好比一间没有灯的房子，心超就是医生打着手电筒进到房子里，看看墙是不是太厚了、门有没有关好，而心电图就像是电工在检测你们家的电路，看看有没有哪条线老化了、总开关还好不好用，两者要看的东西不一样，所以不能互相替代。而对于一些受过高等教育的知识分子而言，他们希望自己的疾病既可以知其然，还可以知其所以然，在这个时候，医生对于病情的叙述就不能流于表面，比如在更换高血压药物的时候，是依据患者病情的哪一方面、又是参考了哪一本指南或是专家共识等等，这样的告知往往更有说服力，也大大增加了医患之间的信任度。

参 考 文 献

[1] 侯胜田，王海星. 我国公立医院医患沟通现状调查. 医学与社会，2014，27（9）：52-54.

[2] 冯军强，向焱斌. 某综合医院医患沟通现状调查分析与对策引导研究. 中国卫生检验杂志，2008，18（6）：1199-1200.

[3] 任朝来. 医患沟通的实用技巧. 医学与哲学，2015，36（6A）：55-57.

[4] 符照明. 医疗纠纷的特点及沟通技巧. 海南医学，2014，9（18）：2788.

[5] 罗芬芳. 医患沟通不良的原因与对策. 中国民族民间医药，2011，12（16）：20-21.